临床护理实践与应急预案

主编　刘海芹　褚菲菲　姜彦花　李志丽　姜冰青　杨立然

天津出版传媒集团

天津科学技术出版社

图书在版编目（CIP）数据

临床护理实践与应急预案 / 刘海芹等主编. -- 天津：
天津科学技术出版社，2023.7

ISBN 978-7-5742-1425-5

Ⅰ．①临… Ⅱ．①刘… Ⅲ．①护理学－研究 Ⅳ.
①R47

中国国家版本馆CIP数据核字(2023)第133256号

临床护理实践与应急预案
LINCHUANG HULI SHIJIAN YU YINGJI YUAN
责任编辑：梁　旭

出　　版：天津出版传媒集团
　　　　　天津科学技术出版社
地　　址：天津市和平区西康路35号
邮　　编：300051
电　　话：（022）23332369（编辑部）
网　　址：www.tjkjcbs.com.cn
发　　行：新华书店经销
印　　刷：天津印艺通制版印刷股份有限公司

开本 787×1092　1/16　印张 22　字数 450 000
2023年7月第1版第1次印刷
定价：70.00元

编委会名单

主 编

刘海芹　枣庄市立医院
褚菲菲　枣庄市立医院
姜彦花　枣庄市妇幼保健院
李志丽　枣庄市峄城区阴平镇中心卫生院
姜冰青　枣庄市妇幼保健院
杨立然　枣庄市立医院

副主编

司海英　枣庄市立医院
李　璇　枣庄市立医院
商振圆　枣庄市立医院
吴敬强　枣庄市立医院
单茂斌　枣庄市立医院
付　娟　枣庄市立医院
孟　洋　枣庄市立医院
林继磊　枣庄市立医院
李　玉　枣庄市立医院
李开祥　枣庄市立医院

目 录

第一章　呼吸系统疾病护理

第一节　急性上呼吸道感染

【概念】
急性上呼吸道感染是指鼻腔、咽或喉部急性炎症的概称。

【临床特点】
鼻塞、流涕、咽痛、轻咳、声嘶。本病全年皆可发病，冬春季节多发，多数为散发，但在气候突变时流行。

【常规护理】
1.休息　高热时应卧床休息，保持室内空气新鲜、安静、舒适。
2.饮食　易消化、高热量、高维生素、流质或半流质饮食、
3.必要时建立静脉通路。

【专科护理】
1.高热　可行物理降温，必要时药物降温，注意保持口腔清洁，退热出汗时应及时补充体液，并擦身换衣，防止虚脱和受凉。
2.缓解躯体不适，针对不同症状进行对症处理。
（1）咽痛、声嘶：用淡盐水漱口或含消炎片。
（2）鼻塞、流涕：可用萘甲唑啉。
（3）头痛：给予解热镇痛剂。
3.适当补充液体。

【病情观察】
1.观察体温变化，随时观察体温及其他生命体征的变化。
2.注意有无并发症的发生。

【健康指导】
1. 避免诱发因素　帮助病人及家属掌握上呼吸道感染的常见诱因，避免受凉、过度疲劳，注意保暖；保持室内空气新鲜、阳光充足；在高发季节少去人员密集的公共场所；戒烟；防止交叉感染。

2. 增强免疫力　　注意劳逸结合，加强体育活动，提高机体抵抗力及抗寒能力。必要时，注射疫苗预防，如流感疫苗。

3. 识别并发症并及时就诊　　药物治疗后症状不缓解；或出现耳鸣、耳痛、外耳道流脓等中耳炎症状；或恢复期出现胸闷、心悸，眼睑浮肿、腰酸或关节痛者，应及时就诊。

第二节　慢性支气管炎

【概述】

慢性支气管炎（简称慢支）是指感染或非感染因素引起的气管、支气管黏膜及其周围组织的慢性非特异性炎症。

【临床特点】

咳嗽、咯痰、喘息及反复发作。初期症状轻微，在寒冷季节，吸烟、劳累、感冒后可引起急性发作或症状加重。重症患者四季不断发病，在冬春季节加剧，早晚加重。

1.咳嗽　一般晨起时咳嗽加重，白天较轻，睡眠时有阵咳或排痰。

2.咯痰　痰为白色黏液或浆液泡沫性，急性发作伴有细菌感染时，则变为黏液脓性，咳嗽和痰量也增加。起床后或体位变动可刺激排痰，故清晨排痰较多。

3.喘息或气喘　喘息性慢性支气管炎有支气管痉挛，可引起喘息。并发阻塞性肺气肿时可表现为劳动或活动后气急。重者休息时亦气喘，生活无法自理。

【常规护理】

1.环境　保持室内空气新鲜，流通，安静，舒适，温湿度适宜。

2.休息　急性发作期应卧床休息，取半卧位。

3.给氧　持续低流量吸氧。

4.饮食　给予高热量、高蛋白、高维生素易消化饮食。

5.建立静脉通路。

【专科护理】

1.解除气道阻塞，改善肺泡通气　及时清除痰液，神志清醒患者应鼓励咳嗽，痰稠不易咯出时，给予雾化吸入或雾化泵药物喷入，减少局部瘀血水肿，以利痰液排出。危重体弱患者，定时更换体位，叩击背部，使痰易于咯出，餐前应给予胸部叩击或胸壁震荡。方法：患者取侧卧位，两手手指并拢，手背隆起，指关节微曲，自肺低由上向下，由外向内叩拍胸壁，震动气管，边拍边鼓励患者咳嗽，以促进痰液的排出，每侧肺叶叩击3~5分钟。对神志不清者，可进行机械吸痰，需注意无菌操作，抽吸压力要适当，动作轻柔，每次抽吸时间不超过15秒，以免加重缺氧。

2.合理用氧减轻呼吸困难　根据缺氧和二氧化碳潴留的程度不同，合理用氧，一般给予低流量、低浓度、持续吸氧，如病情需要提高氧浓度，应辅以呼吸兴奋剂刺激通气或使用呼吸机改善通气，吸氧后如呼吸困难缓解、呼吸频率减慢、节律正常、血压上升、心率减慢、心率正常、发绀减轻、皮肤转暖、神志转清、尿量增加等，表示氧疗有效。若呼吸过缓，意识障碍加深，需考虑二氧化碳潴留加重，必要时采取增加通气量措施。

3.咳嗽、咯痰的护理　观察痰液的颜色是否为白色或脓性痰，及时送检新鲜痰液，做培养及药物敏感试验，选用有效抗生素。

【病情观察】

1.严密观察生命体征变化，备好各种抢救物品及药品，随时与医生取得联系。

2.观察呼吸困难、发绀的程度。

3.观察止咳祛痰药物及抗感染药物的疗效及不良反应。

4.观察有无发热、准确记录出入量。

5.观察有无阻塞性肺气肿、肺动脉高压、肺源性心脏病的发生。

【健康指导】

1.鼓励患者要树立治疗信心，主动配合，坚持治疗，并督促协助患者按医嘱服药。

2.鼓励患者坚持锻炼，提高耐寒能力与机体免疫力，注意保暖，避免受凉，预防感冒。

3.向吸烟患者宣传吸烟的危害，积极戒烟，注意改善环境卫生，做好个人劳动保护，消除及避免烟雾、粉尘和刺激性气体等诱发因素对呼吸道的影响。

4.鼓励患者多饮水，除补充机体每日需要量外，须根据体温，痰液黏稠度，丧失的水分，估计每日水分补充量，使痰液稀释，易于排出。保证每日摄入量在 1.5~2L。

第三节　支气管扩张症

【概念】

支气管扩张症是由于支气管及其周围肺组织的慢性炎症和阻塞，导致气管管腔扩张和变形的慢性支气管化脓性疾病。

【临床特点】

长期咳嗽，咯大量脓性臭味痰，伴间断咯血为三大主要症状。此为，呼吸道的反复感染、发热、胸痛，亦是较常见的临床表现。

1.慢性咳嗽伴大量脓痰　痰量与体位改变有关，如晨起或入夜卧床时咳嗽、痰量增多。呼吸道感染急性发作时，黄绿色脓痰明显增多。有厌氧菌混合感染时有恶臭。

2.反复咯血　大多数患者有反复咯血表现，量不等，可为痰中带血、小量或大量咯血，与病情程度有时不一致。有些患者因反复咯血，平时无咳嗽、浓痰等呼吸道症状。

3.继发肺部感染 支气管引流不畅，痰不易咯出，可感到胸闷不适。炎症扩散到病变周围的肺组织，出现全身毒症状如高热、纳差、盗汗、消瘦、贫血等。

【常规护理】

1.心理护理 以尊重、亲切的态度，多与患者交谈，了解患者心理状态，解除焦虑情绪，使患者情绪稳定。

2.补充营养 以摄入高热量、高蛋白、高维生素饮食，发热患者给予高热量流质饮食，多饮水，每日饮水量在 1.5~2L。做好口腔护理，以除口臭，增进食欲，减少呼吸道感染机会。

【专科护理】

1.指导患者有效咳嗽 患者取舒适体位，先行 5~6 次深呼吸，而后于深呼气末保持张口状，连续咳嗽数次使痰到咽部附近再用力将痰排出；或合作取坐位，两腿上置一枕头顶住腹部，咳嗽时身体前倾，头颈屈曲，张口咯痰将痰液排出。应用一次性痰杯，及时倾倒痰液。

2.采取不同的体位引流 依病变部位不同，采取相应的体位，使病变部位处于高处，引流支气管开口向下。同时辅以拍背，以借重力作用使痰液流出。每次 15~20 分钟，每日 2~3 次。引流完毕，擦净口周的痰液，给予漱口，并记录排出的痰量和性质，必要时送检。引流宜在饭前进行，以免引流致呕吐。痰液黏稠者可先进行雾化吸入以提高引流效果。

3.大咯血的护理 让患者取头低脚高位轻叩背部，立即用手指套上纱布将咽喉、鼻部血块清除，如果不明显，可使用张口器将舌牵出，牵出积血，或迅速用鼻导管接吸引器插入气管内抽吸，将呼吸道分泌物和血流吸出，严重者立即气管插管或气管切开，以吸净积血，保持呼吸道通畅。气管内血块清除后，患者自主呼吸未恢复，应行人工呼吸，给高流量吸氧或遵医嘱应用呼吸中枢兴奋剂及止血药物等。被血污染的衣物应及时更换，血液和痰液及时倾倒，避免发生不良刺激。

4.遵医嘱应用抗生素和酶制剂 给予超声雾化吸入，以稀释痰液，痰液黏稠无力咳出者，可经鼻腔吸痰，每次吸引时间不超过 15 秒，两次抽吸时间一般在 3 分钟以上。

【健康指导】

1. 疾病知识指导 帮助病人和家属了解疾病发生、发展与治疗、护理过程。与病人及家属共同制定长期防治计划。指导病人自我监测病情，病人和家属应学会识别病情变化和征象，一旦发现症状加重，应及时就诊。

2. 生活指导 讲明加强营养对机体康复的作用，使病人能主动摄取必需的营养素，以增加机体抗病能力。鼓励病人参加体育锻炼，建立良好的生活习惯，劳逸结合，以维护心、肺功能状态。

3. 预防呼吸道感染 支气管扩张与感染密切相差，积极防治百日咳、麻疹、支气管肺炎，肺结核等呼吸道感染；及时治疗上呼吸道慢性病灶（如扁桃体炎、鼻窦炎等）；避免受凉，预防感冒；减少刺激性气体吸入等措施对预防支气管扩张有重要意义。戒烟、避免烟雾和灰尘刺激有助于避免疾病的复发，防止病情恶化。

4. 清除痰液 强调清除痰液对减轻症状、预防感染的重要性，指导病人及其家属学习和掌握有效咳嗽、胸部叩击、雾化吸入及体位引流的排痰方法，长期坚持，以控制病情的发展。

第四节　支气管哮喘

【概念】

支气管哮喘是一种以嗜酸性粒细胞和肥大细胞反应为主的气管变应性炎症和气道高反应性为特征的疾病，导致易感染者发生不同程度的可逆性广泛性气管阻塞的症状。

【临床特点】

本病特点是吸气性呼吸困难、咳嗽和喘鸣，常在夜间及凌晨发作，接触过敏源、病毒感染或情绪波动等可诱发或加重。能自行或经治疗后缓解

【常规护理】

1.卧床休息，抬高床头使患者取半坐卧位。
2.饮食应给予低盐、高维生素清淡食物，禁食过敏性食物，如鱼、虾等，多饮水。
3.心里疏通，精神安慰，减轻患者精神紧张的心情。教会患者学会各种放松技术。
4.加强各夜间巡视，保持室内温度相对恒定。

【专科护理】

1.遵医嘱补液纠正脱水和降低痰的黏稠度。
2.教会、鼓励患者缩唇呼吸或缓慢深呼吸，以改善通气量，缓解症状，利于排痰。
3.教会患者掌握深呼吸和有效咳嗽、咯痰的技巧，协助翻身拍背，促进痰液排出。
4.教会患者使用气雾吸入器 在哮喘的防防治中，气雾剂占据最重要的地位，应教会患者正确使用气雾吸入器。方法：摘下盖子，摇晃吸入器；起立，深呼气；把吸入器放入嘴里或刚好放在嘴的前部，当开始吸气的同时，按下吸入器的顶部并继续慢慢吸气；屏气10秒，呼气。儿童可用储雾器进行吸入：将药物一次喷入储雾器中，然后深吸气并屏气10秒，将呼气到储雾器中，再次吸气，但不用再喷药。
5.改善通气，使用支气管舒张剂、激素等药物，蒸气氧疗，雾化吸入等治疗。并注意评估其效果及不良反应。

（1）β₂兴奋剂：主要不良反应为偶有头痛、头晕、心悸、手指震颤等，停药或坚持用药一段时间后症状可消失。药量过大可引起严重心律失常，甚至发生猝死。

（2）茶碱类药物：主要不良反应是胃肠道、心脏和中枢神经的毒性反应。氨茶碱用量过大或静脉注射（滴注）速度过快可引起恶心、呕吐、头痛、失眠、心律失常，严重者可引起室性心动过速、癫痫样症状、昏迷，甚至心脏骤停。

（3）激素吸入：主要不良反应为口咽部真菌感染、咳嗽和局部皮肤变薄等，应指导患者吸入激素后立即漱口、洗脸。静滴或口服激素时，应密切观察是否有消化道出血，监测血电解质，口服激素宜在饭后服用，以减少对胃肠道的刺激。

【健康指导】

1. 疾病知识指导　指导病人地哮喘的激发因素、发病机制、控制目和效果的认识，以提高病人在治疗中的依从性。通过教育使病人懂得哮喘虽不能彻底治愈，但只要坚持充分的正规治疗，完全可以有效地控制哮喘的发作，即病人可达到没有或仅有轻度症状，能坚持日常工作和学习。

2. 避免诱发因素　针对个体情况，气愤病人有效控制可诱发哮喘发作的各种因素，如避免摄入引起过敏的食物；避免强烈的精神刺激和剧烈运动；避免持续的喊叫等过度换气动作；不养宠物；避免接触刺激性气体及预防呼吸道感染；戴围巾或口罩避免冷空气刺激；在缓解期应加强体育锻炼、耐寒锻炼及耐力训练，以增强体质。

3. 自我监测病情　指导病人识别哮喘发作的先兆表现和病情加重的征象，学会哮喘发作时进行简单的紧急自我处理方法。学会利用峰流速仪来监测最大呼气峰流速（PEFR），做好哮喘日记，为疾病预防和治疗提供参考资料。央流仪的使用方法：取站立位，尽可能深吸一口气，然后用唇齿总分包住口含器后，以最快的速度，用1次最有力的呼气吹动游标滑动，游标最终停止的刻度，就是此次峰流速值。峰流速测定是发现早期哮喘发作最简便易行的方法，在没有出现症状之前，PEFR下降，提示早期哮喘的发生。临床实验观察证实，每天测量的PEFR与标准的PEFR进行比较，不仅能早期发现哮喘发作，还能判断哮喘控制和程度和选择治疗措施。如果PEFR50%-80%，为警告区，说明哮喘加重，需及时调整治疗方案；如果PEFR<50%，为危险区，说明哮喘严重，需要立即到医院就诊。

4. 用药指导　哮喘病人应了解自己所用各种药物的名称、用法、用量及注意事项，了解药物的主要不良反应及如何采取相应的措施来避免。指导病人和家属掌握正确的药物吸入技术，遵医嘱使用 B2 受体激动剂和（或）糖皮质激素吸入剂。与病人共同制定长期管理、防止复发的计划。

5. 心理社会指导　精神心理因素在哮喘的发生发展过程中起重要作用，培养良好的情绪和战胜疾病的信心是治疗和护理的重要内容。哮喘病人的中有抑郁、焦虑、恐惧、性格改变等，给予心理疏导，使病人保持有规律的生活和乐观情绪，积极参加体育锻炼，最大程度保持劳动能力，可有效减轻病人的不良心理反应。此外，病人常有社会适应能力下降（自信心及适应能力下降、交际减少等）的表现，应指导病人充分利用社会支持动员与病人关系密切的家人或朋友参与对哮喘病人的管理，为其身心康复提供各方面的支持。

第五节　慢性呼吸衰竭

【概念】

呼吸衰竭是指由各种原因引起的肺通气或换气功能严重障碍，以及不能进行有效的气体交换，导致缺氧，伴或不伴二氧化碳潴留，从而引起一系列生理功能和代谢紊乱的临床综合征。一般来说动脉血氧分压低于60mmHg，动脉血二氧化碳分压大于50mmHg，为呼吸衰竭。

【临床特点】

1.呼吸困难　胸闷、发憋、呼吸费力、喘息等患者最常见的主诉，并伴"三凹征"，中枢性呼吸衰竭呈现潮式、间歇或抽泣样呼吸。

2.发绀　是呼吸衰竭的主要表现。因通气不足或通气与血流比例失调所引起口唇、指甲、舌头的发绀。

3.精神神经症状　急性缺氧可出现精神错乱、躁狂、昏迷、抽搐等症状。慢性缺氧出现表情淡漠、反应迟钝、智力或定向障碍，逐渐出现头痛、多汗、烦躁、白天嗜睡、夜间失眠，严重者有谵妄、昏迷、抽搐、扑翼样震颤、视神经盘水肿，重症者可因脑水肿、脑疝而死亡。

4.血液循环系统症状　早期血压升高、心率增快；晚期严重缺氧，酸中毒引起循环衰竭、血压下降。心律失常、心脏停搏。二氧化碳潴留出现皮肤潮红、湿暖多汗。

【常规护理】

1.急性呼吸衰竭是要卧床休息，慢性呼吸衰竭代偿期可适当下床活动。

2.给予营养丰富，易消化的饮食。

3.给予持续低流量吸氧，流量为1~2L/min。

4.准确记录出入量，注意电解质紊乱。

5.做好皮肤护理，定时翻身，防止褥疮发生。

【专科护理】

1.对于烦躁不安或出现昏迷的患者要注意安全，必要时专人护理或加床档以防坠床。

2.病情危重者做好抢救准备，如吸痰器，气管切开，呼吸机等。

3.保持呼吸道通畅，促进痰液引流。

（1）指导并协助患者进行咳嗽、咯痰。

（2）指导并协助患者更好体位，给予拍背，每1~2小时翻身1次。

（3）及时清除痰液，保持呼吸道通畅，以增加通气量，给不能咳嗽的患者经口鼻机械吸痰，建立人工气道，吸痰时注意无菌操作。

4.协助和指导患者取端坐位或半坐位，有利于呼吸。指导、教会病情稳定的患者缩唇，通过腹式呼吸时膈肌的运动和缩唇，促使气体均匀而缓慢的呼出，以增加肺的有效通气量，改善通气功能。

5.指导患者安排好适当的活动量，避免采取一切增加氧耗量的活动，以及安排合理、舒适的体位等，教会患者解决呼吸困难的办法。嘱呼吸困难明显的患者绝对卧床休息。

6.教会患者各种缓解焦虑的办法，以缓解呼吸困难，改善通气。

【健康指导】

1.向患者及其家属讲解疾病的发病机制、发展和转归，使患者理解康复保健的目的。

2.促进患者康复，延缓肺功能恶化，教会患者缩唇、腹式呼吸、体位引流、有效的咳嗽咯痰的技术。

3.遵医嘱正确用药，熟悉药物的剂量、用法和注意事项，指导家属合理的氧疗方法及注意事项。

4.增强体质，避免各种引起呼吸衰竭的诱因。教会患者预防上呼吸道感染的方法；鼓励患者加强营养，增强体质；避免吸入刺激性气体；避免日常生活中不良因素刺激；减少与感冒着接触，减少呼吸道感染的机会。

5.若痰液增多色变黄，咳嗽加剧，气急加重或出现神志改变等应尽早就医。

第六节　慢性肺源性心脏病

【概念】

慢性肺源性心脏病是由于肺、胸廓或肺动脉血管慢性病变所致的肺循环阻力增加，肺动脉高压，进而使右心肥厚，扩大甚至发生右心衰竭的疾病。

【临床特点】

其特点是肺循环阻力增高，肺动脉高压，以右心衰竭为主。疾病分功能代偿期和失代偿期。

1.功能代偿期　患者都有慢性咳嗽、咯痰或哮喘史，逐步出现乏力、呼吸困难。体检示明显肺气肿表现，如桶状胸、肺部叩诊呈过度清音、肝浊音上界下降、心浊音界缩小、甚至消失。听诊呼吸音低，可有干湿啰音。心音遥远，有时只能在剑突下听到。肺动脉区第二心音亢进，剑突下有明显心脏搏动，是病变累及心脏的主要表现。颈静脉可有轻度怒张，但静脉压并不明显增高。

2.功能失代偿期 肺组织损毁严重引起缺氧、二氧化碳潴留，可导致呼吸衰竭和（或）心力衰竭。

（1）呼吸衰竭：多见于急性呼吸道感染后。缺氧早期主要表现为发绀、心悸和胸闷等。病变进一步发展时发生低氧血症，可出现各种精神神经障碍症状，称为肺性脑病。

（2）心力衰竭：亦多发生在急性呼吸道感染后，因此常合并有呼吸衰竭，以右心衰竭为主，可出现各种心律失常。此外，由于肺心病是以心、肺病变为基础的多脏器受损害的疾病，因此在重症患者中，可有肾功能不全、弥散性血管内凝血、肾上腺皮质功能减退所致面颊色素沉着等表现。

【常规护理】

1.卧床休息，根据病情选择适当的体位，如半卧位，可减少心脏负荷和肺灌注量，仰卧位可增加静脉回流，促进利尿。

2.注意提供富有纤维素，清淡易消化的低钠饮食，防止便秘和加重心脏负担。

3.心理护理 关心和体贴患者给予心理支持，生活上多关心照顾，细心护理，减少情绪波动，以免加重心力衰竭。

4.准确记录出入量，做好口腔、皮肤和生活护理。

【专科护理】

1.及时清除痰液，鼓励患者深呼吸及有效咳嗽，经常变换体位，叩击背部或遵医嘱雾化吸入等措施使痰易于咯出。

2.送检痰标本作药敏试验，选用有效抗生素，遵医嘱给予祛痰、镇咳、解痉平喘及利尿药物，注意药物的毒性反应。

3.根据病情限制输液量，控制输液速度，及时采集血清标本、测定电解质，维持体液及酸碱的平衡。

4.根据缺氧和二氧化碳潴留的程度合理用氧，一般给予持续低流量吸氧。

【健康指导】

1.疾病知识指导 使病人和家属了解疾病发生、发展过程及防止原发病的重要性，减少反复发作的次数。积极防治原发病，避免和各种可能导致病情急性加重的诱因。坚持家庭氧疗等。

2.增强抗病力 加强饮食营养，以保证机体康复的需要。病情缓解期应根据肺、心功能及体力情况进行适当的体育锻炼和呼吸功能锻炼，如散步、气功、太极拳、腹式呼吸、缩唇呼吸等，改善呼吸功能，提高机全免疫功能。

3.定期门诊随访 告知病人及家属病情变化的征象，如体温升高、呼吸困难加重、咳嗽剧烈、咳痰不畅、尿量减少、水肿明显或发现病人神志淡漠、嗜睡、跳动、口唇发绀加重等，均提示病情变化或加重，需及时就医诊治。

第七节　肺炎

【概念】

肺炎是指包括终末气管、肺泡腔及肺间质等在内的肺实质炎症。

【临床特点】

1.肺炎球菌肺炎　高热、寒战、咳嗽、血痰、胸痛、发绀、消化道症状。

2.葡萄球菌肺炎　畏寒、高热、胸痛、脓血痰、发绀、毒血症。

3.肺炎克雷白杆菌肺炎　高热、寒战、咳嗽、胸痛、痰稠呈砖红色胶冻状，气急发绀、全身衰竭。

4.绿脓杆菌肺炎　属院内感染，毒性症状明显，脓痰呈蓝绿色。

5.支原体肺炎　发热、头痛、肌肉痛、恶心、呕吐、咳嗽、痰呈黏液腺脓痰。

【常规护理】

1.休息　急性期绝对卧床休息，恢复期适当活动。

2.饮食　给予高蛋白、高热量、高维生素流质饮食，鼓励患者多饮水。

3.保持口腔、皮肤清洁，床铺干燥。

4.观察生命体征及神志的变化，准确记录出入量。

5.建立静脉通道。

【专科护理】

1.呼吸困难发绀明显者给予吸氧，纠正缺氧状况。

2.胸痛剧烈者宜取患侧卧位，或用胶布固定胸壁，以减少患侧胸部活动，必要时可服用止痛剂。

3.高热寒战者应注意保暖，适当增加被褥，高热者头部放置冰袋或用温水、乙醇擦身，尽量不用退热药，以防止出汗过多引起虚脱，并鼓励患者多饮水，做好口腔护理。

4.及时送检痰标本，作细菌培养基药物敏感试验。

5.遵医嘱给予清痰、镇咳、自持对症等治疗。

6.患者出现休克时应执行相关的护理常规。

7.保持呼吸道通畅，给予随时吸痰，并做雾化吸入治疗。

【健康指导】

1.心理指导

了解患者的心理情况，针对不同心理状况给予相应的指导。介绍疾病知识、治疗、护理、预后及注意事项，增强信心，配合治疗。长期咳嗽、咳痰病人易产生怕别人嫌弃的心理。护士应做好解释工作，使病人了解排痰是疾病病理变化过程，同时给病人创造良好的环境，如室内经常通风、保持清洁，还有家人的关心、照顾及支持很重要。

2.饮食指导

（1）忌辛辣油腻食物

（2）水果要适量也要选择品种：肺炎患者适量饮水和进食水果有利于疾病的康复。多数水果对本病有益，但不宜吃甘温的水果，如桃、杏、李子、橘子等，以免助热生痰。即使是一些寒性水果，也非多多益善。如果过量的吃一些寒凉性质的水果，可损肺脏。

3.活动指导　发热时最好卧床休息，保证充足的睡眠时间，注意保暖，避免受寒，注意居室通风，保持空气新鲜。卧床时多翻身，多拍背，经常吐痰。缓解期要增强呼吸功能，逐渐由胸式呼吸转为腹式呼吸，即呼吸时鼓肚子以使腹肌下降，气沉丹田，动作力缓慢，以增强呼吸深度。适当的活动，避免劳累。

4.用药指导

（1）对青霉素敏感的肺炎球菌株，青霉素 G 是首选药物。

（2）其他有效的药物包括头孢霉素类，红霉素和克林霉素。

5.出院指导

（1）患者要卧床休息，注意保暖，保持舍内空气清新，要多吃高热量、高蛋白、易消化的食物。有胸痛的患者最好采取患侧卧位或者用宽胶布固定患侧胸廓，目的是减少胸廓的或是以减轻疼痛，在咳嗽、深呼吸及用手或枕头压紧胸壁，也可减轻疼痛。

（2）就是要注意咳嗽和咳痰。咳嗽、咳痰对机体起到自净和防护作用，因此，肺炎患者不能盲目止咳，应鼓励患者每隔 1 小时进行 1 次深呼吸和有效咳嗽，卧床患者应注意翻身，患者家属每隔 4 小时应为患者拍背排痰 1 次。

（3）对老年体弱者，家属要特别注意观察患者病情变化，尤其在发病初期的 24 小时，要注意其一般情况，如呼吸、脉搏、体温、血压等。

（4）治愈后的患者，在恢复期还应注意采取措施，促进机体彻底康复，如增加休息时间；坚持深呼吸锻炼至少要持续 4~6 周，这样可以减少肺不张的发生；还要避免呼吸道刺激，如吸烟、灰尘、化学飞沫等；尽可能避免去人群拥挤的地方或接触已有呼吸道感染者。

第八节　阻塞性肺气肿

【概念】

慢性阻塞性肺气肿，是指终末细支气管远端的气管弹性减退，过度膨胀，充气和肺容积增大，或同时有气管壁破坏的病理状态。

【常规护理】

1.协助患者取舒适的体位，如半坐卧位，并协助患者翻身、拍背，指导患者深呼吸后有意识地咳嗽，以利排痰，酌情采用胸部物理治疗，如胸部叩击和震颤，体位引流等。

2.饮食给营养丰富，易消化饮食，多进高纤维膳食，蔬菜和水果，避免食用产气食物以免腹部胀气。

3.呼吸困难伴低氧血症者给予氧疗。一般采用持续低流量吸氧，流量 1~2L/min，或每日 15 小时以上长期氧疗，特别是睡眠时间氧疗不可间歇。

【专科护理】

1.制订呼吸运动训练计划，指导患者进行腹式呼吸和缩唇式呼吸，能有效地加强膈肌运动，提高通气量，改善呼吸功能。

2.遵医嘱给予抗生素控制感染，给予支气管扩张剂，以缓解支气管痉挛。

【健康指导】

1. 心理疏导　引导病人适应慢性病并以积极的心态对待疾病，培养生活兴趣，如听音乐、培养养花种草等爱好，以分散注意力，减少孤独感，缓解焦虑、紧张的精神状态。

2. 饮食指导　呼吸功的增加可使热量和蛋白质消耗增多，导致营养不良，应制定出高热量、高蛋白、高维生素的饮食计划。正餐进食量不足时，应安排少量多餐，避免在餐前和进餐时过多饮水。餐后避免平卧。有利于消化。腹胀的病人应进软食，细嚼慢咽。避免进食产气食物，如汽水、啤酒、豆类、马铃薯和胡萝卜等；避免易引起便秘的食物，如油煎食物、干果、坚果等。

3. 康复锻炼　使病人理解康复锻炼的意义，充分发挥病人进行康复的主观能动性，定个体化的锻炼计划，选择空气新鲜、安静的环境，进行步行、慢跑、气功等体育锻炼。在潮湿、大风、严寒气候时，避免室外活动。教会病人和家属依据呼吸困难与活动之间的关系，判断呼吸困难的严重程度，以便合理安排工作和生活。

4. 家庭氧疗　护理人员应指导病人和家属做到以下几点：①了解氧疗的目的、必要性及注意事项。②注意安全：供氧装置周围严禁烟火，防止氧气燃烧爆炸。③氧疗装置定期更换、清洁、消毒。

第九节　肺脓肿

【概念】

肺脓肿是由于多种病原菌引起的肺部化脓性感染，早期为肺组织的感染性炎症，继而坏死、液化、外周有肉芽组织包围形成脓肿。

【临床特点】

急性吸入性肺脓肿：起病急骤，患者畏寒、发热，体温可高达 39~40℃。伴咳嗽、咯黏痰脓性痰，炎症波及局部胸膜可引起胸痛。病变范围较大者，可出现气急。此外，还可有精神不振、乏力、纳差等。7~10 日后，咳嗽加剧，肺脓肿破溃于支气管，随之咯出大量脓臭痰，每日可达 300~500ml，体温旋即下降。由于病原菌多为厌氧菌，故痰常带腥臭味。有时痰中带血或中等量咯血。慢性肺脓肿患者可有慢性咳嗽、咯脓痰、反复咯血、继发感染和不规则发热等，常有贫血、消瘦等消耗状态。

血源性肺脓肿：早期多表现畏寒、发热等脓毒血症症状，继后逐渐出现咳嗽，痰量不多，恶臭少，但为脓性，并痰中带血。

慢性肺脓肿：经常咳嗽、咯痰、反复咯血，不规则发热，贫血，消瘦，病情迁延不愈。

【常规护理】

1.休息 急性期绝对卧床休息，保持室内安静、整洁、空气新鲜。

2.饮食 给高热量、高蛋白、高维生素流质或半流质饮食，鼓励患者多饮水。

3.保持口腔内的卫生。

【专科护理】

1.控制高热，可行物理降温或药物降温。

2.保持呼吸道通畅，根据病变部位，指导患者采取体位引流，每日 2~3 次，每次 15~20 分钟。体位引流有利于排痰，促进愈合，但对脓痰甚多且体质虚弱的患者应做监护，以免大量脓痰涌出因无力咯出而致窒息。

3.遵医嘱给予祛痰药、支气管扩张剂，以保持排痰通畅，给予雾化吸入，以利痰液稀释、排出。必要时协助医生经纤维支气管镜吸痰和给药后静卧 1 小时。

4.胸痛剧烈者可取患侧卧位以减轻痛苦。

5.如需胸腔穿刺抽脓时，应备好闭式引流装置，术中观察患者反应，术后保持引流通畅，并观察记录每日引流量。

【健康指导】

1.心理指导：了解患者的心理情况，针对不同心理状况给予相应的指导。介绍疾病知识、治疗、护理、预后及注意事项，增强信心，配合治疗。长期咳嗽、咳痰病人易产生怕别人嫌弃的心理。护士应做好解释工作，使病人了解排痰是疾病病理变化过程，同时给病人创造良好的排痰环境，如室内经常通风、痰杯及时倾倒、保持清洁，并在痰杯中倒入少量消毒液以减少痰臭味，还有家人的关心、照顾及支持很重要。

2.饮食指导 肺脓肿的肺组织，在全身消耗严重情况下，修复困难，机体需要较强的支持疗法，除给予必须的输血、补液外，主要应依靠患者自身加强营养，给予高蛋白、高维生素、高热量、易消化的食物，食欲欠佳者可少量多餐。

3.药物指导

（1）抗生素　肺脓肿的感染细菌包括大多数的厌氧菌都对青霉素敏感，疗效较佳，故最常用。嗜肺军团杆菌所致的肺脓肿。红霉素治疗有疗效。抗生素疗程一般为 8~12 周左右，或直至临床症状完全消失，X 线片显示脓腔及炎症病变完全消散，仅残留条索状纤维阴影为止。血源性肺脓肿主要为金黄色葡萄球菌感染，可先选用苯唑素青霉素及头孢菌素。

（2）全身用药　亦可局部给药，如庆大霉素，经环甲膜穿刺。鼻导管或纤维支气管镜滴入气管，宜取适当体味。患者静坐 1 小时。

（3）止咳、祛痰药物　谈浓稠者可用气道湿化，如蒸汽吸入，超声雾化吸入等。

4.出院指导

（1）保持室内空气新鲜，每日通风 2 次，每次 15~30 分钟，同时注意保暖。保持病室清洁，维持室温在 18~20 摄氏度，湿度在 50%~70%。

（2）嘱病人多饮水，每日喝水 1500~2000ml。

（3）戒烟、戒酒。

（4）注意口腔卫生，及时治疗口腔疾病。

（5）加强呼吸训练和咳嗽练习，促进肺功能恢复和气道分泌物的排出。

（6）适宜的体育锻炼，积极防治肺部感染。

（7）患者在家中出现胸闷气促、咳嗽无力、精神紧张、面色灰暗、喉部有痰鸣音等窒息先兆时，应迅速抱起其双腿呈倒立位，使上半身向下与地面呈 45 度~90 度的角度，托起头部向背屈，撬开牙关，清除口腔内痰液或血块，轻拍背部，并用 22 号导管抽液。急打 120 救护或急送医院救治。

第十节　肺结核

【概念】

肺结核是由于结核分枝杆菌引起的慢性传染病，可侵及许多脏器，以肺部受累形成肺结核最为常见。

【临床特点】

全身毒性症状表现为午后低热、乏力、食欲减退、体重减轻、盗汗。呼吸系统症状：咳嗽多为干咳或少量黏液痰，继发感染时痰液呈黏液脓性日量增多，1/3 的患者有不同程度的咯血，病变累及壁层胸膜时有胸痛。重症肺结核可出现进行性呼吸困难甚至发绀如并发气胸或大量胸腔积液可急骤出现呼吸困难。

【常规护理】

1.休息　结核活动期应卧床休息，恢复期可适当运动。

2.饮食　给高热量、高蛋白、高维生素饮食。

【专科护理】

1.发热　应卧床休息，多饮水，必要时给物理降温或小剂量药物降温。

2.盗汗　注意室内通风，衣被勿太厚，及时用温毛巾帮助擦干躯体和更换衣服、被单等。同时要避免着凉。

3.咳嗽、咯痰的护理　咽痒时可用局部蒸汽湿化，痰多时采取体位引流。遵医嘱给予相应的止咳祛痰药。

4.咯血　取患侧卧位，注意保持呼吸道通畅，咯血过多时可少了输血，并给予吸氧。

5.心理护理　加强对患者及家属的心理咨询和卫生宣传，使之了解结核病是一种慢性呼吸道传染病，只有坚持合理、全程化疗，患者才可以康复。帮助患者尽快适应环境消除焦虑、紧张心理，充分调动人体内在的自身康复能力，增进机体免疫功能，树立信心，使患者积极配合治疗。

6.其他　督促患者按医嘱服药，观察药物不良反应，如有巩膜黄染、肝区疼痛及胃肠道反应，发现异常及时与医生沟通。抗结核用药时间至少半年，有时长达一年半，不规则服药或过早停药是治疗失败的重要原因。

【健康指导】

1. 结核病预防控制

1）控制传染源：早期发现病人并登记管理，及时给予合理化学治疗和良好护理，是预防结核病疫情的关键。肺结核病程长、易复发和具有传染性，必须长期随访。掌握病人从发病、治疗到治愈的全过程。

2) 切断传播途径：①有条件的病人尖单居一室；涂阳肺结核病人住院治疗时需进行呼吸道隔离，室内保持良好通风，每天用紫外线消毒。②注意个人卫生，严禁随地吐痰，不可面对他人打喷嚏或咳嗽，以防飞沫传播。在咳嗽或打喷嚏时，用双层纸巾遮住口鼻，纸巾焚浇处理。于容器中的痰液须经灭菌处理再弃去。接触痰液后用流水清洗双手。③餐具煮沸消毒或用消毒液浸泡消毒，同桌共餐时使用公筷，以预防传染。④被褥、书籍在烈日下暴晒 6 个小时以上。⑤病人外出时戴口罩。

3) 保护易感人群：①给未受过结核分枝杆菌或感染的新生儿、儿童及青少年接种卡介苗（活的无毒力牛型结核分枝杆菌疫苗），使人体产生对结核分枝杆菌的获得性免疫力。卡介苗不能预防感染，但可减轻感染后的发病与病情。②密切接触者应定期到医院进行有关检查，必要时给予预防性治疗。③对受结论发枝杆菌感染易发病的高危人群，如 HIV 感染者、硅沉着病、糖尿病等，可应用预防性化学治疗。

2.病人指导　①日常生活调理：嘱病人戒烟、戒酒；保证营养的补充；合理安排休息，避免劳累；避免情绪波动及呼吸道感染；信息应尽可能保持通风、干燥，有条件者可选择空气新鲜、气候温和处疗养，以促进身体的康复，增加抵抗疾病的能力。②用药指导；强调坚持规律、全程、合理用药的重要性，取得病人与家属的主动配合，使 DOTS 能得到顺利完成。③定期复本：定期复本胸片和肝、肾功能，了解治疗效果和病情变化。

第十一节　原发性支气管肺癌

【概念】

原发性支气管肺癌（简称肺癌）（lung cancer）是起源于支气管黏膜或腺体，常有区域性淋巴结转移和血道转移的肺部常见的原发性恶性肿瘤。

【临床特点】

1.由原发肿瘤引起的症状

（1）咳嗽：为肺癌早期常见的症状，阵发性刺激性干咳或少量黏液痰，继发感染时，痰量增多呈黏液脓性。咳嗽加重，为持续性高调金属音。

（2）咯血：部分患者以咯血为首发症状，常见间断或持续性痰中带血，若癌肿侵蚀大血管则有大咯血。

（3）喘鸣：由于肿瘤引起支气管部分阻塞，部分患者在吸气时可闻及局限性喘鸣音。

（4）胸闷、气急：肿瘤阻塞支气管以及肿大的肺门淋巴结压迫主支气管而引起气急；后转移至胸膜，产生大量胸腔积液；转移至心包发生大量心包积液；或有膈麻痹、上腔静脉阻塞、弥漫型的肺泡广泛播散等，均可影响肺功能而引起胸闷、气急。

（5）发热：多由于继发感染所引起，或有肿瘤坏死所致，抗生素药物治疗效果不佳。

（6）体重下降：消瘦为肿瘤常见症状之一。

2.肿瘤局部扩展引起的症状

（1）胸痛：约30%的肿瘤直接侵犯胸膜、肋骨和胸壁，出现持续、固定、剧烈的胸痛。

（2）呼吸困难：肿瘤压迫大气管，可出现吸气性呼吸困难。

（3）咽下困难：为肿瘤侵犯或压迫食管引起，还可引起支气管—食管瘘，导致肺部感染。

（4）声音嘶哑：肿瘤直接压迫或转移至纵隔淋巴结，肿大后压迫喉返神经所致。

（5）上腔静脉阻塞综合征：肿瘤侵犯纵隔、压迫上腔静脉，使头部静脉回流受阻，出现头面部、颈部和上肢水肿，以及胸前部瘀血和静脉曲张，并有头痛、头晕或眩晕等。

（6）Horner综合征：可压迫颈部交感神经，引起病侧眼睑下垂、瞳孔缩小、眼球内陷，同侧额部与胸壁无汗或少汗；压迫臂丛神经可引起同侧肩关节、上肢内侧疼痛和感觉异常，夜间尤甚。

3.由肿瘤远处转移引起的症状　脑转移，肝转移，骨转移，皮下转移可触及皮下结节。

4.肿瘤作用于其他系统引起的肺外表现 包括内分泌、神经肌肉、结缔组织、血液系统和血管的异常改变，又称副癌综合征。

【常规护理】

1.心理护理 多与患者沟通，建立良好的护患关系，正确评价目前面临的情况，根据患者的心理承受能力及个性特征，采用恰当的语言将诊断结果告知患者，对于不愿和害怕知道诊断的患者，应协调家属采取保护性医疗制度，合理隐瞒，帮助建立良好的社会支持网，鼓励家庭成员和亲朋好友定期探视患者，引导患者及时体验治疗的效果，以增加治疗的信心。

2.饮食护理 制订合理的饮食计划，如动植物蛋白的合理搭配，有吞咽困难者给予流质饮食，化疗期间少量多餐，避免过热、粗糙、酸、辣等刺激性食物，病情严重者应采取喂食、鼻饲，必要时酌情输血、血浆等增强抗病能力。

3.留取痰标本时必须新鲜痰及时送检，否则，因痰液搁置过久，癌细胞可自行溶解，而得不到正确结果。

【专科护理】

1.与患者共同寻找减轻疼痛的方法，给予舒适体位，避免剧烈咳嗽，分散注意力等；物理方法止痛，如按摩、局部冷敷、针灸等；遵医嘱使用止痛药。胸水过多，出现压迫症状者，可协助医生抽胸水。

2.化疗的护理 化疗前对患者解释化疗的目的、方法、可能产生的毒副反应。治疗前后 2 小时内避免进餐，若有恶心、呕吐时可减慢药物滴注速度或遵医嘱给甲氧氯普胺 10~20ml 肌注。严密观察血象变化，每周检查 1~2 次白细胞总数，当白细胞总数降至 $3.5×10^9$/L 应及时报告医生并暂停化疗药物，遵医嘱给予利血生、鲨肝醇等药物，以促进机体造血功能，当白细胞总数降至 $1×10^9$/L 应遵医嘱输白细胞及使用抗生素以预防感染，并进行保护性隔离。

化疗后患者涎液分泌常减少，出现口干、口腔 pH 值下降，易致牙周病和口腔真菌感染。口腔护理可用盐水复方硼酸液漱口，并局部涂制霉菌素。

注意保护和合理使用静脉血管。静脉给药时应在输注化疗药物前后输注无药液体，以防药液外漏使组织坏死，并可减少对血管壁的刺激。若化疗药液不慎外漏，应立即停止输注，迅速用 0.5%普鲁卡因溶液 10~20ml 局部封闭，并用冰袋冷敷，局部外敷氟轻松或氢化可的松软膏，以减轻组织损伤，切忌热敷，以免加重组织损伤。对由于药物毒性作用使皮肤干燥、色素沉着、脱发和甲床变形者，应做好解释和安慰，向患者说明停药后可使毛发再生，以消除患者顾虑。

3.放疗的护理 对于接受放疗的患者，应向患者说明放疗的目的、方法，以及照射后可出现红斑、表皮脱屑、色素沉着、瘙痒感等，应注意有效保护，防止进一步损伤。在皮肤放射部位涂上的标志在照射后切勿擦去，皮肤照射部位忌贴胶布，不用红汞、碘酊涂擦。照射时协助患者取一定体位，不能随便移动，以免损伤其他部位皮肤。告知患者皮肤放射部位应避免搔抓、压迫和衣服摩擦，洗澡时不用肥皂和搓擦，避免阳光照射和冷热刺激。如有渗出性皮炎可暴露、局部涂具有收敛、保护作用的鱼肝油软膏。

【健康指导】

1. 心理指导　做好病人及家属的心理护理，使病人尽快脱离过激的心理反应，保持的精神状态，增强治疗疾病的信心。向病人解释治疗中可能出现的反应，消除病人的恐惧心理，使病人做好必要的准备，完成治疗方案。可采取分散注意力的方式，如看书、听音乐等，以减轻痛苦。

2. 疾病知识指导　对肺癌高危人群定期进行体检，以早期发现肿瘤，早期治疗。对 40 岁以上长期重试吸烟有下列情况者应怀疑肺癌，并进行有关排癌检查：无明显诱因的刺激性干咳持续 2-3 周，治疗无效；或原有慢性肺部疾病，咳嗽性质改变者；持续或反复无其他原因可解释的短期内痰中带血者；反复发作的同一部位的肺炎，特别是段性肺炎；原因不明的肺脓肿，无明显症状，无异物吸入史，抗炎治疗效果不佳者；原因不明的四肢关节疼痛及杵状者；原有肺结核的病灶已稳定，而形态或性质发生改变者；无中毒症状的胸腔积液，尤其是血性、进行性增加者。

3. 生活指导　提倡健康的生活方式，宴会吸烟对健康的危害，提倡戒烟，并注意避免被动吸烟。改善工作和生活环境，减少或避免吸入被致癌物质污染的空气和粉尘。指导病人加强营养支持，多食高蛋白、高热量、高维生素、高纤维、易消化的饮食，尽可能改善病人的食欲。合理安排休息和活动，保持良好精神状态，避免呼吸道感染以调整机体免疫力，增加抗病能力。

4. 出院指导　督促病人坚持化疗或放射治疗，并告诉病人出现呼吸困难，疼痛等症状加重或不缓解时应及时随访。对晚期癌肿转移病人，要指导家属对病人临终前的护理，告之病人及家属对症处理的措施，使病人平静地走完人生最后旅途。

第十二节　自发性气胸

【概念】

在没有创伤和人为的因素下，当肺泡和脏层胸膜破裂，空气进入胸膜腔所致的气胸。

【临床特点】

典型症状为突发性胸痛，继之有胸闷和呼吸困难，并可有刺激性咳嗽。这种胸痛常为针刺样或刀割样，持续时间很短暂。刺激性干咳因气体刺激胸膜所致。大多数起病急骤，气胸量大，或伴肺部原有病变者，则气促明显。部分患者在气胸发生前有剧烈咳嗽、用力屏气大便或提重物等的诱因，但不少患者在正常活动或安静休息时发病。年轻健康人的少量气胸很少有不适，有时患者仅在体格检查或常规胸部透视时才被发现；而有肺气肿的老年人，即使肺压缩不到10%，亦可产生明显的呼吸困难。

张力性气胸患者常表现精神高度紧张、恐惧、烦躁不安、气促、窒息感、发绀、出汗，并有脉搏细弱而快、血压下降、皮肤湿冷等休克状态，甚至出现意识不清、昏迷，若不及时抢救，往往引起死亡。

气胸患者一般无发热，白细胞数升高或血沉增快，若有这些表现，

【常规护理】

1.绝对卧床休息，避免一切增加胸腔压力的活动，如屏气、咳嗽等。

2.吸氧。

3.给予高蛋白、高维生素饮食，多进粗纤维食物，如芹菜、竹笋，多食新鲜蔬菜和水果，保持大便通畅，防止便秘，便秘者可给缓泻剂。

【专科护理】

1.协助医生进行胸腔穿刺抽气或胸腔闭式引流术，并做好术前、术后护理。

2.对于胸痛的患者，据疼痛原因采取相应的措施，减轻或控制疼痛，如深呼吸，自我放松，必要时遵医嘱给止痛药。

3.嘱患者避免用力咳嗽，必要时给镇静、镇咳，以免因咳嗽而加重气胸。

【健康指导】

1. 坚持肺部基础疾病的治疗 向病人介绍继发性自发性气胸的发生是由于肺组织有基础疾病存在，因此遵医嘱积极治疗肺部基础疾病对于预防气胸的复发极为重要。

2. 避免气胸诱发因素 ①避免抬举生物、剧烈咳嗽、屏气、用力排便等，并采取有效的预防便秘措施。②注意劳逸结合，在所胸痊愈后的1个月内，不要进行剧烈运动，如打球、跑步等。③保持心情愉快，避免情绪波动。④吸烟者应指导戒烟。

3. 气胸得复发的处理 一旦出现突发性胸痛，随即感到胸闷、气急时，可能为气我复发，应及时就诊。

第十三节 胸腔积液

【概念】

胸腔积液为最常见的胸膜病变，可以由多种病因引起。如损伤、感染、心血管疾患、自身免疫失调、代谢障碍和肿瘤等。

【临床特点】

1.症状 结核性胸膜炎常有发热，炎性积液常伴有胸痛及发热。积液量少于

300ml 时症状多不明显；若超过 500ml，患者渐感胸闷；大量积液时，邻近肺组织和纵隔脏器受压，患者可有心悸、呼吸困难。

2.体征　少量积液时，体征不明显。大量积液时，患侧呼吸运动受限，肋间隙较饱满，心尖冲动向健侧移位，语颤减弱或消失，积液区叩诊呈浊音，听诊积液区呼吸音减弱或消失。急性胸膜炎时，病变区可闻及胸膜摩擦音，积液增多时，摩擦音即消失。

【一般护理】

1.休息与运动　大量胸腔积液致呼吸困难或发热者，应卧床休息。待体温恢复正常或胸液抽吸或吸收后，鼓励患者逐渐下床运动，增加活动量，以防肺失去功能。

2.胸痛的护理　可嘱患者患侧卧位，必要时用宽胶布固定胸壁，以减少胸部活动幅度，减轻疼痛。或遵医嘱给予止痛药。

【健康指导】

1. 促使治疗方案的有效执行　向病人及家属解释本病的主目前的病情，介绍所采用的治疗方法，药物剂量、用法和　不良反应。对结核性胸膜炎的病人需特别强调坚持用药的重要性，即使临床症状消失，也不可自行停药，应定期复本，遵从治疗廊，防止复发。

2. 休息与活动　指导病人合理安排休息与活动，逐渐增加活动量，避免过度劳累。

3. 加强营养　向病人及家属讲解加强营养为胸腔积液治疗的重要组成总分，需合理调配饮食，进高能量、高蛋白、富含维生素的食物，增强机体抵抗力。

（刘海芹　褚菲菲　姜冰青　司海英）

第二章 消化系统疾病

第一节 慢性胃炎

【概念】

慢性胃炎指各种病因所致的胃的慢性炎性病变，其病理特点是以淋巴细胞和浆细胞的浸润为主，有少量中性粒细胞和嗜酸性粒细胞浸润，一般无糜烂，故常称为慢性非糜烂性胃炎。

【临床特点】

临床特点是病程迁延，大多无明显症状，而部分有消化不良表现，可有上腹部不适，以进餐后为甚，和无规律的隐痛、嗳气、泛酸烧灼感、食欲不振、恶心、呕吐等，少数可有消化道出血症状，一般为少量出血。A 型胃炎可以明显表现厌食和体重减轻，也可伴贫血，在有典型恶性贫血发生时，可出现舌炎、舌萎缩、周围神经病变如四肢感觉异常，特别是两足。

【常规护理】

1.缓解身心不适　指导患者避免精神紧张，如可用转移注意力、做深呼吸等方法，以利于疼痛的缓解。急性发作时应卧床休息。护理人员应为患者创造安静、舒适的修养环境，保证患者充足的睡眠。慢性胃炎急性发作或伴有消化道出血时应卧床休息，及时了解并减轻各种焦虑，以解除患者的心理负担，并注意腹部保暖。

2.饮食护理　饮食宜富有营养、易于消化、少量多餐，注意饮食卫生，纠正不良的饮食行为。进餐定时定量，避免吃生硬、油腻、辛辣等刺激性食物，忌暴饮暴食、饮烈性酒、吸烟以消除可能的致病因素。

3.胃酸缺乏时治疗　遵医嘱可口服稀盐酸，胃酶合剂。急性发作时不宜服稀盐酸，以免刺激胃黏膜，服用时应用吸管送至舌根部咽下，避免接触牙齿，服用后温开水漱口。

4.可用针灸内关、合谷、足三里等穴位缓解疼痛，也可用热水袋热敷胃部，以解除痉挛，减轻疼痛。

5.遵医嘱给患者进行灭菌治疗时，注意观察药物疗效及不良反应，如出现食欲不振、恶心、呕吐、腹泻等不良反应，应报告医生，进行对症处理。

6.鼓励患者晨起、睡前、进食前刷牙、漱口，保持口腔清洁。

7.观察并记录患者每日进餐次数、量、品种，以了解其摄入营养能否满足机体需要。

8.指导患者加强饮食卫生和强调规律进食，使生活规律化，去除病因。注意劳逸结合，保持身心健康，学会自我护理，定期复诊。

【健康指导】

1. 疾病知识指导　向病人及家属介绍本病的有关病因，指导病人避免诱发因素，教育病人保持良好的心理状态，平时生活要有规律，合理安排工作和休息时间，注意劳逸结合，积极配合治疗。

2. 饮食指导　指导病人加强饮食卫生和饮食营养，养成有规律的饮食习惯；避免过冷、过热。辛辣等刺激性食物及浓茶、咖啡等饮料；嗜酒者应戒酒，防止乙醇损伤胃黏膜；注意饮食卫生。

3. 用药指导　根据病人的病因、具体情况进行指导，如避免使用对胃　黏膜有刺激的药物，必须使用时应同时服用制酸剂或胃黏膜保护剂；介绍药物的不良反应，如有异常及时复诊，定期门诊复查。

第二节　消化性溃疡

【概念】

消化性溃疡主要指发生在胃和十二指肠的慢性溃疡，因溃疡的形成于胃酸、胃蛋白酶消化作用有关，故称消化性溃疡。

【临床特点】

1.腹痛　本病的主要症状。胃溃疡的疼痛部位多位于剑突下正中或偏左，十二指肠溃疡常在上腹偏右。疼痛性质可为钝痛、灼痛、胀痛甚至剧痛，或呈饥饿样不适感。十二指肠的患者约 2/3 的疼痛呈节律性：早餐后 1~3 小时开始出现上腹疼痛，持续至午餐后才缓解，午餐后 2~4 小时又出现疼痛，进食缓慢，亦称空腹痛，约半数有午夜痛，患者常被痛醒。如此状况持续几周，并可反复发生。胃溃疡也可出现规律性疼痛，但餐后出现较早，也称餐后痛，午夜痛可出现，但较十二指肠溃疡少。部分患者无上述典型疼痛，而仅表现为无规律性较含糊的上腹隐痛不适，可因并发症的发生，疼痛的性质、程度、节律也随之发生改变。

2.其他　常有泛酸、嗳气、恶心、呕吐等胃肠道症状，也可有失眠、多汗、脉缓等自主神经功能失调的表现。少数患者首发症状可以是呕血和排黑粪。

【常规护理】

1.缓解躯体不适　观察腹痛的部位，性质与饮食、服药的关系，与患者家属共同探讨发生疼痛的诱因和生活注意事项，及时给予相应的处理，疼痛剧烈时应卧床休息。日常生活应有规律，避免过度劳累，保证充足的睡眠。

2.心理护理 长期心理应激状态，使胃黏膜损害因素增加，而保护因素削弱，因此心理护理对胃溃疡患者十分重要。护士应经常与患者接触，向患者说明本病规律及治疗效果，增强其对治疗的信息，指导患者保持乐观情绪和松弛技巧，采取分散注意力的措施，尽可能满足护理需要。

3.摄取合理营养 有效的饮食能促进溃疡愈合。

（1）选择营养丰富，易消化食物。

（2）忌食刺激性食物，食物温度适宜，过冷过热的食物也会刺激胃黏膜。

（3）进餐规律，少量多餐，每日4~5次，定时进餐，充分咀嚼。

4.消化性溃疡生活应有规律，注意劳逸结合，疾病活动期或有并发症时需要绝对卧床休息。观察、预防和处理并发症。教患者识别溃疡复发、出血的症状和体征，包括疼痛、头晕、呕血、黑便、苍白、虚弱等以便及时就诊。

5.规则治疗1月应复查胃镜。停药后有条件者定期复查胃镜，停药或服药期间出血呕血、便血、突发的上腹疼痛应随时就诊。

6.根据医嘱给患者进行药物治疗，并注意观察药效及不良反应。抗酸药如氢氧化铝凝胶等，应在饭后1小时和睡前服用。抗酸药乳剂给药前要充分摇匀，服用片剂时应嚼服。抗酸药与奶制品相互作用可形成络合物，要避免同时服用。酸性的食物及饮料不宜与抗酸药同服。H_2受体拮抗剂药物应在餐中火餐后即可服用，也可把1日剂量在夜间服用，但不能与抗酸药同时服用。静脉点滴时，要注意控制速度，速度过快可引起低血压和心律失常。用药期间注意监测肝、肾功能和血象。

【健康指导】

疾病知识指导 向病人及家属讲解引起加重溃疡病的相差因素。指导病人保持乐观情绪，规律生活，避免过度紧张与劳累，选择合适的锻炼方式，提高机体抵抗力。指导病人建立合理的饮食习惯和结构，戒除避免摄入刺激性食物。

2.治疗指导 教育病人按医嘱正确服药，学会观察药效及不良反应，不随便停药或减量，防止溃疡复发。指导病人慎用或勿用致溃疡药物，如阿司匹林、咖啡因、泼尼松等。定期复诊。若上腹疼痛节律发生变化或加剧，或者出现呕血、黑便时，应立即就医。

第三节　胃癌

【概念】

胃癌是常见的消化道肿瘤之一。可分为早期和进展期。癌肿局限，深度不超过黏膜及黏膜下层，不论其有无局部淋巴结转移均称为早期胃癌。进展期胃癌深度超过黏膜下层。其发病率和死亡率与国家、种族及地区有很大的关系。

【临床特点】

早期胃癌多无症状，也无体征，多在胃镜普查时发现。常见的症状：上腹疼痛、不适、呕吐、吞咽困难、呕血、黑便、晚期可出现全身症状，如消瘦、贫血、精神萎靡，中、晚期胃癌的体征以中、上腹压痛为最常见，1/3 患者可在上腹部扪及肿块，肝脏因肿瘤转移而肿大，质硬表面不规则，晚期亦可有黄疸、腹水。

【常规护理】

1.休息　保持安静、整洁和舒适的环境，有利于睡眠和休息。早期胃癌患者，经过治疗后可从事一些轻工作和锻炼，应注意劳逸结合。中晚期胃癌患者需卧床休息，以减少体力消耗。

做好生活护理和基础护理，使患者心情舒畅地休息治疗。

1. 注意观察疼痛的特点，遵医嘱给予相应的止痛药，或采用患者自控镇痛（PCA）法。

3.教给患者缓解疼痛的方法，如转移，当患者注意力转移时，对疼痛的敏感性可降低，为患者提供舒适的环境，保证患者休息。

4.及时了解患者的需要，给予精神上的支持，以提高患者对疼痛的耐受能力。

5.按医嘱进行化学药物治疗，以抑制杀伤癌细胞，使疼痛减轻，病情缓解。

6.饮食应以合乎患者口味，又能达到身体基本热量的需求为主要目标。给予高热量、高蛋白与易消化的食物。忌油腻、辛辣、硬固和粗纤维食物。

7.贲门癌有吞咽困难者，中、晚期患者应按医嘱静脉输入高营养物质或鼻饲，以维持机体代谢的需要。

8.幽门梗阻时，可行胃肠减压，同时遵医嘱静脉补充液体。

9.做好精神护理，树立正确对待疾病的观念，积极配合治疗。

10.有癌前病变情况者，应定期检查，以便做到早期诊断、早期根治。

11.指导患者保持乐观态度，情绪稳定，养成锻炼身体的习惯，以增强机体抵抗力，以积极的心态面对疾病。

【健康指导】

1. 疾病预防指导　对健康人群开展卫生宣教，提倡多食富含维生素 C 的新鲜水果、蔬菜，多食肉类、鱼类、豆制品和乳制品；避免高盐饮食，少进咸菜、烟熏和腌制食品；食品贮存要科学，不食霉变食物，对胃癌高危人群如中度或重度胃黏膜萎缩、中度或重度肠化、不典型增生或有胃癌家族史者应遵医嘱给予根除幽门螺杆菌治疗。对癌前状态者，应定期检查，以便早期诊断及治疗。

2. 病人一般指导　指导病人生活规律，保证充足的睡眠，根据病情和体力，适量活动，增强机体抵抗力。注意个人卫生，特别是体质衰弱者，应做好口腔、皮肤黏膜的护理，防止继发性感染。指导病人运用适当的心理防卫机制，保持乐观态度和良好的心理状态、以积极的心态面对疾病。

3. 治疗指导　指导病人合理使用止痛药，并应发挥自身应对能力，以提高控制疼痛的效果。嘱病人定期复诊，以监测病情变化和及时调整治疗方案。教会病人及家属如何早期识别并发症，及时就诊。

第四节 上消化道出血

【概念】

上消化道出血，指屈氏韧带以上的消化道，包括食管、胃十二指肠、胃空肠吻合术的空肠以及胰胆病变的出血，是常见急症之一。

【临床特点】

呕血、黑便，常伴有出血及容量减少引起的急性周围循环衰竭。当失血量在短期内超过全身总量的 25% 时，会出现心跳加快、血压下降，引起头晕、心慌、出冷汗、口渴、精神萎靡、意识模糊甚至由于灌注量不足引起休克等症状

【常规护理】

1.安慰患者，使之卧床，尽量保持镇静。呕血者抬高床头 10°~15° 或保持患者头侧位，防止血液吸入呼吸道。

2.迅速建立静脉通道，宜选择粗大血管，根据生命体征适当加快补液速度，在心率、血压基本平稳后可减慢速度，以免补液量大引起肺水肿或再次出血。补液过程中注意晶体和胶体的搭配。

3.监测生命体征，观察患者神志，嘱其禁食、禁水。有条件者立即给予床旁心电、血压、血氧监测。认真记录 24 小时出入量。监测血常规、肝、肾功能及粪便潜血结果，注意患者肠鸣音是否活跃。

4.备好抢救车、负压吸引器、麻醉机、三腔两囊管等各种抢救仪器。

5.进一步明确是否消化道出血，需与鼻出血、吞咽血液、咯血及服用某些药物所致的黑便相鉴别。

6.初步估计出血量。出血约 20ml 时，便潜血试验可为阳性；出血达 50~70ml 时，可表现为黑便；出血量为 1000ml 时，粪便为鲜红色，潜血可持续 1 周阳性，黑便可持续 1~3 日。

7.遵医嘱正确使用止血药及各种抢救用药，必要时输全血。

8.及时清理患者的呕吐物或黑便，以减少不良刺激。随时开窗通风，保持空气清新。床单整洁。

9.如果需要做内镜下止血或下三腔两囊管或手术治疗，则应做好相应准备。

10.注意保暖，加盖棉被。

11.出血活动期应禁食、禁水。出血停止 3~4 日后，可先吃冷流食。进食后未再出血可逐步过渡，忌饱餐、热饮、坚硬及刺激食物。溃疡病者遵循溃疡病饮食原则，肝硬化食管—胃底静脉曲张者遵循静脉曲张饮食原则。

【健康指导】

1. 针对原发病指导 引起上消化道出血的病因很多，各原发病的健康指导参见

有关章节。应帮助病人和家属掌握自我护理的有关知识，减少再度出血的危险。

2. 一般知识指导 ①注意饮食卫生和饮食的规律；进营养丰富、易消化的食物；避免过饥或暴饮暴食；避免粗糙、刺激性食物，或过冷、过热、产气多的食物、饮料；应戒烟、戒酒。②生活起居有规律，劳逸结合，保持乐观情绪，保证身心休息；避免长期精神紧张，过度劳累。③在医生指导下用药，以免用药不当。

3. 识别出血并及时就诊 病人及家属应学会早期识别出血征象及应急措施：出现头晕、心悸等不适，或呕血、黑便时，立即卧床休息，保持安静，减少身体活动；呕吐时取侧卧位以免误吸；立即送医院治疗。慢性病者定期门诊随访。

第五节 肝硬化

【概念】

肝硬化是一种常见的慢性肝病，系由一种或多种病因长期或反复作用于肝脏而导致的弥漫性肝脏损害。病理特点为广泛的肝细胞变性坏死、再生结节形成、结缔组织增生，致使肝小叶结构破坏和假小叶形成。

【临床特点】

肝功能代偿期：症状较轻，缺乏特征表现，乏力食欲不振出现较早，较突出；其次有消化不良、恶心、厌食、腹胀、肝区不适等表现，上述症状多呈间歇性，经适当休息或治疗可缓解。

肝功能失代偿期：随着病程发展，上述症状加重，出现肝功能减退和门静脉高压的表现，并可出现各种并发症。

1.功能减退的临床表现

（1）全身表现：有消瘦、乏力、精神不振、舌炎、夜盲、营养不良、不规则低热等症状。还可见皮肤干枯、面色黝黯无光泽及水肿等。

（2）消化道症状：食欲不振、胃肠胀气、恶心、呕吐、腹泻，晚期出现中毒性鼓肠。以上症状是由于肝硬化门静脉高压时胃肠道瘀血，消化吸收障碍及肠道菌群失调等所致。半数患者有轻度黄疸，少数可出现中、重度黄疸。

（3）出血倾向及贫血：常表现为鼻出血、齿衄、皮肤黏膜出血、消化道出血，出血是由肝功能减退，合成凝血因子减少、脾功能亢进引起。贫血是由胃肠道失血和脾功能亢进等因素所致。

（4）内分泌失调：肝功能减退对雌激素、醛固酮和抗利尿激素的灭活功能减弱，使这些激素在体内蓄积增加，雌激素增多，通过负反馈，抑制垂体—性腺轴、垂体—肾上腺轴的功能，导致雄激素减少。雌激素增多出现蜘蛛痣、肝掌等。性激素失衡多表现为男性性欲减退、睾丸萎缩、毛发脱落、乳房发育，女性月经不调、闭经、不育等。醛固酮增多使钠重吸收增加，抗利尿激素增加致水重吸收增多，尿量减少，水与钠的潴留产生水肿，也是腹水形成的重要因素。肾上腺皮质功能减退则致皮肤色素沉着。

2.门脉高压的临床表现

(1)脾肿大：门静脉内压增高，致脾脏充血肿大，继发脾功能亢进，血中白细胞、红细胞及血小板减少。肿大的脾脏可在左肋弓下触及，少数患者可增大致脐，当上消化道出血后，脾脏常能缩小。若发生脾周围炎时，可出现左上腹隐痛或胀痛。

(2)侧支循环的建立和开放：肝硬化出现门静脉高压，超过 200mmH₂O 时，消化道及脾脏回心血流经肝受阻，导致侧支循环的建立。对诊断门脉高压有特色意义。重要的侧支循环有：①食管下段和胃底静脉曲张，为门静脉系的胃冠状静脉与腔静脉系的食管静脉、肋间静脉、奇静脉等开放形成。黏膜下曲张的静脉缺乏良好的保护，常因破裂出血而发生呕血、黑粪及休克等症状；②腹壁和脐周静脉曲张，门静脉高压时脐静脉重新开放并扩张，与副脐静脉、腹壁静脉等沟通，形成以脐为中心的静脉曲张；③痔核形成，为门静脉系的直肠（痔）上静脉与腔静脉系的直肠（痔）中、下静脉吻合、扩张、形成痔核，破裂时引起便血。

(3)腹水：是肝硬化最突出的表现。大量腹水时，腹部膨隆，腹壁皮肤张紧发亮状如蛙腹，有时腹压显著增高可发生脐疝，由于横隔抬高可出现端坐呼吸。腹水的产生与下列因素有关：①门静脉压力增高使其所属腹腔脏器毛细血管滤过压增高，促使血浆外渗而形成腹水；②肝功能减退，使白蛋白合成障碍。血浆白蛋白浓度降低，胶体渗透压下降，致血浆外渗；③继发性醛固酮和抗利尿激素增多，引起钠和水的重吸收增加；④肝淋巴液生成过多，由肝包膜表面和肝门淋巴管渗出至腹腔。

【常规护理】

1.心理护理 肝硬化病程漫长，久治不愈，症状多变。尤其进入失代偿期时，患者常有消极悲观情绪，应给予精神上的安慰和支持，使其保持愉快心理，安心休养，有助于病情缓解。黄疸可致皮肤瘙痒，而患者血小板低，抵抗力差，随意搔抓易引起皮肤损伤、出血、感染。应向患者解释清楚，做好皮肤护理。

2.休息和合理营养

(1)休息可减少或者体能消耗，减轻肝脏负担、增加肝脏血流量，有助于肝细胞修复和改善腹水、水肿。充足的睡眠可以增加糖原和蛋白质的合成，代偿期可轻体力活动，失代偿期应卧床休息。

(2)宜给高热量、高蛋白、高维生素、适量脂肪的饮食。戒烟、酒，忌食粗糙、刺激性食物，肝性脑病患者宜低蛋白饮食，有腹水发生宜低盐饮食。

3.腹水的护理

(1)大量腹水患者卧床时可取半卧位，以使膈肌下降，有利于呼吸运动，减轻呼吸困难和心悸。大量腹水时，应避免使腹内压突然剧增的因素，如剧烈咳嗽、打喷嚏、用力排便等。

(2.)限制水盐摄入：一般食盐每日 2g，进水量 1000ml 左右，如显著低钠血症，应限制在 500ml 内，氯化钠 0.6~1.2g。

（3）腹腔穿刺腹水的护理：术前说明注意事项，测量体重、腹围、生命体征，排空膀胱以免误伤；术中及术后监测生命体征，观察有无不适反应；术毕用无菌敷料覆盖穿刺部位，如有溢液可用吸收性明胶海绵处置；术毕缚紧腹带，以免腹内压骤然下降；记录抽出腹水的量、性质和颜色，标本及时送检。

（4）保持皮肤完整性，并保持清洁，注意压疮等。

（5）观察腹水和下肢水肿的消长，准确记录出入量，测量腹围、体重，并教会患者正确的测量和记录方法。进食量不足、呕吐、腹泻者遵医嘱可补液治疗，或遵医嘱应用利尿剂。放腹水后更应密切观察。监测血清电解质和酸碱度的变化，以及时发现并纠正水电解质、酸碱平衡紊乱，防止肝性脑病、功能性肾衰竭的发生。

（6）使用利尿剂时，须注意水、电解质、酸碱平衡。

4.每日用温水沐浴，避免水温过高，因热水易刺激皮肤，加重干燥和瘙痒。避免使用对皮肤有刺激的皂类或沐浴液。沐浴后使用性质柔和的润肤品，以减轻皮肤干燥。

5.保持皮肤清洁，衣着宜柔软、宽大，床铺宜平整、洁净，定时更换体位，以防止局部组织长期受压、皮肤损伤、发生压疮或感染。

6.皮肤瘙痒者给予止痒处理，嘱患者勿用手搔抓，以免皮肤破损和继发感染

【健康指导】

1. 疾病知识指导　肝硬化为慢性过程，护士应　帮助病人和家属掌握本病的有关知识和自我护理方法。分析和消除不利于个人和家庭应对的各种因素，把治疗计划落实到日常生活中。①心理调适：病人应十分注意情绪的调节和稳定，在安排好治疗，身体调理的同时，勿过多考虑病情，遇事开朗，树立治病信心，保持愉快心情。②饮食调理：切实遵循环饮食治疗原则和计划，详见本节"饮食护理"；禁酒。③预防感染：注意保暖和个人卫生。

2. 休息与活动　肝硬化病人的精神、体力善随病情进展而减退，疲倦乏力、精神不振逐渐加重，严重时衰弱而卧床不起。睡眠应充足，生活起居有规律。代偿期病人无明显的精神、体力减退，可参加轻工作，避免过度疲劳；失代偿期病人以卧床休息为主，但过多的躺卧易引起消化不良、情绪不佳，故应视病情适量活动，活动量以不加重疲劳感和其他症状为度。

3. 用药指导按医师处方用药，加用药物需征得医师同意，以免服药不当而加重肝脏负担和肝功能损害。护士应向病人详细介绍所用药物的名称、剂量、给药时间和方法，教会其观察药物疗效和不良反应。例如服用利尿剂者，应记录尿量，如出现软弱无力、心悸等症状时，提示低钠、低钾血症，应及时就医。定期门诊随诊。

4. 照顾者指导指导家属理解和关心病人，给予精神支持和生活照顾。细心观察、及早识别病情变化，例如当病人出现性格、行为改变等可能为肝性脑前驱症状时，或消化道出血等其他并发症时，应及时就诊。

（刘海芹 姜冰青 李璇）

第三章　血液系统疾病

第一节　巨幼红细胞性贫血

【概念】

巨幼红细胞性贫血是由于叶酸和（或）维生素 B12 缺乏或其他原因引起的一种大细胞性贫血，以外周血细胞减少，骨髓内出现巨幼红细胞和巨幼粒细胞为特征。

【临床特点】

1.贫血　常有贫血症状，患者逐渐感到无力，活动后心悸、气短，皮肤和黏膜苍白等。

2.消化系统症状　早期出现舌炎，舌尖和舌体疼痛，全舌呈绛红色，即所谓"鲜牛肉样舌"，舌乳头萎缩而呈光滑的镜面舌。由于胃肠道黏膜萎缩，患者可表现食欲减退、腹胀、腹泻等症状。

3.神经系统症状　表现软弱无力、手足麻木、感觉障碍、下肢行走困难。出现不同程度的下肢软弱无力、共济失调、步态不稳、闭目难立征（Rombergs sign）阳性，锥体束征阳性。

4.其他　血小板减少时出现雨点和出血症状。

【常规护理】

1.一般护理　为患者提供安静、舒适的环境，保证休息和睡眠，减少机体消耗量，改善组织缺氧症状，保持病室整洁，空气新鲜，温度适宜；定期进行空气消毒，用消毒液擦拭家具、地面床单清洁干燥无污染，物品整齐放置。

2.饮食指导　进食高蛋白、高热量、丰富维生素、易消化的食品。包括提供富含叶酸和维生素的食品，如绿色蔬菜、水果、谷类和动物肝肾等，叶酸不耐热故食品不宜烹煮过度；维生素缺乏者多吃动物肝、肾、禽蛋、肉类以及海产品。宜进食温凉清淡饮食，采用少量多餐方式为好；对胃肠功能不良、吸收不好的可适当进行活动，有利于消化吸收。

3.用药护理　药物治疗一般采用补给方法，口服和肌内注射以增加储备，因此注意密切观察药物疗效和用药后不良反应。肌内注射维生素 B 偶有变态反应发生，维生素 C 能促进叶酸利用同时提高疗效。严重贫血者要注意观察血清钾的下降，尤其是老年人、有心血管疾患者和不能进食者应遵医嘱及时静脉补钾。

4.健康宣教　营养性巨幼红细胞性贫血预后良好，恶性贫血需终身治疗。预防主要从改善人群膳食结构和改变生活习惯着手，指导患者改善膳食结构和健康饮食，改变不良生活习惯。

【健康指导】

1.疾病知识教育　如巨幼细胞性贫血的病因、临床表现、对机体的危害性、有关实验室检查的目的、意义、配合治疗及护理的要求等，提高病人及家属对疾病的认识、治疗及护理的依从性，积极而主动地参与疾病的治疗和康复。

2.营养性巨幼细胞性贫血的预防

（1）饮食指导：纠正不良的饮食习惯；采取科学合理的烹饪方式与方法。详见本病护理诊断"营养失调：低于机体需要量"中的"饮食护理"。

（2）高危人群叶酸及维生素 B12 的预防性补充：婴幼儿要及时添加辅食，如菜泥和肝泥；生长发育期的青少年、妊娠期的妇女，要多进食富含叶酸的新鲜蔬菜和富含维生素 B12 的动物性食品，必要时可遵医嘱预防性口服小剂量叶酸和维生素 B12；对于服用核苷酸合成药物治疗的病人，如甲氨蝶呤、氨苯蝶啶和乙胺嘧啶等，也应同时补充叶酸和维生素 B12。

3.自我监测病情与并发症的预防　教会病人自我监测病情，包括贫血的一般症状、神经精神症状以及皮肤黏膜情况。贫血症状明显时要注意卧床休息，以免心脏负担过重而诱发心衰；症状纠正后可逐步增加活动量，但应保证休息和充足睡眠。注意口腔和皮肤的清洁，勤洗澡更衣，预防损伤与感染。

第二节　溶血性贫血

【概念】

溶血性贫血是指因红细胞破坏加速而骨髓造血功能代偿不足所致的贫血，与先天性红细胞内在缺陷及免疫、物理、化学、生物及感染等因素有关。当红细胞破坏增加，但骨髓造血功能足以代偿、不发生贫血时称为溶血性疾患。

【临床特点】

1.急性溶血性贫血　起病急骤，见于异型输血时出现严重的腰背及四肢酸痛，伴头痛、呕吐、寒战，随后出现高热、面色苍白、血红蛋白尿及黄疸，严重者出现肾功能衰竭。

2.慢性溶血性贫血　起病缓慢，症状轻，有贫血、黄疸、肝脾肿大三个特征。

【常规护理】

1.为患者提供安静、舒适的环境并给予生活照顾，减少机体耗氧量，改善组织缺氧症状。护理人员要根据患者个人身体情况合理制定活动、休息、睡眠计划。

2.给予高蛋白、高热量、丰富维生素、易消化的食物，补充营养成分，增强机体抵抗力，食物要新鲜、易消化，色味俱佳以增加食欲，进食方式要少量多餐，保证机体正常需要量。

3.对症处理 对缺氧症状严重者给予吸氧，减少活动，缓解组织缺氧症状；对高热患者行物理降温，及时补水补液，可给予静脉输液，避免发生周围组织循环衰竭；头痛严重者必要时可使用解热镇痛药物；伴溶血性黄疸者，嘱其勿搔抓皮肤，并定时温水擦浴。

4.病情观察 密切观察患者生命体征及神志的变化，观察皮肤、黏膜的颜色、温度、感觉，有无损伤、出血或淤点、淤斑；注意贫血、黄疸有无加重以及尿量、尿色有无改变，记录24小时出入量。及时了解化验结果。观察尿色、尿量的变化。出现血红蛋白尿，酱油尿者，考虑并发症肾功能衰竭，应与医生联系，做好急救准备。

5.输血护理 贫血严重时，输血是迅速的治疗方法。护士严格执行用血的各项规章制度，输血前要完善各项检查项目，认真执行查对登记制度，严格无菌技术操作，正确执行医嘱，密切观察输血过程患者的反应。血液不要放置过久加温输入，防止发生严重不良反应。病情危重者可酌情输注洗涤红细胞，注意调节滴速密切观察患者反应，防止发生充血性心力衰竭。

6.用药护理 皮质激素类药物是本病常用药，要严格用药指征，观察药物疗效，注意不同药物所产生的不良反应。应用糖皮质激素期间注意避免感染；应用环磷酰胺时指导患者多饮水，防止出血性膀胱炎；应用环孢素时定期检查肝功能。

【健康指导】

1.疾病知识教育 结合病人的具体情况，简介疾病的有关知识，如病因、主要表现、治疗与预防的方法等。告知病人及其家属，许多溶血性贫血病因未明或发病机制不清，尚无根治的方法，故预防发病很重要，使病人增强预防意识，减少或避免加重溶血的发作。

2.预防溶血的发作或加重 如已明确为化学毒物或药物引起的溶血，应避免再次接触或服用。加强输血管理，预防异型输血后溶血。阵发性睡眠性 血红蛋白尿病人忌食酸性食物和药物，如维生素C、阿司匹林、苯马比妥、磺胺等，还应避免精神紧张、感染、过劳、妊娠、输血及外科手术等诱发因素。G-6-PD缺乏者禁食蚕豆及其制品和氧化性药物，如伯氨喹、奎宁、磺胺、呋喃类、氯霉素、维生素K等。对伴有脾功能亢进和白细胞减少者，应注意个人卫生，预防各种感染。

3.生活指导 适宜的体育锻炼有助于增强体质和抗病能力，但活动量以不感觉疲劳为度，保证充足的休息和睡眠。溶血发作期间应减少活动或卧床休息，注意保暖，避免受凉；多饮水、勤排尿；进食高蛋白、高维生素食物。

4.自我监测病情 主要是贫血、溶血及其相关症状或体征和药物不良反应的自我监测等，包括头晕、头痛、心悸、气促等症状、生活体征（特别是体温与脉搏），皮肤黏膜有无苍白与黄染，有无尿量减少和浓茶样或酱油样尿等。上述症状或体征的出现或加重，均提示有溶血发作或加重的可能，要留取尿液标本送检，及时向医生护士汇报或到医院就诊。

5.疾病预防指导　对相关疾病的高发区或好发人群或有相关遗传性疾病家庭史者，如在我国 G-6-PD 缺乏症多见于广西、海南、云南傣族和广东的客家人；地中海贫血则以华南与西南地区较为多见，特别是苗、瑶、黎、壮族最为多见，男女双方婚前均应常规进行相关的婚育咨询，以避免或减少死胎及溶血性疾病患儿的出生。对蚕豆病高发区应广泛进行卫生宣传，做好指导预防工作。

第三节　缺铁性贫血

【概念】

由于体内贮存铁（包括骨髓、肝脾及其他组织）消耗殆尽，不能满足正常红细胞生成的需要而产生的贫血，属小细胞低色素性贫血。缺铁性贫血是贫血中最常见的类型，各年龄期均可发病，以婴幼儿及育龄期妇女多见。

【临床特点】

缺铁性贫血发生缓慢，早期可没有症状或症状很轻。一般常见症状有面色苍白、倦怠乏力、心悸和心率加速，体力活动后气促、眼花、耳鸣等，踝部可出现水肿。部分患者（大多数为儿童）可有嗜食泥土、石屑、煤屑、生米等异食癖。贫血纠正后，这些症状即消失。偶尔可出现上皮组织细胞异常所产生的症状，如舌痛或萎缩性舌炎、口角炎、皮肤干燥皱缩、毛发干燥无光泽、易脱落、指甲变薄、变脆、重者变平或凹下呈勺状（反甲）以及吞咽困难等。

【常规护理】

1.一般护理

（1）适当的休息和活动：休息可减少组织氧的消耗。根据患者贫血程度及发生原因和速度制订合理的休息与活动计划，减少患者机体耗氧量。其活动量以不感到疲劳、不加重症状为度。当自测心率大于 100 次/min 时，应停止活动。

（2）饮食护理：进食高蛋白、高热量、丰富维生素、含铁丰富易消化的食物。如动物肝、肾、瘦肉、蛋黄、豆类、紫菜、海带、木耳、香菇等，向患者和家属说明进补的重要性，强调均衡饮食，不偏食不挑食，食用维生素 C 的食品促进铁的吸收和利用。

2.药物治疗及不良反应的护理

（1）用药护理：护理人员严格按医嘱正确给药外，还应注意口服铁剂时要向患者说明一切的胃肠道不良反应；铁剂注射时宜深部注射，经常更换部位促进吸收，避免硬结形成，少数患者可发生过敏反应。

（2）病情观察：观察患者的面色、皮肤和黏膜，以及自觉症状如心悸、气促、头晕有无改善，定期监测血象、血清铁蛋白等化验指标。

（3）硫酸亚铁制剂应饭后服用，可以减少胃肠道的刺激。液体铁要用吸管，同时忌茶，避免与牛奶同服，维生素 C 可促进铁的吸收。

（4）口服铁剂大便可呈黑色，属正常现象，应向患者解释清楚。

（5）注射铁剂时应采取深部肌内注射，并双侧交替，若出现局部硬结可采用热敷。

3.病室环境　保持安静、清洁、舒适、阳光充足空气新鲜；物品整洁、床单干燥无感染；护理人员定期进行空气消毒，用消毒液擦拭病室内物品、地面和公共用具；每日做好晨、晚间护理，为患者营造良好的修养环境。

4.健康宣教　帮助并指导患者掌握有关疾病知识和自我护理方法，共同制订合理饮食和治疗计划，家属积极配合并正确提供富含铁的食物，及时发现本病发生原因并积极预防。

5.鼓励患者多进营养，避免偏食。尤其对妊娠期、哺乳期妇女更应强调增加营养，多进食含铁丰富的食物。对任何可引起出血的疾病均应彻底治疗，定期复查。

【健康指导】

1. 疾病知识教育　如缺铁性贫血的病因、临床表现、对机体的危害性、相关实验室检查的目的、意义、治疗及护理的配合与要求等，提高病人及其家属对疾病的认识、治疗及护理的依从性，积极而主动地参与疾病治疗与康复。

2. 缺铁性贫血的预防

（1）饮食指导　提倡均衡饮食，荤素结合，以保证足够热量、蛋白质、维生素及相差营养素（尤其铁）的摄入。为增加食物铁的吸收，可同时服用弱酸类食物或药物，但应尽量避免与抵制铁吸收的食物、饮料或药物同服。家庭烹饪建议使用铁制器皿，从中也可得到一定量的无机铁。

（2）高危人群食物我或口服铁剂的预防性补充：如婴幼儿要及时添加辅食，包括蛋黄、肝泥、肉末和菜泥等；生长发育期的青海年要注意补充含铁丰富的食物，避免挑食或偏食；月经期、妊娠期与哺乳期女性，应增加食物铁的补充，必要时可考虑预防性补充铁剂，特别是妊娠期的妇女，每天可口服元素铁 10-20mg。

（3）相关疾病的预防和治疗：不仅是缺铁性贫血治疗的养分，也是预防缺铁性贫血的重点。特别是慢性胃炎、消化性溃疡、肠道寄生虫感染、长期腹泻、痔疮出血或月经量过多的病人。

4. 自我监测病情　监测内容主要包括自觉症状（包括原发病的症状、贫血的一般症状及缺铁性贫血的特殊表现等）、静息状态下呼吸与心跳的频率变化、能否平卧、有无水肿及尿量变化等。一旦出现自觉症状加重，静息状态下呼吸、心跳频率加快、不能平卧、下肢水肿或尿量减少，多提示病情加重、重症贫血或并发贫血性心脏病，应及时就医。

第四节 再生障碍性贫血

【概念】

再生障碍性贫血（简称再障）是一组由化学、物理、生物因素及不明原因引起的骨髓造血功能衰竭，以造血干细胞损伤、外周全血细胞减少为特征的疾病。

【临床特点】

严重的贫血、出血和感染为其主要特征。根据症状发生的急缓、贫血的严重程度，可分为重型再障及慢性再障。

1.重型再障 起病急、进展快、贫血进行性加重，伴明显乏力、头晕、心悸，出血部位广泛，皮肤、肺部严重感染。

2.慢性再障 起病慢、进展相对缓慢，贫血为主要表现，出血、感染较轻。

【常规护理】

卧床休息，病室空气清新。每日紫外线照射 1 次。床单保持整洁，减少陪探视人员，严格无菌技术操作。

【特殊护理】

1.注意口腔、鼻腔的清洁、湿润，避免剔牙及挖鼻，软毛牙刷刷牙。每日三餐前后、睡前用 2‰NaHCO$_3$ 盐水、庆大盐水、四氢叶酸钙盐水交替漱口。鼻腔可涂液状石蜡油以保持湿润。

2.保持大便通畅，肛周清洁、干燥。每日便后及睡前用 1:5000 高锰酸钾水坐浴。肛周脓肿者应定时清洁创面，必要时切开引流。

3.密切观察患者病情变化 出现头痛、恶心、呕吐、视物模糊或意识改变者疑为脑出血，应保持安静，迅速平卧，头偏向一侧，保持呼吸道通畅。

4.药物治疗的护理 急性再障应用免疫抑制剂时，应予保护下隔离，防止出血及感染。观察药物不良反应，如发热、荨麻疹等。慢性再障应用雄激素治疗时可出现痤疮、毛发增多、女性闭经及男性化，应做好解释工作。长期注射丙睾不易吸收需深部注射，并更换注射部位。

【健康指导】

1.疾病知识教育 简介疾病的可能原因、临床表现及目前的主要诊疗方法，增强病人及其家属的信信心，以积极主动地配合治疗和护理。

2.自我病情监测 主要是贫血、出血、感染的症状体重和药物不良反应的自我监测，具体包括头晕、头痛、心悸、气促等症状、生命体征（特别是体温和脉搏）、皮肤黏膜（苍白与出血）、常见感染灶的症状（咽痛、咳嗽咳痰、尿路刺激征、肛周疼痛等)、内脏出血的表现(黑便与便血、血尿、阴道出血等)。若有上述症状或体征出现或加重,提示有病情恶化的可能,应及时向医生护士汇报或及时就医。

3.生活指导

(1)休息与活动:充足的睡眠与休息可减少机体的耗氧量;适当的活动可调节身心善,提高病人的活动耐力,但过度运动会增加机体耗氧量,甚至诱发心衰。睡眠不足、情绪激动则易于诱发致命性的颅内出血。因此,必须指导病人根据病情的变化做好休息与活动的自我调节。

(2)饮食指导:主要是饮食成分与方式的介绍,目的在于加强营养、增进食欲、减少消化道黏膜的刺激以及避免病从口入。

4.避免感染和加重出血 主要从个人防护及卫生习惯等方面进行指导。具体内容参见本节相关内容。

5.心理调适指导 再障病人常可出现焦虑、抑郁、甚至绝望等负性情绪,这些负性情绪可影响病人的康复信心以及配合诊疗与护理的态度和行为,从而影响疾病康复或治疗的效果及其预后。因此,必须使病人及其家属认识负性情绪的危害,指导病人学会自我调整,学会倾诉;家属要善于理解和支持病人,学会倾听;必要时应寻求有关专业人士的帮助,避免意外发生。

6.用药与随访指导 主要涉及免疫抵制剂、雄激素类药物与抗生素的治疗。为保护药物疗效的正常发挥,避免或减少药物不良反应,需向病人及其家属详细介绍所用药物的名称、用量、用法、疗程及其不良反应,应叮嘱其必须在医生指导下按时、按量、按疗程用药,不可自行更改或停用相关药物,同时还需配合做好相关不良反应的预防工作,定期复查血象,以便了解病情变化及其疗效。

7.预防疾病的发生或复发 尽可能避免或减少接触与再障发病相关的药物和理化物质。对于再障病人,要避免服用对造血系统有害的药物,如氯霉素、磺胺、保泰松、安乃近、阿司匹林等。对于疾病治疗所需应用且可能会造成骨髓抑制的药物者,如化疗药物等,要密切监测血象的变化,一旦发生要及时停药或换药,并采取相应的治疗措施,以促进骨髓造血功能的恢复。针对相关危险品的职业性接触者,如油漆工/喷漆工或从事橡胶与制鞋、传统印刷与彩印、室内装修的工人等,除了要加强生产车间或工厂的室内通风之外,必须严格遵守损伤规程,做好个人防护,定期体检,检查血象;新近进行室内装修的家居,要注意监测室内的甲醛水平,且不宜即时入住或使用。使用农药或杀虫剂时,应做好个人防护。

第五节 白血病

【概念】

白血病是起源于造血干细胞的克隆性恶性疾病,发病时骨髓中异常的原始细胞(白血病细胞)在骨髓或其他造血组织中进行性、失控制地弥漫性增生,浸润各组织脏器,使正常血细胞生成减少,产生不同程度的贫血、发热、出血和肝、脾、淋巴结肿大，周围血细胞有质和量的变化。

【临床特点】

贫血、发热、感染、出血、肝脾和淋巴结肿大及外周血液中出现幼稚细胞及器官组织浸润

【常规护理】

1.心理护理　针对患者的性格，社会文化背景及心理需要，有针对性地进行心理疏导。对患者有同情心，使患者从沉重的精神压力下解脱。患者需经常抽血及作骨髓穿刺检查，应热情、耐心地进行解释，事先说明目的、必要性以及操作过程，操作时体贴关怀患者，尽量减轻不适。介绍经过化疗缓解的典型病例，鼓励患者正视疾病，以积极态度完成化疗并介绍药物可能出现的不良反应。鼓励患者家属参与护理过程，使患者感到自己处于一个关心、同情、舒适、安全的医疗环境中，从而增强战胜疾病的信心。

2.充分休息　协助患者洗漱、进餐、大小便、翻身等，减轻患者体力消耗，是支持疗法的重要内容。有颅内出血倾向者绝对卧床休息。

3.饮食护理　因消耗增加故应给高热量、高蛋白、高维生素、易消化食物。患者常有食欲不振，及因感染和化疗发生口腔溃疡，应给少量软质清淡食物，避免刺激口腔黏膜。烹调以适合患者口味及爱好为佳，避免在化疗前后1小时进食，以免呕吐，并加强口腔护理。

4.出血的护理　严密观察出血的先兆，口腔黏膜血泡常意味着血小板明显减少，是严重出血的先兆；如有头晕、头痛、呕吐、黑便，提示消化道出血；如有突然视物模糊、头晕、呼吸急促、喷射性呕吐、甚至昏迷，提示颅内出血。应宽慰患者，减少紧张情绪。护理操作时动作应轻柔，尽量减少或避免肌内注射；有牙龈、鼻腔出血时给肾上腺素棉片或棉球局部压迫，局部冷敷，减少刺激。颅内出血者应头部置冰袋或冰帽，高流量吸氧，保持呼吸道通畅，按医嘱及时给药，消化道出血的患者按消化道出血进行护理。

5.感染的护理　急性白血病患者应安排在特殊病房内，如洁净单人房间，带塑料罩的密闭式隔离床或层流室内。限制探视以防止交叉感染，对患者实行保护性隔离措施。严密观察患者有无感染征象，并警惕败血症的发生。除让患者注意卫生外，还应按医嘱让患者服用抗生素如环丙沙星常规口服，一般用量每12小时500mg。如急性白血病患者体温升高达38.5℃以上时，排除输血、输液反应，则应考虑已有感染，立即给予广谱抗生素如头孢他啶等高效抗生素静脉滴注，观察48~72小时，如患者体温已降，仍应用药数日。

6.缓解疼痛不适　疼痛是白血病患者最惧怕的，可调整体位使其较为舒适，可与患者聊天等使患者不专注于疼痛的体会或鼓励患者做气功等环境疼痛。必要时按医嘱给予止痛剂。

7.化疗的护理　化疗常用的药物有甲氨蝶呤、6-巯嘌呤、阿糖胞苷、环磷酰胺、

长春新碱、三尖杉酯碱、柔红霉素、阿霉素、泼尼松、依托泊试等。患者需反复静脉给药，而且药物刺激性强，必须保护静脉，有计划地选择应用血管，从四肢远端，左右交替使用，不宜用最细静脉以防静脉外漏、外渗。如有药物外渗、外漏时，应立即小心地回抽血液 2~3ml 或外漏的药液，拔出针头更换部位，局部冷敷或以 0.5%普鲁卡因局部封闭，如局部苍白或紫红，应立即用 0.25%芬拖拉明皮下浸润封闭，并抬高患肢。多数药物可产生骨髓抑制和胃肠道反应，使用过程中观察恶心、呕吐、口腔黏膜感染、出血等表现，柔红霉素和三尖杉酯碱尚可引起心肌损害，应注意心率、心律变化，为减轻化疗药物的不良反应应注意以下几点：①控制静脉滴速，不可过快，每分钟 20~40 滴为宜；②有胃肠道反应时，饮食宜清淡，必要时给多潘立酮口服；③用长春新碱可出现末梢神经炎，可补充维生素 B12；④白血病细胞破坏很多，应多饮水，使每日尿量在 1500ml 并服碳酸氢钠以碱化尿液，防止尿酸性肾病；⑤用环磷酰胺时，为防止出血性膀胱炎，应补充足够的水分，每日摄入量在 4000ml 以上；⑥鞘内注射药物后应去枕平卧 6 小时，以免头痛。

8.骨髓移植的护理

（1）移植前准备：①心理护理，向患者解释说明目的、操作方法和应配合事项，消除其顾虑及心理排斥情绪。②患者做组织配型、细胞遗传及基因型检查，并做血液学、细菌学、免疫学、肝、肾功能及心电图检查。③用免疫抑制剂及钴全身照射做预处理 2~4 日，以抑制患者的免疫系统和消灭体内白血病细胞，注意全身毒性反应及消毒隔离，防止出血和感染。④严密消毒隔离：a.患者进层流室前做好清洁工作，包括理发（要求剃光头）、洗浴、修剪指甲等；b.进层流室前 3 日开始，口腔用消毒液漱口，服肠道抗生素，饮食用蒸汽消毒后食用，水果清洗后浸泡 1:5000 高锰酸钾溶液 30 分钟，用无菌刀削皮后食用；c.进层流室当日用 1:2000 氯已定溶液进行药浴 20 分钟换消毒衣服；d.患者用物均需消毒后使用（用紫外线照射 30 分钟）。

（2）移植时观察：移植前准备就绪，休息 1 日后，用输液器经静脉快速滴注做骨髓移植，滴注过程中注意有无输血反应和栓塞现象。

（3）移植后的护理：①输髓后患者精神负担较重，必须关心体谅患者痛苦，尽力帮助患者度过移植关；②注意有无皮疹、黄疸、腹泻等抗宿主反应现象，并及时与医生联系做必要处理。

【健康指导】

1.饮食指导　由于病人体内白血病细胞数量多，基础代谢率增加，每天所需的热量也相应增加。因此，应给病人提供高热量、高蛋白、高维生素、易消化吸收的饮食。

2.休息与活动指导　慢性期病情稳定后，病人可工作和学习，适当锻炼，但不可过劳，生活要有规律，保证充足的休息和睡眠。

3.用药指导　慢性期的病人必须主动配合治疗，以延长慢性期，减少急性变的发生。对长期应用 a-干扰素和伊马替尼治疗的病人，应注意药物不良反应。a-干扰的常见不良为畏寒、发热、疲劳、恶心、头痛、肌肉及骨骼疼痛、骨髓抑制以及肝、肾功能异常等，故应定期查肝、肾功能及血象。伊马替尼最常见的非血液学不良反应有恶心、呕吐、腹泻、肌肉痉挛、水肿、皮疹，但一般症状轻微；血象改变较常见，可出现粒细胞缺乏、血小板减少和贫血，故应定期查血象，严重者需减量或暂时停药。

4.自我监测与随访的指导　出现贫血加重、发热、腹部剧烈疼痛，尤其是腹部受撞击可疑脾破裂时，应立即到医院检查。感染与出血的预防见急性白血病。

第六节　特发性血小板减少性紫癜

【概念】

特发性血小板减少性紫癜（ITP）是指无明显外源性病因引起的血小板破坏增加（且大多由免疫反应引起的血小板破坏增加），临床表现为自发性皮肤黏膜出血的一种常见的出血性疾病。

【临床特点】

1.主要表现为出血倾向

（1）急性型：起病急骤，可有发热、畏寒，突然发生广泛、严重的皮肤黏膜出血，皮肤淤点、淤斑、牙龈出血、鼻衄，胃肠道和泌尿道出血较常见，颅内出血可危及生命。

（2）慢性型：起病缓慢，可有持续性出血或反复发作，以皮肤淤点、淤斑为主，可有鼻出血、齿龈出血，女性患者有月经过多，少数患者也可有明显出血倾向乃至发生脑出血。

2.脾脏不增大，反复发作的患者可有轻度脾肿大。

【常规护理】

1.心理疏导，减少顾虑。

2.明显出血时卧床休息，减少活动。

3.活动　适当限制活动，预防各种创伤，严重出血者，应卧床休息，保持心情平静。

4.饮食　依病情选用流食、半流食或普食。注意食物应软食少渣。消化道出血者禁食。

【预防出血措施】

1.尽量避免肌内注射，必须注射时，选用较细针头，注射后按压 10 分钟左右，可局部冷敷。

2.骨髓穿刺后加压包扎。

3.测血压时，袖带不能充气过多。

4.指导患者使用软牙刷和非磨损性牙膏，不要使用牙签，不要在直肠部使用栓剂，避免阴道冲洗或使用卫生巾。不要用力擤鼻涕、咳嗽或打喷嚏。禁用电动剃须刀。

5.嘱患者保持大便通畅，养成定时排便的习惯。

【用药护理】

1.向患者解释说明长期用激素可引起柯兴综合征，易并发感染、高血压、糖尿病等。

2.免疫抑制药可引起骨髓造血功能受抑制，使患者有所了解且与医护密切合作。

3.用药期间定期检查血压、血糖、血常规等。发现患者有可疑药物毒副反应时，应及时向医生报告。

【健康指导】

1.痢疾知识教育　使病人及其家属疾病的成因、主要表现及治疗方法，以积极主动地配合治疗与护理。

2.避免诱发或加重出血　指导病人避免人为损伤而诱发或加重出血，不应服用可能引起血小板减少或抑制其功能的药物，特别是非甾体类消炎药，如阿司匹林等。保持充足的睡眠、情绪稳定和大小便通畅，是避免颅内出血的有效措施，必要时可予以辅助性药物治疗，如镇静剂、安眠药或缓泻剂等。

3.治疗配合指导　服用糖皮质激素者，应告知必须按医嘱、按时、按剂量、按疗程用药，不可自行减量或停药，以免加重病情。为减轻药物的不良反应，应饭后服药，必要时可加用胃黏膜保护剂或制酸剂；注意预防各种感染。定期复查外周血象，以了解血小板数目的变化，指导疗效的判断和治疗方案的调整。

4.自我监测病情　皮肤黏膜出血的情况，如瘀点、瘀斑、牙龈出血、鼻出血等；有无内脏出血的表现，如月经量明显增多、呕血或便血、咯血、血尿、头痛、视力改变等。一旦发现皮肤黏膜出血加重或上述内脏出血的表现时，应及时就医。

（刘海芹　褚菲菲　商振圆　吴敬强）

第四章　循环系统疾病

第一节　高血压

【概念】

高血压是指体循环动脉压增高，可使收缩压或舒张压高压正常或两者均高。临床高血压常见于两类疾病，第一类为原发性高血压又称高血压病；是一种以血压升高为主要表现而病因尚未明确的独立疾病。第二类为继发性高血压又称症状性高血压。根据 1999 年世界卫生组织和国际高血压学会（WHO/ISH）高血压治疗指南，高血压的诊断标准为：收缩压≥140mmHg（18.7kPa）和（或）舒张压≥90mmHg（12kPa）。

【临床特点】

大多数患者起病缓慢，早期多无症状；亦可有头痛、头晕、耳鸣、失眠、乏力等症状；随着病程进展，血压持久升高，可有心、脑、肾等靶器官受损的临床表现。高血压急症是指患者血压在短时间内（数小时至数日）急剧升高，伴有心、脑、肾重要脏器损害或功能障碍的一种临床危重状态。

【常规护理】

1.心理护理　关心患者，了解患者的思想、生活及工作情况，消除患者对疾病的恐惧心理和悲观情绪；协助患者寻找引起高血压的可能因素，以便积极采取防治措施。

2.活动指导　根据血压分期决定患者的活动量。但必须以循序渐进、动静结合为原则。

（1）第Ⅰ期：不限制一般的体力活动，但必须避免重体力活动。

（2）第Ⅱ期：适当休息避免比较强的活动。

（3）第Ⅲ期：卧床休息。

3.饮食　低盐、清淡、低胆固醇和低动物脂肪食物为主。

【头痛、头晕护理】

1.保持环境安静，尽量减少探视。

2.抬高床头，使患者体位舒适。

3.遵医嘱给予适当的降压药和镇静剂。

4.用药期间应指导患者起床不宜过快，动作不宜过猛，防止头晕加重。

5.做各种操作时动作要轻巧，以免加重患者头痛。

6.高血压急症的护理

（1）绝对卧床休息，抬高床头。

（2）避免一切不良刺激，安定患者情绪，协助生活护理。

（3）保持呼吸通畅，氧气吸入。

（4）迅速建立静脉通路，及时准确遵医嘱用药，连接好心电、血压、呼吸监护等。

【健康指导】

1. 疾病知识指导　让病人了解自己的病情，包括高血压、危险因素及同时存在的临床情况，了解控制血压的重要性和终身治疗的必要性。教会病人和家属测量血压方法，每次就诊携带记录，作为医生调整药量或选择用药的依据。指导病人调整心态，学会自我心理调节，避免情绪激动，以免诱发血压增高。家属应对病人充分理解、宽容和安慰。

2. 饮食护理　①限制钠盐摄入，每天应低于 6g。②保证充足的钾、钙摄入，多食绿色蔬菜、水果、豆类食物，油菜、芹菜、蘑菇、木耳、虾皮、紫菜等食物含钙量较高。③减少脂肪摄入，补充适量蛋白质，如蛋类、鱼类等。④增加粗纤维食物摄入，预防便秘，因用力拜倒可使收缩压上升，甚至造成血管破裂。⑤戒烟限酒。⑥控制体重，控制总热量摄入。

3. 指导病人正确服用药物　①强调长期药物治疗的重要性，用降压药使血压降到理想水平后，应继续服用维持量，以保持血压相对稳定，对无症状者更应强调。②告知有关降压药物的名称、剂量、用法、作用及不良反应，并提供局面材料。嘱病人必须遵医嘱按时按量服药，如果根据自觉症状来增减药物、忘记服药或在下次吃药时补服上次忘记的药量，均可导致血压波动。③不能擅自突然停药，经治疗血压得到满意控制后，可以逐渐减少剂量，但如果突然停药，可导致血压突然升高，冠心病病人突然停用 B 受体阻滞剂可诱发心绞痛、心肌梗死等。

4. 合理安排运动量　指导病人根据年龄和血压水平选择适宜的运动方式，对中老年人应包括有氧、伸展及增强肌力 3 类运动，具体项目可选择步行、慢跑、太极拳、气功等。运动强度因人而异，常用的运动强度指标为运动时最大心弦达到 170 减去年龄（如 50 岁的人运动心率为 120 次/分钟），运动频率一般每周 3–5 次，每次持续 30–60min。注意劳逸结合，运动强度、时间和频度以不出现不适反应为度，避免竞技性和力量型运动。

5. 定期复诊　根据病人的总危险分层及血压水平决定复诊时间。危险属低危或中危进，可安排病人每 1–3 个月随诊 1 次；若为高危者，则应至少每 1 个月随诊 1 次。

第二节 心肌病

【概念】

原发性心肌病是一组原因不明的、病变主要发生在心肌的疾病，心肌病可分为四种类型，即扩张型心肌病、肥厚型心肌病、限制型心肌病和未定型心肌病，临床类型最常见的是扩张型心肌病，其次为肥厚型心肌病。

【临床特点】

1.扩张型心肌病 起病缓慢，早期患者可有心脏扩大，但多无明显症状。后期可常见活动后气急、心悸、胸闷、乏力、夜间阵发性呼吸困难、水肿、肝大等充血性心力衰竭的表现，严重者可出现急性肺水肿和端坐呼吸。常合并各种心律失常。

2.肥厚型心肌病 部分患者可完全无自觉症状而在体检中被发现或猝死。非梗阻性肥厚性心肌病患者的临床表现类似扩张型心肌病。梗阻性肥厚型心肌病患者可有劳累性呼吸困难、心悸、乏力、头晕及晕厥甚至猝死。突然站立、运动、应用硝酸酯类药物等均可使外周阻力降低，加重左心室流出道梗阻，结果导致上述症状加重。部分患者因肥厚心肌耗氧增多而致心绞痛，但用硝酸甘油和休息多不能缓解。

【常规护理】

1.保持室内空气新鲜，温湿度适宜，预防感冒和上呼吸道感染。

2.根据病情制定适宜的活动量。症状明显者应卧床休息，避免劳累及突然站起或屏气等；对有晕厥史的心肌病患者应避免独自外出，防止意外的发生。

3.饮食宜高蛋白、高维生素、高纤维素的清淡饮食，以增强机体的抵抗力。

4.严格控制输液量及输液速度。

5.遵医嘱用药，观察疗效及不良反应。扩张型心肌病患者对洋地黄耐受性差，应警惕发生洋地黄中毒。应用β受体阻滞剂和钙通道阻滞剂者，应注意有无心动过缓。

6.疼痛 与肥厚心肌耗氧量增加，冠状动脉供血相对不足有关。应立即卧床休息；稳定患者情绪；给予氧气吸入；遵医嘱使用β受体阻滞剂或钙通道阻滞剂，不宜用硝酸酯类药物。

7.给予舒适的体位，如抬高床头、半坐位。

8.遵医嘱给患者吸氧，保持鼻导管通畅。

9.密切观察心率、心律、脉搏、血压、呼吸和尿量等变化，并注意有无水肿及栓塞症状，若有异常应及时通知医生采取相应措施。

【健康指导】

1. 疾病知识指导 症状轻进可参加轻体力工作，但要避免劳累。心寒保暖，预防感冒和上呼吸道感染。肥厚型心肌病者应避免情绪激动、持重、屏气及激烈运动如球类比赛等，减少晕厥和猝死的危险。有晕厥病史或猝死家族史者应避免独自外出活动，以免发作时无人在场而发生意外。

2. 饮食护理　给予高蛋白、高维生素、富含纤维素的饮食，以促进心肌代谢，增强机体抵抗力。心力衰竭时低盐饮食，限制含钠量高的食物。

用药与随访　坚持服用抗心力衰竭、抗心律失常的药物或 B 受体阻滞剂、钙通道阻滞剂等，以提高存活年限。说明药物的名称、剂量、用法，教会病人及家属观察药物疗效及不良反应。嘱病人定期门诊随访，症状加重时立即就诊，防止病情进展、恶化。

第三节　心包炎

【概念】

心包炎是最常见的心包病变，可有多种致病因素引起，常是全身疾病的一部分，或由邻近组织病变蔓延而来。心包炎可分为急性和慢性两种，前者常伴有心包渗液，后者常引起心包缩窄。

【临床特点】

常见心前区痛和呼吸困难。

1.心前区痛　可表现为胸闷或呈压榨性或尖锐性痛，部位在心前区或胸骨后，在吸气或咳嗽时疼痛加重。

2.呼吸困难　是心包渗液时最突出的症状，在心包压塞时，可有端坐呼吸、身体前倾、呼吸表浅而快，伴有发绀等。

起病缓慢，可见于急性心包炎后数月至数十年，平均为2~4 年；早期为劳累后呼吸困难，晚期在休息时也可出现呼吸困难，甚至端坐呼吸；心尖冲动减弱或消失，心音低远，心率快，可触及奇脉；约有半数患者可在胸骨左缘第3、4肋间听到心包摩擦音。

【常规护理】

（一）机体抵抗力减弱的护理

1.加强饮食营养，如高蛋白、高维生素、高热量的易消化饮食。

2.注意合理而充分的休息。

3.注意防寒保暖，防止感冒和呼吸道感染。

（二）舒适的护理

1.协助呼吸困难的患者取半卧位或前倾位，提供可依靠的床上小桌，氧气吸入，给予必需的生活护理。

2.嘱心前区疼痛的患者勿用力咳嗽或突然改变体位，遵医嘱给予药物止痛。

（三）心包穿刺或切开引流的护理

1.术前沟通良好，如解释手术的意义和必要性，解除思想顾虑，必要时可术前使用少量镇静剂，嘱术中勿剧烈咳嗽或深呼吸。

2.抽液过程中注意随时夹闭胶管，防止空气进入心包腔。

3.记录抽液量、性质，按要求留标本送验。

4.严密观察患者的表情变化，如有异常及时报告医生，协助处理。

5.保持静脉液路通畅，备好抢救器械和药品。

6.心包引流者需做好引流管护理。

【健康指导】

1.由于该病病程较长，有些患者出现对自己的疾病无所谓的态度，要使患者对自己的疾病给予足够的重视，以保证患者能够得到治疗；对于有悲观、绝望情绪的患者，护士要积极与患者沟通了解患者的心态，让患者了解治疗的希望，使患者坚强起来积极配合医生的治疗。

2.嘱患者必须坚持足够疗程的药物治疗（如抗结核治疗）勿擅自停药，防止复发。注意药物不良反应，定期随访。

第四节　心律失常

【概念】

正常心律起源于窦房结，频率每分钟 60~100 次、比较规则窦房结激动以一定顺序传导到心房与心室。心律失常是指心脏冲动的频率、节律、起源部位、传导速度与激动次序的异常。

【临床特点】

心悸、气短、心电图提示心律不齐。

【常规护理】

1.心律失常早期应酌情休息，严重的心律失常应绝对卧床休息。

2.向患者详细讲解监护对心律失常诊断和治疗的指导意义，消除患者的陌生感和恐惧感。

3.建立静脉通路，以方便用药。

4.鼻导管吸氧，2~4L/min。

【专科护理】

1.测量脉搏时对于各种心律失常患者，时间要 1 分钟以上。

2.使用抗心律失常药物过程中，要密切观察用药反应，防止毒副反应的发生。

3.常用抗心律失常药物不良反应的观察。

（1）利多卡因：其不良反应与血浆浓度过高有关，常见的有中枢神经系统不良反应和心血管不良反应。前者如呆滞、嗜睡、恶心、眩晕、视物不清，严重者可有呼吸系统抑制、惊厥；后者有窦性心动过缓、窦性停搏、房室传导阻滞、心肌收缩力下降、低血压等。

（2）普罗帕酮：不良反应较少心脏的不良反应有诱发或加重充血性心力衰竭或传导阻滞；心外不良反应最常见的是恶心、呕吐及眩晕等表现。

（3）胺碘酮：其不良反应有间质性肺泡炎、角膜微粒沉着、甲状腺功能改变、皮肤反应如光敏感，胃肠道反应如恶心、呕吐、排便习惯改变，神经系统反应如头痛、噩梦、共济失调、震颤等，心脏不良反应如心率减慢、各类房室传导阻滞和束支阻滞，甚至可发生尖端扭转型室速。

4.备好各种抢救药品及器械如除颤器、起搏器等。

【健康指导】

1. 疾病知识指导　向病人及家属讲解心律失常的常见病因、诱因及防治知识。说明继续按医嘱服抗心律失常药物的重要性，不可自行减量、停药或擅自改用其他药物。告诉病人药物可能出现的不良反应，嘱有异常时及时就诊。

2. 避免诱因　嘱病人注意劳逸结合、生活规律，保证充足的休息与睡眠；保持乐观、稳定的情绪；戒烟酒，避免摄入刺激性食物如咖啡、浓茶等，避免饱餐。避免劳累、感染，防止诱发心力衰竭。

3. 饮食　嘱病人多食纤维素丰富的食物，保持大便通畅，心动过缓病人避免排便时度屏气，以免兴奋迷走神经而加重心动过缓。

4. 家庭护理　教给病人自测脉搏的方法以利于自我监测病情；对反复发生严重心律失常，危及生命者，教会家属心肺复苏术以备应急。

第五节　心功能不全

【概念】

心功能不全系指由于各种原因引起心肌收缩力减退，使心脏排血量不能满足机体的需要（绝对的或相对的）而产生静脉系统的瘀血和动脉系统供血不足的一种综合征。按起病的急缓分为急性和慢性心功能不全，以慢性居多；按期发生的部位可分为左心、右心和全心衰竭

【临床特点】

1.左心衰竭　主要表现为肺循环瘀血和心排血量降低的综合征。常见的症状为疲劳、呼吸困难、夜间阵发性呼吸困难、端坐呼吸，可有急性肺水肿症状如喘息性呼吸、患者感到发冷、皮肤苍白、焦虑、大汗淋漓等。

2.右心衰竭　主要表现为体循环过度充盈，压力增高，各脏器瘀血、水肿及由此产生的体循环瘀血为主的综合征。可有疲劳、右上腹疼痛（肝脏瘀血所致）、畏食、腹胀，肾脏瘀血可引起尿量减少，夜尿增多等。

【减轻心脏负荷】

1.休息　限制体力活动，保证充足的睡眠。根据心功能情况决定休息原则。轻度心力衰竭者（心功能Ⅱ级）可适当活动，增加休息；中度心力衰竭者（心功能Ⅲ级）应限制活动，增加卧床休息；重度心力衰竭者（心功能Ⅳ级）应绝对休息，待病情好转后，活动量可逐渐增加以不出现心力衰竭症状为限，对需要长期卧床的患者定时帮助其进行被动的下肢运动。

2.饮食　低钠、低盐、低热量易消化饮食为宜，应少量多餐，避免过饱。控制钠盐的摄入，一般限制在每日 5g 以下，切忌盐腌制品。中度心力衰竭的患者，每日盐的摄入量应为 3g；重度者控制在 1g 以内。

3.保持大便通畅　注意患者大便情况，有便秘者饮食中需增加粗纤维食物，必要时给缓泻剂或开塞露。

【缓解呼吸困难】

1.注意室内空气的流通，患者的衣服应宽松，以减少或者的憋闷感。

2.给予舒适的体位，采取半卧或坐位。

3.一般为低流量吸氧，流量为 2L/min，肺源性心脏病为 1~2L/min。

【控制体液量】

1.精确记录液体出入量，维持液体平衡。

2.每日测量体重，宜安排在早餐前，使用同一体重计。

3.严格控制钠和水的摄入。

【药物的护理】

1.强心药物的用药观察与护理　洋地黄用量的个体差异性很大，在低钾、低镁或肾功能减退等情况下，患者对洋地黄敏感性增加，应严密观察患者用药后的反应。注意不能与奎尼丁、普罗帕酮、维拉帕米、钙剂、胺碘酮等药物合用。严格按时按医嘱给药，教会患者自测脉搏，当脉搏<60 次/min 或节律不规则应暂停服药并报告医生。静脉注射毛花苷 C 火毒毛花苷 K 应稀释后缓慢给药。①洋地黄毒性反应：胃肠道反应如食欲不振、恶心、呕吐；神经系统表现如头痛、乏力、头晕、黄视、绿视；心脏毒性反应如频繁室性期前收缩呈二联律或三联律、心动过缓、房室传导阻滞等各种类型的心律失常；②一旦发生中毒，应立即协助医生处理：停用洋地黄、补充钾盐、纠正心律失常，快速性心律失常首选苯妥英钠或利多卡因，心率缓慢者可用阿托品静脉注射或临时起搏。

2.利尿剂的用药观察和护理　噻嗪类利尿剂最主要的不良反应是低钾血症，严重时伴碱中毒。故应监测血钾可食用补充含钾丰富的食物如香蕉、柑橘、蘑菇、红枣、深色蔬菜，必要时补充钾盐。口服钾盐宜在饭后服用减轻胃肠道反应，静脉补钾的浓度应小于0.3%，氨苯蝶啶是保钾利尿剂，长期用药可产生高钾血症，一般与噻嗪类利尿剂合用。另外，利尿剂的应用时间选择早晨或日间为宜，避免夜间排尿过频而影响患者的休息。

3.血管扩张剂的用药观察和护理 硝酸酯类血管扩张剂可致头痛、面红、心动过速、血压下降等不良反应，尤其是硝酸甘油静脉点滴时应严格掌握速度，监测血压；血管紧张素转换酶抑制剂的不良反应有体位性低血压、皮炎、蛋白尿、咳嗽、间质性肺炎、高钾血症等。

【健康指导】

1.环境 安静、舒适、整齐、空气新鲜、室内暖和，预防呼吸道感染。

2.饮食 清淡易消化，含适量纤维素饮食；限制钠盐，每餐不宜过饱；适当限制水分，一般患者每日1.5~2L；戒烟酒等刺激物。

3.日常活动 根据心功能情况适度安排活动，尽量做轻工作，如看书、打字、扫地等，以不出现心悸、气短为原则。夜间睡眠须充足，白天保证午睡，避免去过度兴奋剂紧张应激的场合。

4.心理卫生 向患者说明情绪与健康的关系，保持情绪稳定极为重要，应避免焦虑、抑郁、紧张及过度兴奋，以免诱发心力衰竭。

5.医疗护理措施的配合 指导患者和家属识别常用的药物及使用剂量和方法。让患者了解常用药物的作用和不良反应，特别是毒性反应情况，有异常情况速莱医院诊治，不得自行调整药物剂量。

第六节 心绞痛

【概念】

心绞痛是一种由于冠状动脉供血不足，导致心肌急剧的。暂时的缺血与缺氧所引起的，以发作性胸痛或胸部不适为主要表现的临床综合征。心绞痛的临床分型一般为：劳累性心绞痛、自发性心绞痛、混合性心绞痛三大类。

【临床特点】

以发生性胸痛为主要临床表现。

1.部位 位于胸骨体上端或中段之后，可波及心前区，有手掌大小范围，界限不很清楚。常放射至左肩、左臂内侧无名指和小指，或至咽、颈、背、上腹部等。

2.性质 为压迫性不适或紧缩、发闷、堵塞、烧灼感，无锐痛或刺痛，偶伴濒死感。

3.诱因 常因体力劳动或情绪激动所诱发，也有在饱餐、寒冷、阴雨天气、吸烟时发病。

4.持续时间 疼痛多于停止原来的活动后，或舌下含服硝酸甘油后 1~5 分钟内缓解。可数日、数周发作 1 次，亦可 1 日内多次发作。

【常规护理】

1.心理护理 指导患者保持情绪稳定，避免精神紧张，过分悲伤或高兴。

2.饮食 应给低热量、低胆固醇饮食，进食不宜过饱。

3.戒烟酒。

4.活动 运动量以不引起心绞痛为准，必要时可事先含服异山梨酯类药物。

【疼痛的护理】

1.心绞痛发作时，立即协助患者卧床休息。

2.持续低流量吸氧，2~4L/min。

3.指导患者舌下含服硝酸甘油，观察用药效果。

4.心绞痛发作频繁和病情严重时，遵医嘱肌注哌替啶 50~100mg 或静脉点滴硝酸甘油。

5.硝酸酯制剂作用快、疗效高。这类药物可扩张冠状动脉，减轻心脏前后负荷，从而缓解心绞痛，如硝酸甘油。硝酸甘油的不良反应：①由于药物导致头面部血管扩张所致的颜面潮红、头胀痛；②低血压，在静脉滴注硝酸甘油时要注意滴速的调节。

6.β 受体阻滞剂抗心绞痛作用主要是通过降低心率计减弱心肌收缩强度，减少心肌耗氧量。如阿替洛尔（氨酰心安）能引起低血压，宜从小剂量开始。

7.钙通道阻滞剂能抑制钙离子流入动脉平滑肌细胞，从而扩张冠状动脉，解除冠状动脉痉挛；抑制心肌收缩，减少心肌氧耗；扩张周围血管，减轻心脏负担；降低血液黏度，抗血小板凝聚，改善心肌微循环，控制自发性心绞痛有效，对变异性心绞痛疗效更好。如地尔硫卓（合心爽）、维拉帕米等。

【健康指导】

1.环境舒适、温度适宜 保持舒适、安静的休息环境，避免寒冷刺激，注意保暖，保证足够睡眠。

2.合理选择食谱 应少量多餐，避免暴饮暴食，限制高脂食物，肥胖患者应控制热量，多食粗纤维食物以保持大便通畅，禁食辛辣刺激性食物。

3.合理安排日常活动 避免过度劳累。节制生活中不适当活动，如登楼、快步或逆风行走；各种活动以无疲劳感、胸部不适及气急为限度，但也不要过分限制活动使体重增加，加重心脏负荷。

4.心理卫生 说明情绪对疾病的影响，当情感压抑时应自我疏泄或向亲人倾诉；逐渐改变个性，克服不良情绪，使心情完全放松。

5.医疗护理措施的配合 坚持服用预防心绞痛的药物，随身携带保存在深色密封玻璃瓶内的硝酸甘油类药物，并注意过期更换，以备急用，定期门诊随访。

第七节 心脏瓣膜病

【概念】

心脏瓣膜（包括瓣叶、腱索及乳头肌）由于炎症引起的结构毁损、纤维化、粘连、缩短、缺血性坏死、钙质沉着、黏液瘤样变性和先天发育畸形，使单个或多个瓣膜发生急性或慢性狭窄和（或）关闭不全等功能障碍者，称为心脏瓣膜病。最常受累的为二尖瓣，其次为主动脉瓣。

【临床特点】

1.二尖瓣狭窄 代偿期无症状或仅有轻微症状。失代偿期可有不同程度的呼吸困难；咳嗽常见，常呈血性或血丝痰，偶见大咯血。右心受累期可表现为食欲下降、恶心、腹胀、少尿、水肿等。

2.二尖瓣关闭不全 轻度二尖瓣关闭不全可终身无症状，严重返流时有心排血量减少，首先出现的突出症状是疲乏无力，肺瘀血的症状如呼吸困难出现较晚。

3.主动脉瓣狭窄 症状出现晚，呼吸困难、心绞痛和晕厥是主动脉瓣狭窄典型的三联征。根据主动脉瓣区收缩期杂音及收缩期震颤可做出主动脉瓣狭窄的诊断，超声心动图可证实。风湿性者常并发关闭不全及二尖瓣病变。先天性者病程较长，除显著钙化外，多有收缩期喷射性咯喇音。老年性者杂音常高调带乐性且在心尖部最响亮，侧位心脏 X 线片可见显著瓣膜钙化。

4.主动脉瓣关闭不全 早期可无症状，或仅有心悸、心前区不适、头部动脉搏动感等。病变严重时可出现劳累后呼吸困难等左心衰竭的表现。常有体位性头晕，心绞痛较主动脉瓣狭窄时少见，晕厥罕见。

【常规护理】

1.休息与活动 有心力衰竭、发热者应卧床休息，症状缓解后逐步增加活动，按心功能状态决定活动量，避免过度劳累。

2.饮食护理 给予高热量、高蛋白、高纤维易消化饮食，有心力衰竭者应低盐饮食、少食多餐。

3.心理护理 应关心体贴患者，给予精神支持，帮助患者和家属了解疾病的特点，树立与疾病斗争的信念，并加强家庭支持。

4.观察病情的变化 注意监测生命体征，观察有无呼吸困难、乏力、食欲下降、尿少等症状，有无发热、肺部湿啰音、肝大、下肢水肿等体征，及时发现并发症。

5.口腔及皮肤护理 做好口腔护理，出汗的患者勤换衣裤、被褥，防止受凉。

【健康指导】

1. 疾病知识指导　告诉病人及家属本病的病因和病程进展特点，鼓励病人树立信心，做好长期与疾病做斗争以控制病情进展的思想准备。告诉病人坚持按医嘱用药的重要性，并定期门诊复本。有手术适应证者劝病人尽早择期手术，提高生活质量，以免失去最佳时机。

2. 预防感染　尽可能改善居住环境中潮湿、阴暗等不良条件，保持室内空气流通、温暖、干燥，阳光充足。日常生活中适当锻炼，加强营养，提高机体抵抗力。注意防寒保暖，避免感冒，避免与上呼吸道感染、咽炎病人接触，一旦发生感染应立即用药治疗。在拔牙、内镜检查、导尿术、分娩、人工流产等手术操作前应告诉医生自己有风心病史，以便子房生使用抗生素，劝告反复发生扁桃体炎风湿活动控制后 2~4 个月手术摘除扁桃体。

避免诱因　避免重体力劳动、剧烈运动或情绪激动。女病人注意不要因素务劳动过重而加重病情。育龄妇女要根据心功能情况在医师指导下选择好妊娠与分娩时期，病情较重不能妊娠五分娩者，做好病人及其配偶的思想工作。

第八节　心肌梗死

【概念】

心肌梗死是指在冠状动脉病变的基础上，发生冠状动脉供血急剧减少或中断，使相应心肌持久而严重的缺血所致。

【临床特点】

本病在春、冬季发病较多，与气候寒冷、气温变化大有关，常在安静或睡眠时发病，以清晨 6 时至午间 12 时发病最多。大约 1/2 的患者能查明诱发因素，如剧烈运动、过重的体力劳动、创伤、情绪激动、精神紧张或饱餐、急性失血、出血性或感染性休克，主动脉瓣狭窄、发热、心动过速等引起的心肌耗氧增加都可能是心肌梗死的诱因。在变异型心绞痛患者中，反复发作的冠状动脉痉挛也可发展为急性心肌梗死。临床表现持久的胸骨后剧烈疼痛、发热、白细胞计数和血清心肌酶增高以及心电图进行性改变；可发生心律失常、休克或心力衰竭，属冠心病的严重类型。

【常规护理】

1.休息　保持病室安静，使患者安静、舒适的休息。

2.给氧　持续吸氧 3~7 日。

3.饮食　低盐、低脂肪、易消化饮食，少量多餐，忌烟酒。

4.建立静脉通路。

【专科护理】

1.疼痛的护理　积极采取止痛措施，遵医嘱给哌替啶 50~100mg 肌内注射。若患者心情紧张、恐惧等，应给予及时安慰做好心理疏导。

2.活动指导 可根据病情分为 3 个阶段。第一阶段绝对卧床休息，由护理人员协助洗漱、饮食、大小便，并对其进行被动肢体活动；第二阶段为床上活动阶段，抬高床头，使患者容易起身，在床上进行四肢活动或轻微动作；第三阶段为离床活动，可由床边站立至室内缓步走动，教患者使用病房中的辅助设备，如床栏杆、椅背、走廊的扶手等等。活动量渐增，要询问患者有无心慌、胸闷等不适，若有异常立即停止活动。

3.防止便秘 嘱患者不要用力排便，严禁在急性期内下床排便。若 2~3 日无排便，可给缓泻剂或开塞露通便，必要时可行温盐水低压灌肠。

病情观察经常巡视病房，密切观察患者面色、心率、呼吸及血压的变化，观察有无心律失常及心源性休克的发生。持续心电、血压监测，如有异常应及时报告医生并做好记录。

【健康指导】除参见"心绞痛"病人的健康指导外，还应注意：

1. 饮食调节 急性心肌梗死恢复后的所有病人均应采用饮食调节，可减少再发，即低饱和脂肪和低胆固醇饮食，要求饱和脂肪占总热量的 7% 以下，胆固醇<200mg/d。

2. 戒烟 戒烟是心肌梗死后的二级预防的重要措施，研究表明急性心肌梗死后继续吸烟再梗死和死亡危险增高 22%-47%，每次随诊都必须了解并登记吸烟情况，积极劝导病人戒烟，并实施戒烟计划。

3. 心理指导 心肌梗死后病人焦虑情绪多来自于对今后工作能力和生活质量的担心，应予以充分理解并指导病人保持乐观、平和的心情，正确对待自己的病情。告诉家属对病人要积极配合和支持，并创造一个良好的身心修养环境，生活中避免对其施加压力，当病人出现紧张、焦虑或烦躁等不良情绪时，应予以并设法进行疏导，必要时争取病人工作单位领导和同事的支持。

4. 康复指导 建议病人出院后进行康复训练，适当运动可以提高病人的心理健康水平和生活质量、延长存活时间。进行康复训练时必须考虑病人的心理、社会、经济因素，体力活动量则必须考虑病人的年龄、心肌梗死前活动水平及体力状态等。运动中以达到病人最大心率的 60%-65% 的低强度长期锻炼是安全有效的。运动方式包括步行（在运动开始阶段安全可行）、慢跑、太极拳、骑自行车、流浪、健美操等，每周运动 3-4 天，开始时每次 10-15min，逐步延长到每天 30min 以上，避免剧烈活动、竞技性活动、活动时间过长。在正式的有氧运动前后应分别进行 5-10min 的热身运动和整理运动。个人卫生活动、家务劳动、娱乐活动等也对病人有益。无并发症的病人，心肌梗死后 6-8 财可恢复性生活，性生活应适度，若性生活后出现心率、呼吸持续 20-30min，感到胸痛、心悸持续 15min 或疲惫等情况，应节制性生活。经 2-4 个月的体力活动锻炼后，酌情恢复部分或轻工作。以后部分病人可恢复全天工作，但对重体力劳动、驾驶员、高空作业及其他精神紧张或工作量过大的工种应予以更换。

5. 用药指导　指导病人按医嘱服药，告知药物的作用和不良反应，并教会病人定时测脉搏，定期门诊随诊。若胸痛发作频繁、程度较重、时间较长，服用硝酸酯制剂疗效较差时，提示急性心血管事件，应及时就医。

照顾者指导　心肌梗死是心脏性猝死的高危因素，应教会家属心肺复苏的基本技术以备急用。

（刘海芹 姜冰青 单茂斌 付娟）

第五章　神经系统疾病

第一节　颅内感染

【概念】

颅内感染指由某种微生物（病毒、细菌，立克次体，螺旋体，寄生虫等）引起的脑部炎症的疾病。脑部炎症性疾病可分为两大类。

1.凡感染或炎性反应仅累及软脑膜者称为软脑膜炎或脑膜炎。

2.病原体的侵犯脑实质引起的炎性反应者称脑炎，无论是脑炎或脑膜炎，在疾病过程中脑膜和脑实质往往不同程度地都受到侵犯，因此常有脑膜脑炎之称。

【临床特点】

本病通常为暴发性或急性起病，少数为隐袭性发病。初期常有全身感染症状，如畏冷、发热、全身不适等。并且有咳嗽、流涕、咽痛等上呼吸道症状。头痛比较突出，伴呕吐、颈项强直、全身肌肉酸痛等，精神症状也较常见，常表现为烦躁不安、谵妄、意识蒙眬、昏睡甚至昏迷。有时可出现全身性或局限性抽搐，在儿童尤为常见。检查均可发现明显的脑膜刺激征，包括颈项强直、克尼征即布鲁金斯基征阳性。视乳突可正常或充血、水肿。由于脑实质受累的部位与程度不同，可出现失语、偏瘫、单瘫，及一侧或双侧病理征阳性等神经系统的局灶性体征。由于基底部的炎症常累及颅神经，故可引起睑下垂、瞳孔散大固定、眼外肌麻痹、斜视、复视、周围性面瘫、耳聋及吞咽困难等。颅内压增高也较常见，有时可致脑疝形成。

【常规护理】

1.心理护理　关心患者，了解患者的思想及生活情况，消除患者对疾病的恐惧心理和悲观情绪，耐心解释用药目的，使患者能够积极配合治疗。

2.活动指导

（1）根据患者情况决定活动量，烦躁不安的患者要加强防护措施，防止意外发生。

（2）保持肢体功能位，进行肢体康复训练，降低致残率。

3.饮食　给予高热量、高维生素、高蛋白的饮食，必要时给予营养支持疗法。保证足够热量摄入，按患者热量需要制定饮食计划，给予高热量、清淡、易消化的流质或半流质饮食。少量多餐，预防呕吐发生。注意食物的调配，增加或者食欲。频繁呕吐不能进食者，应注意观察呕吐情况并静脉输液，维持水电解质平衡。监测患者每日热卡摄入量，及时给予 4.环境 病室光线柔和，减少噪音，避免强光刺激，病室通风，保持室内空气新鲜。

【高热护理】

1.头置冰袋，物理降温。

2.体温超过 39℃给予乙醇擦浴。

33.保持病室安静、空气新鲜。绝对卧床休息。每 4 小时测体温 1 次。并观察热型及伴随症状。鼓励患者多饮水。必要时静脉补液。出汗后及时更衣，注意保暖。体温超过 38.5℃时，及时给予物理降温或药物降温，以减少大脑对氧的消耗，防止高热惊厥，并记录降温效果。

【抽搐的护理】

1.加床档，防止坠床。对烦躁不安的患者，要加强防护措施，以免发生意外，必要时给镇静剂。

2.及时吸出呼吸道分泌物，保持呼吸道通畅，防止阻塞。

3.平卧位，头侧向一方，以利口腔分泌物和呕吐物排出，防止吸入性肺炎。

4.保护患者，四肢大关节处用约束带，防止骨折。

【日常生活护理】

协助患者洗漱、进食、大小便及个人卫生等生活护理。做好口腔护理，呕吐后帮助患者漱口，保持口腔清洁，及时清除呕吐物，减少不良刺激。做好皮肤护理，及时清除大小便，保持臀部干燥，必要时使用气垫等抗压力器材，预防压疮的发生。注意患者安全，躁动不安或惊厥时防止坠床及舌咬伤。

【健康指导】

1.饮食指导 给予高热量、高维生素、高蛋白的饮食。

2.日常活动

（1）根据患者情况决定活动量，烦躁不安的患者要加强防护措施，防止意外发生。

（2）保持肢体功能位，进行肢体康复训练，降低致残率。

3.医疗护理措施配合

（1）严格遵医嘱给抗生素，保证血药浓度。

（2）指导患者及家属了解应用抗生素治疗的原则，了解药物疗效和不良反应，及需要维持药物达到治疗水平、持续治疗的时间。

第二节 短暂性脑缺血发作

【概念】

短暂性脑缺血发作，简称 TIA，是指历时短暂并经常反复发作的脑局部供血障碍，导致供血区局限性神经功能缺失症状，其发病与动脉粥样硬化、动脉狭窄、心脏病、血液成分改变及血流动力学变化等有关。

【临床特点】

临床表现为突然的、反复发作的、局限性神经功能或视网膜功能障碍，一般持续数分钟至数十分钟，并在 24 小时内消失，无后遗症。常见症状为单瘫、偏轻瘫、身体感觉障碍、失语、一过性黑蒙、呃逆、呕吐、眩晕、跌倒发作并发意识障碍、尿便失禁、吞咽困难等。

【常规护理】

1.了解发病原因，高血压者控制血压，避免情绪激动。

2.症状发作时及时蹲下，防止跌倒。平时以卧床休息为主。

3.养成良好的饮食习惯，多吃低脂、易消化、富含维生素的食物。

4.戒烟、戒酒。

5.向患者介绍疾病知识，出现症状及时就诊。

【健康指导】

1.疾病知识指导　本病为脑卒中的一种先兆表现和警示，如未经正确治疗而任其自然发展，约 1/3 的病人在数年内会发展成为完全性卒中。护士应评估病人及家属对脑血管疾病的认识程度；帮助病人及家属了解脑血管病的基本病因、危害、主要危险因素、早期症状、就诊时机以及治疗与预后的关系；指导掌握本病的防治措施和自我护理方法；帮助寻找和去除自身的危险因素，主动采取预防措施，改变不健康的生活方式。定期体检，了解自己的心脏功能、血糖、血指水平和血压高低。尤其有高血压病史者应经常测量血压，了解治疗效果；糖尿病病人监测血糖变化；出现肢体麻木无力、头晕、头痛、复视或突然跌倒时应引起高度重视，及时就医。积极治疗相关疾病，如高血压、动脉硬化、心脏病、糖尿病、高脂血症和肥胖症等，遵医嘱服药及调整药物剂量，切勿自行停药、减量或换药。

2.饮食指导　指导病人了解肥胖、吸烟、酗酒及饮食因素与脑血管病的关系。一般认为高钠低钙、高肉炎、高动物油的饮食摄入是促进高血压、动脉硬化的因素，故应指导病人改变不命题的饮食和饮食结构。选择低盐、低脂、充足蛋白质和丰富维生素的饮食，如多食谷类和鱼类、新鲜蔬菜、水果、豆类、坚果；少吃糖类和甜食；限制钠盐（<6g/d）和动物油的摄入；忌辛辣、油炸食物和暴饮暴食；注意粗细搭配、荤素搭配；戒烟、限酒；控制食物热量，保持理想体重。

3.保持心态平衡　长期精神紧张不利于控制血压和改善脑部的血液供应，甚至还可以诱发某些心脑血管病。应鼓励病人积极调整心态、稳定情绪，培养自己的兴趣爱好，增加社交机会，多参加有益身心的社交活动。

第三节　脑出血

【概念】

脑出血是指非创伤性脑实质的出血。占全部脑卒中的 20%~30%，死亡率高，系指脑内动脉、静脉或毛细血管病变引起的出血。常见的原因有高血压合并动脉硬化、先天性脑血管畸形、动脉瘤、血液病等。

【临床特点】

起病急骤，病情发展迅速，大多数在兴奋中或劳动中发病，数分钟或数小时达高峰，表现为头痛、恶心、呕吐、偏瘫、失语、意识障碍、大小便失禁、血压多增高，根据出血部位不同，临床表现各异。

【常规护理】

1.活动　为避免出血，加重出血或再出血，忌行走或头部剧烈运动，应卧床 2~4周。有躁动现象，给予加床档，必要时使用约束带或给予镇静药，使其安静。

2.基础护理　保持床铺平整、干燥、清洁，去除对皮肤刺激的有害因素。每 2 小时翻身 1 次，并将发红部位的皮肤给予按摩，在骨隆凸处放棉垫或铺气垫床，避免使用易损伤皮肤的便器，防止压疮发生。意识障碍者做好口腔护理，有义齿应取下，防止窒息。

3.饮食　给予低盐、低脂的食物。急性脑出血重症患者发病 48 小时内一般禁食，以静脉输液来维持营养、补充足量的热能。每日液体量为 1500~2000ml，48 小时后不能进食者给予鼻饲，以混合奶或匀浆为主。鼻饲过程中注意温度和量。有消化道出血者应禁食，待无咖啡色物质排出后再进食。

4.心理护理　对意识清楚的、意识好转的患者讲解疾病的转归、治疗，消除其紧张心理，使情绪稳定利于患者康复。

【特殊护理】

1.颅高压护理

（1）体位：颅内压增高者，床头抬高 15°~30°，伴昏迷者采取平卧位，头偏向一侧，或侧卧位，以利口腔分泌物引流。

（2）降温：每 4 小时测量体温 1 次，若体温高，给予头置冰袋、冰帽、冰毯等物理降温措施。体温在 38.5℃以下尽量采用物理降温。

（3）保护脑细胞：及时、准确、清楚地给予脱水剂，降低颅内压，常用 20%甘露醇，同时观察药液有无渗出到皮下，避免发生组织坏死。为减少脑细胞损坏，及时吸氧，氧流量 2~3L/min。

2.大、小便护理

（1）对有尿潴留者，禁止膀胱区加压按压，防止血压升高，应给予留置尿管，做好尿道口护理，预防泌尿系感染。

（2）尿失禁者，注意更换尿布、床单，防止尿液对皮肤刺激，发生压疮。

（3）由于疾病影响、卧床时间过久、活动减少、饮食摄入减少、肠蠕动减慢，易发生粪便潴留。3日以上未大便应保留灌肠。

3.瘫痪的护理　注重肢体摆放及功能锻炼。

（1）急性期：应将肢体摆放于正常功能位，避免因关节位置的错误而影响肢体的活动甚至出现并发症（如肩手综合征）。

（2）恢复期或稳定期：积极进行肢体及全身的功能锻炼，促进肢体的功能恢复和预防关节变形计肌肉挛缩。

【健康指导】

1.心理指导：告知病人和家属上消化道出血的原因。上消化道出血是急性脑血管病的常见并发症，主要是因为病变导致下丘脑功能紊乱，继而引起胃肠黏膜血流量减少，胃、十二指肠黏膜出血性糜烂，点状出血和急性溃疡所致。应安慰病人，消除其紧张情绪；创造安静舒适的环境，保证病人休息。

2.饮食指导：遵医嘱禁食，或给予清淡、易消化、无刺激性、营养丰富的流质饮食，注意少量多餐和温度适宜，防止损伤胃黏膜。

3.用药指导：遵医嘱给予保护胃黏膜和止血的药物，如雷尼替丁、吉胃乐凝胶、巴曲酶、奥美拉唑等，并密切观察用药后反应。

4.避免诱因　脑出血的常见病因为高血压并发动脉硬化和颅内动脉瘤，而脑出血的发病大多因用力和情绪改变等外加因素使血压骤然升高所致，应指导病人尽量避免使血压骤然升高的各种因素。如保持情绪稳定和心态平衡，避免过分喜悦、愤怒、焦虑、恐惧、悲伤等不良心理和惊吓等刺激；建立健康的生活方式，保证充足睡眠，适当运动，避免体力或脑力的过度劳累和突然用力过猛；养成定时排便的习惯，保持大便通畅，避免用力排便；戒烟酒。

第四节　蛛网膜下腔出血

【概念】

颅内血管破裂后，血液流入蛛网膜下腔统称为蛛网膜下腔出血。分自发性、损伤性。自发性又分原发性、继发性。原发性蛛网膜下腔出血指由于脑底部或脑表面血管破裂，血液流入蛛网膜下腔。继发性蛛网膜下腔出血因脑实质出血，血液穿破脑组织或软脑膜进入蛛网膜下腔。

【临床特点】

见于青壮年，以颅内动脉瘤最多见，其次为脑血管畸形，高血压。起病急骤，大多数患者首发症状为头痛，表现为剧烈头痛，伴呕吐，脑膜刺激征阳性，腰穿呈血性脑脊液，压力高。半数人有意识障碍，无肢体活动障碍。一般预后较好，少数人可发生昏迷而死亡。

【常规护理】

1.常规护理 同脑出血护理。

2.头痛的护理 剧烈头痛不能忍受者应使用止痛剂，并给予镇静剂使患者安静休息，绝对卧床4~6周，利于病情好转。操作尽量集中进行。

3.血压增高的护理 避免一切能引起血压增高的因素，如有便秘，及早给予缓泻剂。保持情绪平稳，按时服用降压药物。早期使用钙离子拮抗剂（尼莫地平）使用中注意观察药物的滴速，宜缓慢。

4.心理护理 讲解病情，使患者了解疾病的发展与转归。做好患者腰穿前的心理护理和腰穿后的护理。使患者积极配合治疗与护理。

5.急危重症的观察和护理

（1）脑血管痉挛的观察

①密切观察病情变化，是否出现意识障碍、局灶性神经系统体征、精神障碍等。

②观察患者瞳孔、血压、头痛情况，15~30分钟观察1次。

（2）脑血管痉挛的处理

①及早使用钙离子拮抗剂，尼莫地平10~20mg，连用3周以上。

②卧床休息，头高脚低位，减少搬动患者。

③注意血压的变化，如有升高，使用有效降压药。

④给予吸氧，保护脑细胞。

⑤保护性护理，精神烦躁者加床档。

【健康指导】

1.心理指导：指导病人了解疾病的过程与预后、DSA检查的目的与安全性等相关知识。头痛是因为出血、脑水肿致颅内压增高，血液刺激脑膜或脑血管痉挛所致，随着出血停止、血肿吸收，头痛会逐渐缓解；DSA检查的主要目的是为了明确病因，为能彻底解除再出血的潜在隐患作准备，是一项比较安全的检查措施，目前临床应用广泛，指导病人消除紧张、恐惧、焦虑心理，增强战胜疾病的信心，配合治疗和检查。

2.用药指导：遵医嘱使用甘露醇等脱水剂治疗时应快速静滴，必要时记录24h尿量；使用尼莫地平等缓解脑血管痉挛的药物时可能出现皮肤发红、多汗、心动过缓或过速、胃肠不适等反应，应适当控制输液速度，密切观察有无不良反应发生。

3.活动与休息：蛛网膜下腔出血的病人应绝对卧床休息4~6周，告诉病人及家属绝对卧床休息的重要性，为病人提供安静、安全、舒适的休养环境，控制探视，避免不良的声、光刺激，治疗护理活动也应集中进行，避免频繁接触和打扰病人休息。如经治疗护理 1 个月左右，病人症状好转、经头部 CT 检查证实血液基本吸收或经 DSA 检查没有发现颅内血管病变者，可遵医嘱逐渐抬高床头、床上坐位、下床站立和适当活动。

4.检查指导　SAH 病人一般在首次出血 3 周后进行 DSA 检查，应告知脑血管造影的相关知识，指导病人积极配合，以明确病因，尽早手术，解除隐患或危险。

第五节　脑梗死

【概念】

脑梗死（cercbral infarction）是指脑动脉的主干局限于皮层支动脉硬化及各类动脉炎等血管病变，导致血管的管腔狭窄或闭塞，发生血栓，造成脑局部供血中断，发生脑组织缺血缺氧、软化坏死，出现相应的神经系统症状的体征

【临床特点】

急性起病，不同部位脑梗死的临床表现，常见的与如下几种：

1.颈内动脉闭塞　临床主要表现为病灶侧单眼失明，对侧肢体运动或感觉障碍及对侧同向偏盲，主侧半球受累可有运动性失语。

2.大脑中动脉闭塞　①主干闭塞：对侧偏瘫、偏身感觉障碍和偏盲，主侧半球主干闭塞可有失语、失写、失读；②大脑中动脉深支或豆纹动脉闭塞；可引起对侧偏瘫，一般无感觉障碍或同向偏盲；③大脑中动脉各皮质支闭塞：可分别引起运动性失语、感觉性失语、失读、失写、失明，偏瘫以面部及上肢为重。

3.大脑前动脉闭塞　①皮质支闭塞：对侧下肢的感觉既运动障碍，伴有尿潴留；②深支闭塞：可致对侧中枢性面瘫、舌肌瘫及上肢瘫痪，亦可发生情感淡漠、欣快等精神障碍及强握反射。

4.大脑后动脉闭塞　①皮层支闭塞：主要为视觉通路缺血引起的视觉障碍，对侧同向偏听、偏盲或上象限盲；②深穿支闭塞：出现典型的丘脑综合征，对侧半身感觉减退伴丘脑性疼痛、对侧肢体舞蹈样徐动症等。

5.基底动脉闭塞　常见症状为眩晕、眼球震颤、复视、交叉性瘫痪或交叉性感觉障碍，肢体共济失调，若主干闭塞则出现四肢瘫痪、眼肌麻痹、瞳孔缩小，常伴有面神经、外展神经、三叉神经、迷走神经及舌下神经的麻痹及小脑症状等，严重者可迅速昏迷，发热达 41~42℃，以致死亡。

6.椎-基底动脉系统血栓形成　小脑后下动脉血栓形成是最常见的，表现为眩晕、恶心、呕吐、眼震、同侧面部感觉缺失、同侧霍纳（Horner）综合征、吞咽困难、声音嘶哑、同侧肢体共济失调、对侧面部以下痛、温觉缺失。

7.小脑后下动脉的变异　小脑后动脉闭塞所引起的临床症状较为复杂和多变，但必须具备两条基本症状即一侧后组颅神经麻痹，对侧痛、温觉消失或减退，才可诊断。

【常规护理】

1.心理护理　多与患者进行有效沟通，使其了解该病的发生、发展和预后的客观规律，主要配合治疗，树立战胜疾病的信心。

2.卧位　平卧位，以增加脑部的血液供应。

3.定时翻身，防止压疮的发生。

4.饮食　低脂、低盐、高蛋白、高维生素饮食。

【瘫痪肢体的护理】

1.避免受压，勿对患肢进行冷敷和热敷，以防冻伤和烫伤。

2.按摩患肢，促进血液循环，以防静脉血栓的发生。

3.根据病情发展的不同阶段施以相应的康复锻炼，减少后遗症。

【病情观察】

1.观察血压的变化　血压过高或过低都要通知医生，给予相应的处理。

2.观察病情的变化　语言、大脑高级神经中枢活动、肢体功能等有无变化。

【健康指导】

1.疾病知识和康复指导　应指导病人和家属了解本病的基本病因、主要危险因素和危害，告知本病的早期症状和就诊时机，掌握本病的康复治疗知识与自我护理方法，帮助分析和消除不利于疾病康复的因素，落实康复计划。偏瘫康复和语言康复都需要较长的时间，致残率较高，而且容易复发。应鼓励病人树立信心，克服急于求成心理，循序渐进，坚持锻炼。康复过程中应经常和康复治疗师联系，以便及时调整训练方案。家属应关心体贴病人，给予精神支持和生活照顾，但要避免养成病人的依赖心理，鼓励和督促病人坚持锻炼，增强自我照顾的能力。

2.心理指导：脑卒中后因为大脑左前半球受损可以导致抑郁，加之由于沟通障碍，肢体功能恢复的过程很长，速度较慢，日常生活依赖他人照顾等原因，如果缺少家庭和社会支持，病人发生焦虑、抑郁的可能性会加大，而焦虑与抑郁情绪阻碍了病人的有效康复，从而严重影响病人的生活质量，因此应重视对精神情绪变化的监控，提高对抑郁、焦虑状态的认识，及时发现病人的心理问题，进行针对性心理治疗（解释、安慰、鼓励、保证等），以消除病人思想顾虑，稳定情绪，增强战胜疾病的信心。

3.饮食指导　进食高蛋白、低盐、低脂、低热量的清淡饮食，改变不良饮食习惯，多吃新鲜蔬菜、水果、谷类、鱼类和豆类，使能量的摄入和需要达到平衡，戒烟、限酒。

4.日常生活指导　①改变不良生活方式，适当运动（如慢跑、散步等，每天30min以上），合理休息和娱乐，多参加朋友聚会和一些有益的社会活动，日常生活不要依赖家人，尽量做力所能及的家务等。②病人起床、起坐或低头系鞋带等体位变换时动作宜缓慢，转头不宜过猛过急，洗澡时间不宜过长，平日外出时有人陪伴，防止跌倒。③气候变化时注意保暖，防止感冒。

第六节 急性脊髓炎

【概念】

急性脊髓炎是指急性非特异性的局限于数个阶段的横贯性脊髓炎症。多为感染后或免疫接种后发病。临床特征为病变水平以下肢体瘫痪、各种感觉缺失和自主神经功能障碍。若病变迅速上升波及高颈段脊髓或延髓，称为上升性脊髓炎；若脊髓内有两个以上散在的病灶，称为播散性脊髓炎。

【临床特点】

以青壮年多见，无性别差异。病前1~2周多有上呼吸道感染、腹泻等症状，或有疫苗接种史。受凉、疲劳、创伤等多为发病诱因。起病较急，多以双下肢麻木、无力为首发症状，病变相应部位有背痛、病变节段束带感，多在2~3日达到高峰。病变水平以下肢体瘫痪，感觉缺失和括约肌障碍。严重者常出现脊髓休克，即瘫痪肢体肌张力低，腱反射消失，病理征引不出，尿潴留等。一般休克期为2~4周。损伤平面以下也可有其他自主神经功能障碍，如多汗或少汗，皮肤营养障碍等。若无并发症3~4周进入恢复期，表现为瘫痪肢体肌张力增高，腱反射亢进，病理反射出现，肌力常自远端开始恢复，感觉障碍平面逐渐下降。上升性脊髓炎起病急，病情发展迅速。可出现吞咽困难、构音不清、呼吸肌瘫痪，甚至死亡。

【常规护理】

1.心理护理 主动向患者介绍环境，耐心解释病情，清除患者陌生感和紧张感，与患者建立良好的护患关系，经常巡视病房，了解患者需要，帮助患者解决问题，树立战胜疾病的信心。

2.饮食 给予高热量、高蛋白、高纤维素、易消化的饮食。

【专科护理】

1.保持室内空气新鲜，每日通风2次，每次15~30分钟，定时翻身、拍背，可随时听诊肺部呼吸音，保持呼吸道通畅，预防肺部感染。

2.床铺平整，无渣屑，防止各种机械性刺激，翻身时注意观察皮肤颜色，预防压疮。

3.如患者有感觉障碍，禁用热、冷水袋，防止烫伤或冻伤。

4.保持关节功能位置，给患者讲解活动的重要性，帮助患者进行肢体活动，防止肌肉萎缩，关节强直者要鼓励患者最大程度发挥活动潜能，增强自理能力。

5.制定饮水计划，饮水后鼓励患者自行排尿，排尿时可将床头抬高，以利排尿，必要时遵医嘱留置尿管，定时开放尿管，训练膀胱功能。

6.留置尿管的患者注意观察尿的颜色，尿的性质，每日 2 次尿道口护理，可常规滴氯霉素眼药水，倾倒尿液时勿将尿袋高于耻骨联合，预防泌尿系感染。

【健康指导】

1.疾病知识指导

指导病人及家属掌握疾病康复知识和自我护理方法，帮助分析和去除对疾病治疗与康复不利的因素。鼓励病人树立信心，持之以恒地进行康复锻炼。

2.饮食指导

加强营养，多食瘦肉、鱼、豆制品、新鲜蔬菜、水果等高蛋白、高纤维素的食物，保持大便通畅。

3.生活与康复指导

本病恢复时间长，卧床期间应定时翻身，预防压疮；肌力开始恢复后应加强肢体的被动与主动运动，鼓励进行日常生活动作训练，做力所能及的家务和劳动。病人运动锻炼过程应予以保护，注意劳逸结合，防止受伤。平日注意增强体质，避免受凉、感染等诱因。

4.预防尿路感染

向病人及照顾者讲授留置导尿的相关知识和操作注意事项，避免集尿袋接头的反复打开，防止逆行感染。保持外阴部清洁，定时开放尿管，鼓励多喝水，以达到促进代谢产物排泄、自动冲洗膀胱的目的。告知膀胱充盈的指征与尿道感染的相关表现；如发现病人尿液引流量明显减少或无尿、下腹部膨隆、小便呈红色或混浊时应协助及时就诊。

第七节　重症肌无力

【概念】

重症肌无力是由乙酰胆碱受体抗体介导、细胞免疫依赖性、补本参与的自身免疫性疾病，病变主要累及神经、肌肉接头处突触后膜上的乙酰胆碱受体。

【临床特点】

20~40 岁，女性多见；如为 40~60 岁，以男性多见，常并发胸腺肿瘤。本病起病隐袭，绝大多数患者首发症状为眼外肌麻痹，包括上睑下垂、眼球活动受阻、出现复视，但瞳孔括约肌不受累。其次为构音不清，吞咽困难四肢无力。通常从一组肌群首先出现无力，逐渐累积其他肌群。不管何组肌群受累，其受累肌群均有"晨轻暮重"的趋势，疲劳后加重和休息后减轻等现象，此为本病的主要特征。若累及呼吸肌则出现呼吸困难称为 MG 危象，是本病致死的主要原因。心肌亦可受累可引起突然死亡。本病诱因多为感染，精神创伤、过度疲劳、妊娠、分娩等。

【常规护理】

1.心理护理　患者由于长期不能坚持正常工作、学习、生活，应耐心、细微地关心患者，鼓励患者树立长期与疾病斗争的信心，鼓励能讲话的患者慢慢表达自己的感受。

2.活动指导　根据病情决定患者的活动量，病情轻者可适当增加活动量，但应避免可加重疲劳的不必要的活动。

3.饮食　给予营养丰富、易咀嚼的食物，少量多餐、定时定量，保证患者营养摄入量，气管切开者可经鼻饲给食。

【呼吸肌麻痹的护理】

1.抬高患者床头，准备好气管插管用药。

2.呼吸肌麻痹严重者，可行气管切开，并做好气管切开的护理。

3.吸氧。

4.鼓励患者采取一些合适的交流方式，例如：写字、眨眼、点头等。

5.呼吸护理　对重症肌无力的患者，应避免感染、创伤、过度紧张等，以免诱发肌无力危象。做深呼吸和咳嗽训练，适当做呼吸操，以不疲劳为度。遵医嘱吸氧，备好气管插管及气管切开包和呼吸机。抬高患者床头，及时吸痰，清理呼吸道分泌物，必要时配合气管切开或人工呼吸机辅助呼吸。

6.密切观察病情　肌张力、呼吸频率、节律改变等。若突然出现肌无力加重特别是肋间肌、膈肌和咽喉肌无力，可致肺通气明显减少、呼吸困难、发绀、咽分泌物增多，患者无力咳嗽易造成缺氧，甚至窒息。一旦发现此情况，立即通知医生，配合抢救。

【健康指导】

1.告知患者药物的不良反应，如抗胆碱能药物的不良反应，有腹泻、尿频、失眠、出汗、唾液增多、恶心等；泼尼松的不良反应有使体重增加、食欲增加、胃肠道不适等。

2.使患者了解肺部综合征的症状与体征及避免方法，如避免上呼吸道感染，应戒烟。

第八节　癫痫

【概念】

癫痫是一种临床综合征，是由多种病因引起的一种慢性脑功能障碍性疾病，均以在病程中有反复发生的大脑神经元过度放电所致的中枢神经系统功能失常为特征，以肌肉抽搐和（或）意识丧失为其重要表现，另外还可表现为感觉、运动、行为、自主神经（植物神经）等方面的障碍，具有发作性、复发性及通常能自限等特点。每次或每种发作称为癫痫。

【临床特点】

1.痫性发作 临床上大多数痫性发作者是起源于大脑皮质的局限部位，所表现的系列症状是由局灶性放电扩散至邻近区域以至远隔部位而引起的，它的分类版块两个方面：

（1）部分性发作：是痫性发作最常见的类型，起始于一侧脑结构。发作不伴有意识障碍则为单纯部分性发作；如伴有意识障碍，发作后不能回忆，称为复杂部分性发作。

①单纯部分性发作：可分为四种亚型，部分性运动性发作，体觉性发作或特殊感觉性发作、自主神经系发作和精神性发作等。大多表现为局部肢体的抽搐、肢体的麻木感和针刺感、多汗、呕吐、遗忘等症状。

②复杂部分性发作：主要特征有意识障碍、错觉、幻觉等精神症状，自动症的呢个运动障碍。

（2）全面性发作

①强直-阵挛发作：在原发性癫痫中也称大发作，以全身抽搐和意识障碍为特征。

②失神发作：意识短暂丧失，持续3~15秒，无先兆和局部症状，发作和停止均突然。

③肌阵挛发作：为突然快速短暂的肌肉收缩，累及全身，也可限于面部、躯干或肢体。

④阵挛性发作：全身重复性阵挛发作。

⑤强直性发作：全身强直性肌痉挛，肢体伸直，头、眼偏向一侧，伴有苍白、潮红等。

2.癫痫症的表现 可分部分性癫痫症和全面性癫痫症。

【常规护理】

（一）一般护理

1.癫痫发作时，抽搐肢体产生不可抗拒力，强行按压易致骨折，仅关节处稍加保护。

2.许多生理因素可促使癫痫发作，内分泌特别是性腺功能对癫痫发作有一定影响，如月经期或妊娠期发作频繁，需加以注意。

3.癫痫可突然发作，故平时亦绝不能口腔测温。床旁需放防护架，以免突然发病坠床。

4.持续大发作后由于脑缺氧可产生弥漫性脑细胞变性、水肿，应予吸氧。

（二）心理护理

建立自信心，排除自卑感，癫痫患者自身极为痛苦，除非脑部有严重病变，癫痫患者在生活、工作、学习等方面与正常人没有区别。但原发性癫痫患者自幼发病，长期以药控制，智力常受影响，学习、工作亦困难。至少年期，自卑情绪更甚。成年期考虑问题复杂，情绪悲观，常形成一种癫痫性格，孤独、怪癖。已婚患者，又常忧虑疾病是否会遗传给后代。护士应从多方面多层次关心患者，使其充满治愈信心。

（三）对症护理

1.根据情况，遵医嘱给药物控制。

2.连续抽搐易导致呼吸、循环功能障碍，应及时吸出痰液和口腔分泌物，以保持呼吸道通畅，并做好口腔护理。

3.如高热应予药物及物理降温。

4.发现精神运动性发作，需严加监护，防止自伤及伤人。

5.由于抽搐体力消耗很大，应尽早给以高热量、高蛋白、高维生素和易消化饮食。

6.发作时不能强行喂食，应鼻饲。可适当补液以维持水电解质和酸碱平衡。

【康复指导】

1.嘱患者勿单独行动。

2.按医嘱定时服用抗癫痫药，切勿骤停、骤减和随意调换药物，以防发作加重或癫痫持续状态发生。

3.禁烟、酒、辛辣刺激物和神经兴奋药，勿暴饮、暴食。

4.生活要有规律，注意劳逸结合。勿登高、潜水、驾车及在危险的机器旁工作。

5.随身带"癫痫诊疗卡，"以便突然发作时的急救和与家人的联系。卡片应包括患者的姓名、年龄、住址、电话、联系人姓名等，在卡片上详细地注明首次发病时间、癫痫发作类型、癫痫病因、治疗过程等。

（褚菲菲）

第六章　内分泌系统疾病

第一节　糖尿病

【概念】

糖尿病（Diabetes mellitus）是一组由遗传和环境因素相互作用，因胰岛素分泌绝对火相对不足以及胰岛素敏感性降低，引起糖、蛋白、脂肪、水和电解质等一系列代谢紊乱的临床综合征。临床以高血糖为主要标志，久病可引起多个系统损害。

【临床特点】

1.无症状期　约90%是中年以上2型糖尿病者，食欲良好，体态肥胖，精神体力如常人，故称为"无声杀手"，往往因体检或检查其他疾病或妊娠检查时偶然发现食后有少量尿痛。当测定空腹尿痛时常阴性，空腹血糖正常或稍高，但饭后2小时血糖高峰超过正常，糖耐量试验往往显示糖尿病。

2.症状期　此期患者常有轻重不等的症状，且常伴有某些并发症或伴随症状。有时本病症状非常轻微，但并发症症状可非常严重，且有时先于糖尿病症状出现，或以主要症状出现而将糖尿病本身症状掩盖。如老年病者常先有冠心病症候群（心绞痛、心肌梗死、心律不齐、心力衰竭等），或脑血管意外症候群，但糖尿病症候群非常轻微，故临床上常被忽视或漏诊。中年患者可先有尿路感染、肺结核、皮肤疖痈或某些外科情况如胆囊炎、胰腺炎的呢个症状出现。幼年患者有时可以酮症酸中毒为首发症状。如空腹及餐后血糖均明显升高者，一般有下列典型症状：

（1）多尿、多饮、口干及体重减退："三多一少"症状，由于糖尿，尿渗透压升高而肾小管回吸收水减少，尿量常增多。病者尿意频频，多者1日夜尿20余次，夜间多次起床，影响睡眠。不仅每次尿多与尿频，1日尿总量常在2~3L以上，偶可达10余升。由于多尿失水，病者烦渴，喝水量及次数增多，可与血糖浓度及尿量和失糖量成正比；当胰岛素缺乏及酮症酸中毒时，钠钾离子回吸收更困难，多尿加重，常使血浆浓缩，影响渗透压可酿成高渗性昏迷等严重后果，特别是老年人常常以此为首发症状就诊。

（2）善饥多食：由于失糖，糖分未能充分利用，伴以高血糖刺激胰岛素分泌，食欲常亢进，亦有饥饿感，主食有时达1~2斤，菜肴比正常人多1倍以上，尚不能满足。但有时病者食欲忽然降低，则应注意有无感染、发热、酸中毒或易诱发酮症等并发症。

（3）疲乏、无力、消瘦、虚弱：由于代谢失常，能量利用减少，负氮平衡，失水和电解质，酮症更严重，患者感疲乏、虚弱无力。尤其是幼年（1型）及重症（2型）患者消瘦明显，体重下降可达数十斤，劳动力减弱。但中年以上2型轻症患者常因多食肥胖，或反复低血糖致进食增多而肥胖。

（4）皮肤瘙痒：多见于女性外阴部，由于尿糖刺激局部所致。有时并发白念珠菌等真菌性阴道炎，瘙痒更严重，常伴以白带等分泌物增多。失水后皮肤干燥加之汗液的糖刺激可发生全身瘙痒，但较少见。

（5）其他症状：有四肢酸痛、麻木、腰痛，性欲减退、阳痿不育、月经失调、便秘、视力障碍等。有时有顽固性腹泻。

【常规护理】

1.心理护理 耐心向患者解释病情，指导患者摆脱焦虑的方法，如音乐疗法，增加有益运动。

2.知识宣教 向患者家属讲解糖尿病的概念、症状、治疗、愈后。

【专科护理】

1.饮食护理 向患者讲解饮食治疗是本病基本治疗措施，要终身坚持此疗法，具体测算：每日热量的计算，按患者的性别、年龄、身高查表或计算理想体重 [理想体重（kg）=身高（cm）–105]，然后参照理想体重和每日体力活动量计算每日所需的热量。成人休息时每日每公斤体重给予热量105~125kJ（25~30kcal）；轻体力劳动者125~146kJ（30~35kcal）；中度体力劳动者146~167kJ（35~40kcal）；重体力劳动者167kJ（40kcal）以上。儿童、孕妇、哺乳母、营养不良及消耗性疾病者酌情增加，肥胖者酌减。蛋白质、脂肪、碳水化合物分配；饮食中蛋白质含量成人按每日每公斤体重0.8~1.2g计算，脂肪每日每公斤体重0.6~1.0g，其余为碳水化合物。按上述技术蛋白质量占总热量的12%~15%，脂肪约占30%，碳水化合物占50%~60%。

三餐分配：按实物成分表将上述热量这算为食谱，三餐分配一般为1/5，2/5，2/5或1/3，1/3，1/3。三餐饮食内容要搭配均匀，每餐有碳水化合物、脂肪和蛋白质，且要固定，这样有利于减缓葡萄糖的吸收，增加胰岛素的释放。

主食提倡用粗制米、面和适量杂粮，每日摄取的蛋白质中动物蛋白应占总量的1/3以保证必需氨基酸的供给。食用不饱和脂肪酸的植物油，肥胖者给予低脂饮食（<40g/d）。少食含胆固醇高的食物如动物内脏、鱼子、虾、蛋黄等。饮食中应增加纤维素含量，不少于40g/d。以延缓食物的消化和吸收，降低餐后血糖高峰，亦可防止便秘。血糖控制较好者可指导其在两餐之间或睡前适量进食水果。

2.口服降糖药物的护理 定时定量进餐，按时按剂量服药。磺脲类药物服药时间应在餐前半小时，如服药后进食量不足或进食时间延迟，可致低血糖反应。药物剂量不可随意增减。观察药物不良反应。监测血糖、尿糖。

3.胰岛素治疗的护理 让患者学会预防和处理胰岛素不良反应。包括：①低血糖：观察低血糖反应的症状，对已发生低血糖反应者，应及时测血糖，可进食含糖食物如糖果、饼干、含糖饮料等或静脉推注50%葡萄糖20~30ml。预防低血糖的措施包括：必须使用胰岛素注射的专用注射器并保证剂量准确；合理安排每日的运动量，按规定的时间和量进餐并注意胰岛素注射时间与进餐时间的配合；②胰岛素过敏：观察注射局部有无瘙痒和荨麻疹，发生着必须去医院就诊。按医嘱更换制剂种型，使用抗组胺药物或糖皮质激素，以及脱敏疗法；③脂肪营养不良：多部位皮下轮流注射可有效防止注射局部脂肪营养不良。避免2周内在同一注射点注射2次。

4.自我检测的护理　护理人员可帮助患者选择购买一种售后服务好的血糖仪，并教会患者使用，测试时间主要为早晨空腹、三餐前、三餐后2小时，告诉其血糖正常值。另可教会患者自测尿糖，测试时间同血糖。测试血糖、尿糖可协助药物、饮食的调节。

5.保持身体清洁、避免损伤　嘱患者经常用温水擦洗身体，特别注意保持口腔、会阴、足部的清洁；勤剪指甲，但要避免因剪得过短而伤及皮肤。并嘱其在皮肤瘙痒是尽量少抓，以免抓破；穿宽松柔软、透气性能良好的棉质内衣，穿干净、合脚、舒适的鞋袜。注意不要过紧，并嘱其注意足部运动；使用热水袋时水温不要超过50℃。避免直接接触皮肤，以防烫伤。

6.体育锻炼　根据年龄、体力、病情及有无并发症，指导患者进行长期有规律的体育锻炼。体育锻炼方式包括步行、慢跑、骑自行车、健身操、太极拳、游泳及家务劳动等需氧活动。合适的活动强度为活动时患者应达到合适的心率：（200-年龄）×（60%~75%），活动时间为20~40分钟，可逐步延长或更久，每日1次，运动时间最好在饭后1小时以后，用胰岛素或口服降糖药物者最后每日定时活动，肥胖患者可适当增加活动次数。

7.防止呼吸道感染　保持室内通风、温湿度适宜，定期用紫外线灯照射；注意保暖；嘱患者避免接触上呼吸道感染人员；劝患者戒烟。

8.积极处理皮肤损伤及感染　一旦发现损伤往往易致感染，应积极清创、消毒、包扎，应用抗感染药物，必要时请专科处理，不得大意。

【健康指导】

糖尿病教育是糖尿病治疗手段之一。良好的健康教育和充分调动病人的主观能动性，使其积极配合治疗，有利于疾病控制达标，防止各种并发症的发生和发展，提高病人的生活质量。

1.增加对疾病的认识　采取多种方法，指导病人及家属增加对疾病的认识，如讲解、放录像、发放宣传资料等，让病人和家属了解糖尿病的病因、临床表现。诊断与治疗方法，提高病人对治疗的依从性，使之以乐观积极的态度配合治疗。

2.掌握自我监测的方法　内容包括：①指导病人学习和掌握监测血糖、血压、体重指数的方法，如微量血糖仪的使用、血压的测量方法、体重指数的计算等。②了解糖尿病的控制目标。

3.提高自我护理能力　①需向病人详细讲解口服降糖药及胰岛素的名称、剂量、给药时间和方法，教会其观察药物疗效和不良反应。使用胰岛素的病人，应教会病人或其家属掌握正确的注射方法。②强调饮食治疗与运动疗法的重要性，并指导病人掌握具体及调整的原则和方法。生活规律，戒烟酒，注意个人卫生。③心理调适，说明情绪、精神压力对疾病的影响，并指导病人正确处理疾病所致的生活压力。强调糖尿病的可防可治性，解除病人及家属的思想负担，树立起与糖尿病做长期斗争及战胜疾病的信心。④病人及家属应熟悉糖尿病常见急性并发症发生时，如低血糖反应、酮症酸中毒辣、高渗性昏迷等的主要临床表现、观察方法及处理措施。⑤指导病人掌握糖尿病足的预防和护理知识。

4.指导病人定期复诊 一般每 2-3 月复检 ChbA1c,如原有血脂异常，每 1-2 月监测 1 次，如原无异常每 6-12 月监测 1 次即可。体重每 1-3 月测 1 次，以了解病情控制情况，及时调整用药剂量。每 3-6 月门诊定期复查，每年全身检查 1 次，以便尽早防治慢性并发症。

5.预防意外发生 教导病人外出时随身携带识别卡，以便发生紧急情况时及时处理。

第二节 低血糖

【概念】

低血糖不是一种独立的疾病，而是多种病因引起的血中葡萄糖水平降低导致交感神经兴奋和中枢神经系统功能障碍为突出表现的一组临床症候群，严重者可昏迷甚至死亡。成人血糖（血浆真糖）低于 2.8mmol/L 为低血糖症的诊断标准。

【临床特点】

交感神经过度兴奋症状表现为心悸、乏力、出汗、颤抖、饥饿感、焦虑、紧张、软弱无力、面色苍白、流涎、肢体震颤、收缩压轻度升高等。中枢神经系统缺糖的表现为注意力不集中、头晕、迟钝、视物不清、步态不稳，可有幻觉、躁动、行为怪癖、舞蹈样动作；严重者出现意识模糊、精神失常、肢体瘫痪，大小便失禁、昏睡、昏迷等。

【常规护理】

1.心理护理 关心患者，了解患者的工作、生活、思想情况，消除患者对疾病的恐惧及悲观情绪，协助患者寻找低血糖的原因。

2.嘱咐患者注意休息，不宜空腹运动，运动量要循序渐进、持之以恒，出现低血糖时立即停止运动并进食。

3.随身携带糖块。

4.保持周围环境的整齐，无杂物堆积。

5.应用降糖药物时应按时按量，规律进食，预防低血糖发生。

【健康指导】

1.环境：环境应整洁，地面清洁干燥，日常物品放于伸手可及之处。

2.饮食指导：选择低糖、高蛋白、肝纤维、肝脂肪饮食，以减少对胰岛素分泌的刺激，饮食要规律，宜少食多餐。

3.日常活动：劳逸结合，运动不宜在进餐前。根据血糖情况调整活动，当有低血糖发生时应立即卧床休息并进食或吃糖块。

4.心理指导：安慰患者，给予心理疏导，消除顾虑。

5.医疗护理措施的配合：指导患者坚持治疗方案，不可随意更改。应用药物者注意药物的不良反应，学会自我观察，特别是糖尿病患者应避免医源性低血糖。

第三节　单纯性甲状腺肿

【概念】

单纯性甲状腺肿（simple goiter）是由于甲状腺非炎性原因阻碍甲状腺激素的合成而引起的非肿瘤性代偿性甲状腺增生肿大，一般无明显概念异常。本病分为地方性和散发性两种，前者多由缺碘所致，多见于内陆、高原和山区，我国西南、西北、华北等地区均有分布；后者多由甲状腺激素合成障碍或致甲状腺肿物质所致，散发于全国各地。由于开展了全国范围地方性甲状腺肿的普查和防治，本病发病率有显著下降。

【临床特点】

甲状腺肿大及各种压迫症，随腺体增大可出现对周围组织的压迫症状。气管受压，出现呼吸困难；压迫食管出现吞咽困难；压迫喉返神经引起声音嘶哑；压迫上腔静脉，引起上腔静脉综合征，出现面部青紫、肿胀、胸前浅静脉扩张等。

【常规护理】

1.心理护理　关心、理解患者，让患者倾诉，缓解其心理压力。

2.日常活动　注意休息，避免过度劳累。

3.饮食　给予高蛋白、高维生素、易消化饮食；如压迫食管，进食困难者，可进食流食或静脉补液。

【自我形象紊乱护理】

1.鼓励患者倾诉，表达其内心感受。

2.鼓励患者对自我形象重新设计，并进行修饰，如穿高领毛衣。

3.加强学习，提高自身素质与涵养。让患者了解到遵医嘱坚持服药并正规治疗后，甲状腺肿大症状会逐渐改善。

【健康指导】

1.饮食指导　指导病人多进食含碘丰富的食物，如海带、紫菜等海产类食品，并停用碘盐，以预防缺碘所致地方性甲状腺肿。避免摄入大量阻碍 TH 合成的食物，如卷心菜、花生、菠菜、萝卜等。

2.用药指导　嘱病人按医嘱服药，使用甲状腺制剂时应坚持长期服药，以免停药后复发。学会观察药物疗效及不良反，如出现心动过速、呼吸急促、食欲亢进、怕热多汗、腹泻等甲状腺功能亢进症表现，应及时就诊。避免服用硫氰酸盐、保泰松、碳酸锂等阻碍 TH 合成的药物。

3.预防　我国是碘缺乏病较国家之一。1996 年起，国家立法在碘缺乏地区推行食盐加碘，使碘缺乏病得到有效控制。1996 年起，我国采用全民食盐碘化的方法防治碘缺乏病。此外，在妊娠、哺乳、青春发育期应增加碘的摄入，以预防本病的发生。

第四节　甲状腺功能亢进症

【概念】

甲状腺功能亢进症（hyperthyroidism，简称甲亢）系指由多种病因导致甲状腺功能增强，从而分泌甲状腺激素（TH）过多引起的临床综合征。临床上以高代谢症候群及甲状腺肿大为主要表现。

【临床特点】

1.高代谢症候群　怕热、多汗、体重下降、神经过敏、烦躁易怒、心率过速、脉压增大、多食消瘦。

2.甲状腺肿。

3.眼征（单纯性和浸润性突眼）。

【常规护理】

1.心理护理　加强心理护理，指导患者使用自我调节的方法，如分散注意力、放松技术等，并鼓励家属于患者沟通，使患者情绪保持最佳状态，鼓励其面对现实，增强战胜疾病的信心。

2.活动指导　充分休息，避免劳累和噪音干扰，相应调整室温。并发心动过速、甲状腺危象时，应绝对卧床休息。

3.指导饮食　进食高热量、高蛋白和高维生素丰富的饮食，补充足量水分，忌饮浓茶、咖啡的呢个刺激饮品，禁食含碘类食品，如海制品等。

【眼球护理】

加强眼球护理，合并严重突眼、恶心突眼者，积极采取保护措施，睡前抬高头部，不能闭合眼睑时需涂眼膏保护球结膜，必要时带眼罩，外出时带茶色眼镜保护眼睛。

【健康指导】

1.疾病知识指导　教导病人有关甲亢的疾病知识和眼睛的保护方法，教会自我护理、指导病人注意加强自我保护，上衣领宜宽松，避免压迫甲状腺，严禁用手挤压甲状腺以免 TH 分泌过多，加重病情。对有生育需要的女性病人，应告知其妊娠可加重甲亢，一再妊娠。鼓励病人保持身心愉快，避免精神刺激或过度劳累，建立和谐的人际关系和良好的社会支持系统。

2.指导用药　指导病人坚持遵医嘱按剂量、按疗程服药，不可随意减量和停药。服用抗甲状腺药物的开始 3 个月，每周查血象 1 次，每隔 1~2 个月做甲状腺功能测定，每天清晨卧床时自测脉搏，定期测量体重，减慢、体重增加是治疗有效的标志。若出现高热、恶心、呕吐、不明原因腹泻、突眼加重等，警惕甲状腺危象可能，应及时就诊。对妊娠期甲亢病人，应指导其避免各种对母亲及胎儿造成影响的因素，宜选用抗甲状腺药物治疗，禁用 131 I 治疗，慎用普萘洛尔。产后如需继续服药，则不宜哺乳。

第五节　甲状腺功能减退症

【概念】

甲状腺功能减退症（简称甲减）是由于甲状腺激素分泌及合成不足或周围组织对甲状腺激素缺乏反应所引起的临床综合征。临床上可分为呆小病、幼年甲低、成人甲低。若甲状腺功能减退始于胎儿或新生儿期，称为克汀病；始于性发育前儿童称幼年型甲减；始于成人称成年型甲减。

【临床特点】

起病缓慢、基础代谢率下降、黏液性水肿、易疲劳、畏寒、体重增加、便秘、发凉、干燥、颜面及手肿胀。声音粗而沙哑、毛发稀少、心音慢而弱、心音低沉、智力减退、反应迟钝、记忆力下降、嗜睡、食欲减退、肠蠕动减弱、顽固性便秘。还表现为性欲减退、阳痿。

【常规护理】

1.心理护理　讲解疾病相关知识。鼓励患者参加娱乐活动，调动起参加活动的积极性。关心患者，多与患者交流，谈患者感兴趣话题，或听活泼欢快的曲子，使其心情愉快。

2.活动指导　鼓励患者进行活动，以刺激胃肠蠕动，促进排便。如严重黏液水肿患者应绝对卧床休息。昏迷着加床档，以防意外。

3.饮食指导 加强饮食护理，给营养丰富的低热、高蛋白饮食。提高饮食中纤维素的含量，多吃富含纤维素的食物，如玉米、荞麦面、豆类、芹菜、蒜苗、萝卜、香蕉等。

【感知改变的护理】

1.体温 保持室内温度在 20~28℃，如患者体温偏低，应给予热水袋保温及加盖棉被。

2.吸氧 持续低流量吸氧，氧流量为 2~4L/min。

3.如患者出现意识障碍，应注意保持呼吸道通畅。

4.因患者抵抗力差要做好口腔、泌尿系统、皮肤护理，预防各种并发症。

（1）口腔护理：清醒患者每日用冷开水，生理盐水，3%过氧化氢溶液或复方硼酸溶液清洗口腔 2 次，昏迷患者常张口呼吸，可用两层湿纱布盖于口鼻部，以便吸入的空气得到湿润，避免呼吸道干燥。

（2）泌尿系统的护理：昏迷患者留置导尿管，每 4 小时开放 1 次，每日要进行外阴部护理。

（3）皮肤护理及预防压疮：昏迷患者每 2~3 小时翻身 1 次，并用热湿毛巾擦洗患者骨隆突处及用 50%红花乙醇做局部按摩。如有排泄物污染床褥应及时更换，并保持床单的清洁、干净、平整，搬动患者时不要拖拉，应用手托起，有条件者睡气垫床。及时准确用药，尽快改善控制症状。

【健康指导】

1.防治病因、避免诱因 告知病人发病原因及注意事项，如地方性缺碘者可采用碘化盐，药物引起者应调整剂量或停药；注意个人卫生，冬季注意保暖，减少出入公共场所，以预防感染和创伤。慎用催眠、镇静、止痛、麻醉等药物。

2.配合治疗 对需终身替代治疗者，向其解释终身坚持服药的重要性和必要性。不可随意停药或变更剂量，否则可能导致心血管疾病，如心肌缺血、梗死或充血性心力衰竭。指导病人自我监测甲状腺激素服用过量的症状，如出现多食消瘦、脉搏>100 次/分、心律失常、体重减轻、发热、大汗、情绪激动等情况时，及时报告医师。替代治疗效果最佳的指标为血 TSH 恒定在正常范围内，长期替代者宜每 6~12 个月检测一次。对有心脏病、高血压、肾炎的病人，应特别注意剂量的调整，不可随意减量和增量。同时服用利尿剂时，需记录 24h 出入量。

3.自我监测 给病人讲解黏液性水肿昏迷发生的原因及表现，使病人学会自我观察，若出现低血压、心动过缓、体温<35℃等，应及时就医。

第六节 垂体功能低下症

【概念】

任何原因引起的垂体前叶激素分泌不足，称垂体功能低下症。

【临床特点】

1.性腺功能减退症候群　女性有产后大出血、休克、昏迷病史，产后无乳、乳腺不胀、月经不再来潮、性欲减退、不育、阴道分泌物减少，外阴、子宫和阴道萎缩，阴道炎、性交痛、毛发脱落，尤以阴毛、腋毛为甚。成年男性性欲减退、阳痿、睾丸松软缩小，缺乏弹性，胡须减少、腋毛、阴毛脱落，无男性气质、肌力减弱、皮脂分泌减少，骨质疏松。

2.甲状腺功能减退症候群　畏寒，趋向肥胖，皮肤干燥而粗糙、较苍白、少光泽、少弹性、少汗等，出现典型的黏液性水肿者较少见，可有食欲不振、便秘、精神抑郁、表情淡漠、记忆力减退、行动迟缓等。有时因精神失常而有幻觉、妄想、木僵，甚至狂躁，或发生精神分裂症等。

3.肾上腺皮质功能减退症候群　早期或轻症患者的症状往往有非特异的疲乏、体力虚弱，有时厌食或恶心、呕吐，以致体重大减。患者的机体免疫力、防御和监护功能较差，故易感染等。严重病例，时有发作性低血糖症候群，对胰岛素非常敏感。皮肤因促肾上腺皮质激素分泌减少而呈色泽变浅，面容苍白及乳晕等处色素变淡，与原发性肾上腺皮质功能减退症中黑色素沉着迥然不同。

4.生长激素分泌不足　在成人主要表现为胰岛素敏感性增强和低血糖。而在儿童期可引起侏儒症。

5.垂体内或其附近肿瘤压迫症候群　头痛及视神经交叉受损引起偏盲甚至失明等。有时有颅压升高症候群。

6.垂体功能减退性危象（简称垂体危象）　临床呈现：①高热型（>40℃）；②低温型（<30℃）；③低血糖型；④低血压、循环虚脱型；⑤水中毒型；⑥混合型。各种类型可伴有相应的症状，突出表现为消化系统、循环系统和神经精神方面的症状，诸如高热循环衰竭、休克、恶心、呕吐、头痛、神志不清、谵妄、抽搐、昏迷等严重垂危状态。

【常规护理】

1.心理护理　医务人员关心体贴患者，使患者解除顾虑，避免各种不良刺激。

2.活动指导　保证患者有充足的休息和睡眠时间。

3.饮食　提供高热量、高蛋白、高维生素饮食。

【活动无耐力护理】

1.三餐定时，避免低血糖的发生。

2.室温保持在 20~28℃，如体温偏低，可给予热水袋及加盖棉被。

3.保证患者有充足的休息和睡眠时间。

【健康指导】

1.环境

（1）环境要安静、舒适，温度、湿度适宜。

（2）注意保暖。

2.饮食指导　给予患者高热量、高纤维素、高维生素、高蛋白质饮食，尤其是高纤维素饮食，以防便秘发生。

3.日常活动　嘱咐患者注意休息，保证睡眠质量。

4.心理护理

（1）讲解关于疾病的有关知识，减少患者对此病的焦虑、恐惧心理。

（2）要与患者多交谈，改善护患关系。

5.医疗护理措施

（1）向患者讲解长期按时用药的重要性。

（2）观察用药的疗效、不良反应。

（3）记录出入量。

（4）定期复查。

（刘海芹　姜彦花　姜冰青　孟洋）

第七章　肾内科疾病

第一节　慢性肾功能衰竭

【概念】

慢性肾功能衰竭简称慢性肾衰，是由于各种慢性肾脏疾病发展到后期造成肾实质广泛性损害，使肾脏不能维持其基本功能时，出现以代谢产物潴留，水、电解质紊乱和酸碱平衡失调为主要表现的临床综合征，又称尿毒症。

【临床特点】

1.水电解质和酸碱平衡失调。

2.各系统症状　①一般表现：面色苍白、灰暗、消瘦、营养不良状态；②皮肤表现：皮肤干燥，弹性差；皮肤瘙痒，常有搔抓伤痕；色素沉着，紫癜，尿素霜沉着；③精神神经系统变性：早期有疲乏、头痛、记忆力减退、严重失眠、烦躁不安、感觉障碍、双足及小腿灼痛、有时肌肉痉挛；晚期精神恍惚、表情淡漠、嗜睡、惊厥，甚至昏迷；④胃肠道症状：恶心、呕吐、由于尿素在肠道及口腔被细菌等分解为碳酸铵和氨的刺激而引起舌炎、口炎、腹痛、腹泻等症状；⑤心血管系统表现：高血压、心律失常，心包炎、心功能不全等；⑥造血系统表现：可出现不同程度的贫血、鼻出血、牙龈出血、皮肤淤斑、胃肠道出血；⑦呼吸系统表现：患者呼气有氨味。酸中毒时呼吸深长。

【常规护理】

1.增进身心舒适　护士应理解和同情、关心患者，耐心向家属及患者解释疾病的有关知识，指导病情轻者可起床活动，重者卧床休息，避免劳累、受凉，加强与患者沟通，减轻患者思想苦闷和躯体不适，提高治疗信心。

2.合理营养　少量多餐，应摄取高热量、高维生素、高钙、低磷和优质低蛋白饮食，适当限制钠盐和钾盐，蛋白质量不可过多，以减轻肾脏负担，对长期热量不足的患者，需经胃肠外补充热量。

3.调整水、电解质、酸碱平衡

（1）应准确记录 24 小时出入量，行动方便时，按时测体重，保证静脉液体的有序进入，有严重高血压，心功不全及少尿、无尿者，应严格控制饮水量。

（2）长期应用利尿剂、呕吐、腹泻致脱水时，饮食中不必严格限制钠盐摄入，水过多时应限制钠盐 4~6g/d。

（3）严密观察呼吸深度、血压、心率、心律以及神志变化，遇有不适反应（血 Na^+、K^+ 过低或高），及时通知医生处理。

4.对症护理

（1）消化系统对症护理：①口腔护理，早晚及餐后协助患者漱口，防止细菌或霉菌感染，必要时口腔护理，每日 2 次；②减少恶心、呕吐，宜少量多餐，晚间、睡前饮水 1~2 次；③观察呕吐物及粪便颜色如发现有上消化道出血，应给予相应的处理。

（2）神经系统对症护理：如有头痛、失眠、多梦、躁动，应安置患者于光线暗的病室，注意安全。使用镇静剂须防止蓄积中毒。

（3）心血管系统对症护理：严密观察血压，心律和神志变化及降压药物不良反应，发现有颅压增高机心功能不全表现时，应及时告知医生处理。

（4）呼吸系统对症护理：观察患者有无咳嗽、胸闷等表现，其可提示上呼吸道感染或严重氮质血症；若出现深大呼吸伴嗜睡，提示代谢性酸中毒，应及时与医生联系做必要处理。

（5）造血系统对症护理：贫血严重者起坐、下床动作宜缓慢，并给予必要的协助，有出血倾向者应避免使用抑制凝血药物及纤溶药物，并注意防止皮肤黏膜受损。

（6）加强皮肤护理：因尿素霜刺激皮肤，患者瘙痒不适，影响睡眠，且抓破皮肤后极易感染，故应勤用温水擦洗，忌用肥皂和乙醇。勤换衣裤被单。对有严重水肿患者，经常按摩受压部位，更换卧姿，预防褥疮。

5.降低血尿素氮的治疗和护理

（1）肾必需氨基酸疗法：常用量为 250ml 缓慢静滴，隔日 1 次，滴速过快可引起恶心、呕吐、头晕和发热等不良反应，严重酸中毒者不能使用。也可口服 α–酮酸制剂（肾灵）以代替必需氨基酸静滴，可有同样疗效。

（2）胃肠吸附疗法：口服氧化淀粉可从肠腔吸附氨和氮质，常用包醛氧化淀粉 5~10g，每日 2~3 次，对轻症患者有一定疗效。注意不与碱性药物合用，以免降低药效，服药后可有头晕、恶心、腹泻等不良反应，应观察患者能否耐受。

（3）蛋白合成激素疗法：常用苯丙酸诺龙或丙酸睾酮 25~50mg 肌注，每周 2~3 次，可促进蛋白合成，减轻氮质血症。

（4）透析疗法：部分替代失去的肾脏功能，以缓解病情，维持生命的治疗方法。用于终末期尿毒症以及已有明显尿毒症症状，高血容量心力衰竭、高钾血症、酸中毒不易纠正等患者。

6.肾移植　将同种异体的健康的肾脏移植给尿毒症患者的方法。主要适用于终末期尿毒症，年龄在 50 岁以下，主要器官无重要病变，亦无使用激素和免疫抑制剂的紧急证者。

【健康指导】

1.疾病知识指导　向病人及家属讲解慢性肾衰竭的基本知识，使其理解本病虽然预后较差，但只要坚持积极治疗，消除或避免加重病情的各种因素，可以延缓病情进展，提高生存质量。指导家属参与病人的护理，给病人以情感支持，使病人操持稳定积极的情绪状态。

2. 合理饮食，维持营养　强调合理饮食对治疗本病的重要性，指导病人严格遵从慢性肾衰竭的饮食原则，尤其是蛋白质和水钠限制，强调保证足够热量供给的重要性，教会其选择适合自己病情的食物品种及数量。有高钾血症时，应限制含钾量高的食物。

3. 维持出入液量平衡指导病人准确记录每天的尿量和体重，并根据病情合理控制水钠的摄取，具体参见第二节"水肿"的护理。指导病人自我监测血压，每天定时测量，血压以控制在 150/90mmHg 以下为宜。若血压升高、水肿和少尿时，则应严格限制水钠摄入。

4. 预防感染　根据病情和活动耐力进行适当的活动，以增强机体的抵抗力，但需避免劳累，做好防寒保暖。注意个人卫生；注意室内空气清洁，经常开窗通风，但避免对流风。避免与呼吸道感染者接触，尽量避免去公共场所。指导病人监测体温变化，及时发现感染征象并及时就诊。

5. 治疗指导与定期随访　遵医嘱用药，不要自行用药。向病人计划地使用血管以及尽量保护前臂、肘等部位的大静脉，对于以后进行血透治疗的重要性，以使病人理解并配合治疗。已行血液透析者应指导其保护好动静脉瘘管，腹膜透析者保护好腹膜透析管道。定期复查肾功能、血清电解质等。

第二节　肾病综合征

【概念】

肾病综合征（nephrotic syndrome）是指患肾脏疾病时表现出的一组临床症状，包括大量的蛋白尿、低蛋白血症、高脂血症和水肿。

【临床特点】

三高一低，即大量蛋白尿（≥3.5g/d）、水肿、高脂血症，血浆蛋白低（≤30g/L）。

【常规护理】

1.提供舒适的环境，让患者安静休息，每日通风 2 次，每次 15~20 分钟。每周紫外线消毒 1 次，指导患者不串门，防止医院感染，限制探视，防感冒，每日常规测体温 2 次，测血常规每周 1 次。注意口腔、饮食卫生。

2.指导患者穿宽松全棉内衣，舒适松口软布鞋，因患者体内蛋白质长期丢失水肿及血循环障碍，致皮肤抵抗力降低弹性差容易受伤，若病重者卧床休息更应加强皮肤护理。使用坐便器应抬高臀部，不可拖拉，以防损伤皮肤。高度水肿患者可用气垫床，床单要保持平整、干燥；督促或帮助患者经常更换体位；每日用温水擦洗皮肤，衣着宽大柔软，勤换内衣裤；每天会阴冲洗 1 次。有阴囊水肿时可用提睾带将阴囊提起，以免摩擦破溃。

3.预防并发症　肾病综合征患者易感染，好发部位为呼吸道、泌尿道、皮肤和腹膜等。注意观察感染的征象，如咳嗽、咯痰、膀胱刺激征、皮肤破损、腹痛等。各种治疗应严格无菌操作，防止交叉感染。

4.按医嘱正确使用扩容剂、抗凝剂、利尿剂、白蛋白等，观察疗效及不良反应。

5.给予高热量、高蛋白、高维生素饮食，限制水、钠（小于 3g/d）、钾的摄入量（尿少时应限制钾的摄入量）。

6.严重水肿、体腔积液应卧床休息，水肿消失、一般情况好转可起床活动。

7.严密观察体温的变化，观察患者有无出现呼吸道、泌尿系、皮肤、腹腔等部位的感染，定期监测血、尿常规等。观察水肿的部位、分布、程度、特点，定期测量体重和腹围。胸腹腔积液的患者，应注意观察胸闷、气促、腹胀等症状的变化，给予半坐卧位，必要时给予吸氧。严格记录好 24 小时的出入液量，注意尿量的变化。

【健康指导】

1. 休息与运动　注意休息，避免劳累，同时应适当活动，以免发生肢体血栓等并发症。

2. 饮食指导　告诉病人优质蛋白、高热量、低脂、高膳食纤维和低盐饮食的重要性，指导病人根据病情选择食物，并合理安排每天饮食。

3. 预防感染　避免受凉、感冒，注意个人卫生。

4. 用药指导　告诉病人不可擅自减量或停用激素，介绍各类药物的使用方法、使用时注意事项以及可能的不良反应。

5. 自我病情监测与随访的指导　监测水肿、尿蛋白和肾功能的变化。注意随访。

第三节　慢性肾小球肾炎

【概念】

慢性肾小球肾炎（chronic glomerulonephritis）简称慢性肾炎，系指以蛋白质、血尿、高血压、水肿为基本临床特点，起病方式不同，病情迁延，病程进展缓慢，可有不同程度的肾功能减退，最终将发展为慢性肾衰竭的一组肾小球病。

【临床特点】

由于本组疾病的病理类型及病期不同，主要临床表现可有所不同，蛋白尿、血尿、高血压、水肿为基本临床特点，可有不同程度肾功能减退，病情迁延，渐进发展为慢性肾衰竭。

1.慢性肾炎普通型　患者有持续性蛋白尿，24 小时尿蛋白定量，一般常在 1~3g,

血尿、轻度高血压及水肿、肾功能损害，各种症状多不突出，易于误诊或漏诊。

2.慢性肾炎高血压型 患者具有普通型的表现，但高血压较为突出，血压常持续在 21.3~14.7kPa 以上，伴有头痛、头晕、心悸等症状，可出现心脑血管病及肾功能损害，预后较差。

3.慢性肾炎急性发作型 在某些肾炎病情稳定或缓解期中，可因感染、过劳或其他因素而引起急性发作。感染引起的急性发作，常在感染后 1~3 日内既有急性肾炎的临床表现，甚至出现肾功能不全，经治疗后又可逐渐恢复到急性发作前的情况。

【常规护理】

1.病情观察

（1）密切观察患者水肿情况，包括水肿的分布、部位、特点及消长等，注意观察患者有无出现胸腔积液、腹腔积液等全身水肿的征象。密切观察血压的变化，定期测量体重。

（2）严格记录 24 小时的出入量，尤其是尿量的变化情况。

2.饮食指导 饮食应注意易消化、热量充足和富含维生素，热量一般为 125.5kJ/(kg·d)，碳水化合物和脂类在饮食热量中的比例应适当增加。明显水肿、高血压患者应限制水钠的摄入。对有氮质血症的患者，应限制蛋白质的摄入，量为 0.5~0.8g/(kg·d)，其中 60% 以上应为优质蛋白。

3.用药护理 有明显水、钠潴留的患者遵医嘱用利尿剂，注意观察利尿剂的效果、不良反应，如有无电解质紊乱、有无高凝状态和加重高脂血症等。肾功能不全的患者在使用吸管紧张素转换酶抑制剂时，要注意监测有无出现高血钾等。合理应用抗生素。

【健康指导】

1. 休息与饮食 嘱咐病人加强休息，以延缓肾功能减退。向病人解释优质低蛋白、低磷、低盐、高热量饮食的重要性，指导病人根据自己的病情选择合适的食物和量。

2. 避免加重肾损害的因素 向病人及其家属讲解影响病情进展的因素，指导他们避免加重肾损害的因素，如预防感染，避免预防接种、妊娠主应用肾毒性药物等。

3. 用药指导 介绍各类降压药的疗效、不良反应及使用时的注意事项。如告诉病人 ACE 抵制剂可至血钾升高，以及高血钾的表现等。

4. 自我病情监测与随访的指导 慢性肾炎病程长，需定期随访疾病的进展，包括肾功能、血压、水肿等的变化。

第四节　急性肾小球肾炎

【概念】

急性肾小球肾炎（acute glomerulonephritis，AGN），是以急性肾炎综合征为主要临床表现的一种疾病。

【临床特点】

1.水肿　大约有 90% 的患者有不同程度的水肿，轻者晨起眼睑及面部水肿、下肢水肿。重者可有全身水肿甚至出现胸水、腹水。

2.高血压　急性肾炎大约有 80% 患者出现高血压症状，大部分患者血压为 21.3/13.3kPa（160/100mmHg），数日后当尿量增多水肿消退，血压逐渐下降。

3.尿液的异常

（1）尿量、尿比重：每日尿量 400~700ml，而比重高于 1.020，1~2 周后尿量逐渐增加。

（2）血尿：90% 以下患者有镜下血尿，40% 左右患者为肉眼血尿，呈血红色、棕褐色或酱油色。

（3）蛋白尿。

4.肾功能不全　随着尿量增多，血压下降，2~3 周恢复正常。

5.其他症状　急性肾炎患者若前驱感染仍存在，常有发热，多见于儿童。常有全身不适、疲乏无力、食欲不振、腰部酸痛，少数患者有排尿不适等症状。

【常规护理】

1.提供良好、舒适的环境，保持病室空气流通、新鲜。防止呼吸道感染，避免受凉，注意保暖。

2.遵医嘱给予利尿剂，抗高血压药，并观察药物的疗效及不良反应。尽量避免肌内或皮下注射，注射后按压稍长时间，防止继发感染。

3.下肢水肿严重时，少站立，抬高下肢，会阴部肿胀明显时，应及时用纱布垫托起，防擦伤皮肤或糜烂。水肿明显者给无盐饮食，水肿减轻后，给低盐饮食不超过每日 3g。

4.使用热水袋时，水温不可超过 50℃，应有护垫相隔。

5.限制摄入水及液体入量，一般为前 1 日尿量再加 500ml.

6.准确记录 24 小时出入量，监测体重、血压。尿少时，限制钾的摄入，出现氮质血症少尿症状时，限制蛋白质摄入量 20~30g/d。给予富含维生素的低盐饮食。

7.穿舒适的全棉内衣。急性期嘱患者卧床休息，无肉眼血尿、水肿；血压正常后，可逐渐活动，避免过度劳累。

8.向患者说明疾病过程及治疗方案，讲解定期复查的必要性，70% 的患者能康复，女性患者近期不宜妊娠，部分患者可能会导致慢性肾小球肾炎或急性肾衰竭。

【健康指导】

1. 休息　病人应注意休息，避免劳累。急性期绝对卧床时间较急性肾小球肾炎更长。

2. 预防和控制感染　本病部分病人发病与上呼吸道和皮肤感染有关，且患病后免疫功能低下，易发生感染，故应重视预防感染，避免受凉、感冒，注意个人卫生。

3. 用药指导　向病人及家属强调严格遵循诊疗计划的重要性，不可擅自更改用药和停止治疗；告知激素及细胞毒药物的作用、可能出现的不良反应和服药的注意事项，鼓励病人配合治疗。

4. 自我病情监测与随访的指导　向病人解释如何监测病情变化以及病情好转后仍需较长时间的随访，以防止疾病复发及恶化。

第五节　急性间质性肾炎

【概念】

急性间质性肾炎（acute interstitial nephritis，AIN）又称为急性肾小管—间质性肾炎，是一组以肾间质（炎细胞浸润）及小管（退行性变）急性病变为主要表现的疾病。

【临床特点】

原发病表现为血尿、蛋白尿、白细胞尿、肾功能损害。

【常规护理】

1.保持病室温湿度适宜，空气新鲜。

2.出汗后腰及时更换衣被，注意保暖，做好晨晚间护理，鼓励患者生活自理。

3.体温超过 38.5℃给予物理降温，慎用药物降温，因为退热剂易致敏而加重病情，物理降温半小时后侧体温并记录于体温单上。

4.指导患者识别并及时报告体温异常的早期表现和体征。

5.鼓励患者生活自理，将传呼器置于患者伸手可及的位置。

6.呼吸困难者取半卧位给氧，吞咽能力下降者应防呛咳，外出时应有专人护送，防止发生意外。

7.监测血电解质变化。

8.鼓励患者多饮水或饮料，给予清淡易消化的高热量优质蛋白流质或半流质饮食。

9.卧床休息，限制活动量。

10.主诉有疲乏、呼吸困难、肌肉酸痛、肌无力或手脚抽搐应及时通知医生。

11.指导患者避免接触紫外线，如在太阳下使用遮阳伞，禁日光浴等，正确使用护肤品及外用药。

【健康指导】

1.环境：环境清洁，舒适，空气流通。

2.饮食指导：给予清淡易消化的高热量、高蛋白的流质或半流质饮食。

3.日常活动

①鼓励患者生活自理，做好个人皮肤清洁，外出有专人护送。

②预防感冒，避免劳累，适当锻炼，提高机体抵抗力。

4.心理卫生：树立战胜疾病的信心，当有较大精神压力时应设法释放。

5.医疗护理措施的配合

①遵医嘱连续用药，定期复查。

②大多数为可逆性，愈后较好，少数 10%~25% 是导致肾功能减退的常见原因。

③避免使用肾毒性药物。

第六节　肾盂肾炎

【概念】

肾盂肾炎是泌尿系感染中常见的临床类型，主要由于大量细菌引起的肾盂肾盏和肾实质的感染炎症，病变可累及一侧或两侧肾脏。本病是一种常见病，多见于女性，尤以已婚育龄妇女患病率高，妊娠期患病率最高，其中又以农村妇女多见。

【临床特点】

(一) 急性肾盂肾炎

1.全身表现　起病急，常有寒战、高热、全身不适、疲乏无力、食欲减退、恶心呕吐，甚至腹痛、腹胀或腹泻等。如高热持续不退，提示并存尿路梗阻、肾脓肿或败血症等。

2.泌尿系统表现　常有尿频、尿急、尿痛等尿路刺激症状，多数伴腹痛或肾区不适。肾区有压痛或叩击痛。腹部上、中输尿管点和耻骨上膀胱区有压痛。

3.尿液变化　尿液混浊，可见脓尿或血尿。临床上轻症患者全身症状可不明显，仅有尿路局部表现和尿液变化；血行感染者全身症状突出，上行感染者尿路局部症状明显。

(二) 慢性肾盂肾炎

慢性肾盂肾炎的临床表现复杂多样，多不典型。

1.复发型　常多次急性发作，症状类似急性肾盂肾炎。

2.低热型　以长期低热为主，可伴有乏力、腰酸、食欲降低、体重下降等。

3.血尿型　镜下或肉眼血尿为主要表现，发作时伴腰痛、腰酸和尿路刺激症状。

4.隐匿型　仅有尿液的改变，尿细菌培养可呈阳性，又称无症状性菌尿。

5.高血压型　在病程中出现高血压，偶可发展为急性进行性高血压，伴贫血，但无明显蛋白尿和水肿。

【常规护理】

(一) 一般护理

1.休息　急性期肾盂肾炎应卧床休息，慢性期应维持适当的运动与休息。

2.饮食　鼓励患者多饮水，以增加尿量，保持每日尿量在1500ml以上，以达到冲洗尿路，促进细菌及其分泌物排除，因肾髓质及乳头部高渗环境利于细菌的繁殖。

3.排便护理　养成良好的排便习惯，擦拭时应从前至后，以防粪便或阴道分泌物污染，造成上行性尿路感染。

（二）症状护理

1.高热护理　39℃以下无特殊情况，可等抗菌药物起效后体温自行下降，要做好患者及家属的安慰解释工作，体温在39℃以上时，可视具体情况给予物理降温或药物处理。

2.腰痛的护理　卧床休息，协助患者满足生活需要，尽可能减少应激因素。对患者主诉疼痛立即给予反应，采取相应措施等，要求患者避免紧张情绪，可以明显缓解排尿次数。

3.尿路刺激征的护理　多饮水是减轻尿路刺激征最重要措施之一。分散患者的注意力，如听音乐、看报纸杂志、与谈话等，要求患者避免紧张情绪，可以明显缓解排尿次数。

【健康指导】

1.肾盂肾炎是一种能够预防和治愈的疾病，应将本病发生原因、治疗护理措施和个人卫生防护方法告知患者：①加强体育锻炼，提高机体抵抗力；②按医嘱服药，定期检查尿液，出现症状立即就医；③平时多饮水，勤排尿，冲洗膀胱和尿道，每次排尿尽量使膀胱排空；④注意外阴部清洁，女性患者忌盆浴，搞好月经期、妊娠、产褥期卫生；女婴应勤换尿布，避免粪便污染尿道；⑤避免劳累、便秘和不必要的导尿；⑥与性生活有关的反复发作患者，应于性生活后立即排尿和行高锰酸钾坐浴；⑦育龄女性患者，急性期治愈后1年内应避免妊娠。

2.密切观察生命体征变化，尤其体温的变化，高热患者可采用冰敷、乙醇擦浴等物理降温的措施，并注意观察和记录降温的效果。观察腰痛的性质、部位、程度、变化，及有无伴随症状。

3.用药护理　按医嘱使用抗菌药物，让患者了解药物的作用、用法、疗程的长短。慢性肾盂肾炎患者治疗较复杂，用药时间较长，应做好药物治疗的解释和指导，使患者能遵从医嘱治疗。按医嘱使用碳酸氢钠等碱化尿液，以减轻尿路刺激症状，必要时服用解痉止痛剂。

4.做好生活护理　急性发作期患者，肾区疼痛明显的患者应注意卧床休息，嘱其尽量不要弯腰、站立或坐直。让患者尽量放松，勿过于紧张焦虑。让患者多从事自己感兴趣的活动，如阅读、看电视、听音乐等，以分散患者的注意力，有利于改善尿路刺激的症状。可指导患者对疼痛的部位进行局部按摩、热敷。

5.向患者解释各种检查的意义和方法。作尿细菌定量培养检查时，应取清晨第一次的清洁、新鲜中段尿液送检。

6.对肾周脓肿的患者，必要时配合医生做好局部切开引流术。

（刘海芹 褚菲菲 林继磊）

第八章　普通外科

第一节　急性乳腺炎

【概述】

急性乳腺炎是乳房的急性化脓性炎症，感染的致病菌主要是金黄色葡萄球菌，常见于产后 3~4 周的哺乳期妇女，初产妇多见。

【临床特点】

1.发病初期感乳房肿胀疼痛，局部出现红肿且具有压痛的肿块，同时可有发热等全身症状。

2.随炎症的发展，则上述症状更为加重，炎性肿块增大，疼痛呈搏动性。

3.患侧腋窝出现肿大淋巴结，疼痛或压痛。

4.白细胞计数明显升高。

5.脓肿形成，表浅脓肿易发现，深部脓肿可经穿刺或 B 超发现。脓肿可以是单房，但多房性者常见，表浅脓肿可自行溃破。

6.感染严重者可并发脓毒血症。

【常规护理】

1.加强指导，保持乳头、乳晕的清洁（尤其是初产妇）。

2.保持局部切口的清洁干燥，由于手术切口渗出液多，应随时更换辅料和内衣，并根据医嘱合理使用抗生素。

3.心理护理　关心体贴患者，解释疼痛的原因，遵医嘱可给予止痛药物。

4.饮食护理　鼓励患者食高热量、高蛋白、高维生素饮食，以促进伤口愈合。

5.终止哺乳　由于乳腺分泌乳汁不利于切口愈合，因此可服用中药，使乳腺停止分泌，以促进伤口愈合。

【健康教育】

1. 保持乳头和乳晕清洁　在孕期经常用肥皂及温水清洗两侧乳头，妊娠后期每日清洗一次；产后每次哺乳前、后均需清洗乳头，保持局部清洁和干燥。

2.纠正乳头内陷　乳头内陷者于妊娠期经常挤捏、提拉乳头。

3.养成良好的哺乳习惯　定时哺乳，每次哺乳时应将乳汁吸净，如有乳汁淤积，应及时用吸乳器或手法按摩排空乳汁。养成婴儿不含乳头睡眠的良好习惯。

4.保持婴儿口腔卫生，及时治疗婴儿口腔炎。

5.及时处理乳头破损　乳头、乳晕破损或皲裂时暂停哺乳，用吸乳器吸出乳汁哺乳婴儿；局部用温水清洗后涂以抗菌药软膏，待愈合后再行哺乳；症状严重时应及时诊治。

第二节　乳腺癌

【概述】

乳腺癌是女性常见的恶性肿瘤，多见于 40 岁以上妇女。病因尚不明确。目前认为与内分泌、遗传及饮食等因素有关。临床表现为乳房肿块、乳房局部皮肤呈橘皮样改变、某些患者乳头溢液及乳房疼痛、腋下淋巴结肿大等症状。

【临床特点】

1.无痛性肿块为常见症状，少数可有疼痛，肿块质地较硬，边界不清，活动度差，表面不光滑。

2.局部皮肤凹陷、水肿，呈"橘皮样"改变，晚期可破溃、感染、坏死呈"火山口"样改变并伴有恶臭，肿瘤细胞向皮肤扩散而形成"卫星"结节。

3.乳头凹陷、抬高，可有乳头溢液（血性或浆液性）。乳头乳晕可有糜烂、渗出、皲裂、增厚等湿疹样变。

4.早期同侧腋窝淋巴结肿大，质硬、无压痛，分散分布或融合成团及锁骨上淋巴结肿大。

5.可有上肢水肿及血行转移到肺、肝、脑、骨骼而出现相应症状。

【常规护理】

1.术前护理

（1）心理护理：乳腺是女性重要的性器官，手术切除不仅对形体有影响，而且心理受到打击。应帮助患者做好充分的心理准备，接受现实，树立战胜疾病的信心。

（2）有乳头溢液或局部破溃者，应及时给予换药，保持局部清洁。

2.术后护理

（1）伤口护理：切口加压包扎，观察有无渗血及加压包扎后患肢远端血运情况。如肢端肤色发绀、温度低，应及时放松绷带。

（2）引流管护理：指导患者床上活动时保护引流管。妥善固定，防扭曲，防滑脱。观察引流是否通畅。

（3）患肢护理：术后 3 日内患肢制动，患侧上肢垫软枕，取抬高外展位。观察肢端血运、温度及有无肿胀。不在患侧测量血压、静脉补液，避免影响淋巴和血液回流。

【健康指导】

（1）功能锻炼：术后 3~5 日鼓励患者活动患侧上肢，进行功能锻炼。从握拳、屈腕、屈肘开始，逐步增加肩部活动，做手指爬墙活动，直到能将患侧上肢高举过头且可以做梳头的动作为止。

（2）自我检查，提高自我保健意识。第一步：双手下垂，观察乳房外形，有无隆起或凹陷，有无橘皮样改变，乳头有无回缩、溢液，乳晕有无湿疹。第二步：两臂高举过头，看乳房外形，有无不规则凹陷或突起。第三步：仰卧，肩部垫薄枕，一侧手臂高举过头，使同侧乳腺平铺于胸壁，用对侧手沿顺时针方向仔细检查乳房各部位有无肿物。第四步：手臂放下，触摸腋窝有无肿大的淋巴结。

（3）定期复查。

（4）化疗注意事项：每隔 3 周化疗 1 次，共 3 次。3 周之间每周复查血象。⑤根据患者需求建议患者佩戴义乳。

第三节　急腹症

【概述】

急腹症是指以急性腹痛为主要表现，需要紧急处理的腹部疾病的总称。

【临床特点】

临床特点是发病急、进展快、变化多、病情重，一旦延误诊断、抢救不及时，就可能给患者带来严重危害和生命危险。可分为炎症性、脏器穿孔性或破裂性、脏器梗阻性或绞窄性、脏器扭转性、出血性、损伤性六种类型。

【常规护理】

(一) 恐惧的护理

1.患者入院时热情接待并及时安置床位，立即通知医生为其诊治。

2.提高安静、整洁、舒适的环境，避免各种不良刺激。

3.对患者的恐惧表示理解和同情，鼓励其说出自己心中的感受，并耐心倾听，给予帮助。

4.操作轻柔，尽量减少引起患者恐惧的医源性因素。

5.加强心理护理，详细介绍治疗、护理、检查的目的以及手术的必要性，使患者对诊治充满信心。

6.避免在患者面前谈论病情的严重性。

(二) 疼痛的护理

1.患者主诉疼痛时应立即采取相应的处理措施，如给予舒适的体位、同情安慰患者、让患者做深呼吸等。

2.观察患者疼痛的性质、程度、时间及发作规律、伴随症状、诱发因素。

3.提供清洁、安静、舒适、安全的环境。

4.按医嘱使用抗生素，预防和控制感染。

5.严密观察病情变化，尽早确诊，积极完善术前准备，有异常情况及时通知医生处理，但在明确诊断前禁用强镇痛药物。

（三）体液不足的护理

1.按医嘱为患者静脉输液，补充足够的水、电解质，必要时输血浆或全血。

2.记录24小时出入水量，为补液提供有效的依据。

3.观察记录患者尿色、量，必要时记录每小时尿量。

4.有胃肠减压者观察记录胃液色、量和性质。

5.注意观察患者皮肤、黏膜情况。

6.根据病情监测血压、脉搏，呼吸，每0.5~1小时1次，并记录。

（四）自理缺陷的护理

1.评估患者自理缺陷的程度。

2.为患者提供有关疾病预后的信息。指导和鼓励患者最大限度地完成生活自理。

3.协助卧床患者完成洗漱、进食、排便及个人卫生。

4.预防患者不活动的并发症。

（1）保持肢体功能位置。

（2）协助翻身，防止局部受压过久。

（3）定期用红花乙醇按摩骨突处，促进局部血液循环，防止压疮发生。

（4）适当使用气圈、气垫床等保护性措施。

（5）鼓励深呼吸，防止肺部并发症。

（五）出血的护理

1.严密观察记录患者呕血、便血、切口出血的色、量，协助医生积极处理。

2.给予输液、止血、输血治疗，观察止血药物的疗效。

3.监测患者血压、脉搏、呼吸，每15~30分钟1次，注意有无突发的剧烈腹痛、腹胀明显等异常情况。

4.尽量减少搬动患者，保持适宜体位，防止窒息或加重休克。

5.给予氧气吸入，观察患者末梢循环情况。

6.嘱患者绝对卧床休息，及时清除血迹，减少或消除不良刺激。

7.同情安慰患者，消除其紧张心理，使其能积极配合治疗和护理。

（六）感染的护理

1.接触患者前后均用消毒水洗手，防止交叉感染。

2.为患者执行各项治疗、操作时严格遵守无菌技术。

3.有引流管者，应每日更换引流袋，防止管道扭曲、受压，保持引流通畅。

4.加强营养支持治疗，补充足够水分，必要时输注白蛋白、同型血浆，增强患者抗病能力，促进切口愈合。

5.禁食、发热、持续胃肠减压者，应用生理盐水或朵贝液口腔护理，每日3次，防止口腔炎的发生。

6.病情许可的情况下，适当进行室内活动，做深呼吸，防止坠积性肺炎、下肢静脉血栓形成。

7.留置导尿管者应用0.25%络合碘消毒尿道口或擦洗外阴每日3次。

8.加强皮肤护理，多汗者及时擦干汗液、更换衣被，经常变换体位，按摩骨突部位，防止褥疮的发生。

9.按医嘱使用抗生素。

10.监测体温，每日4次，发热者应增加测量次数并及时给予降温处理。

【健康教育】

1.告知患者及家属可以导致急腹症的相关疾病，如阑尾炎、胰腺炎、肠梗阻等。

2.在震荡未完全清楚前，告知患者及家属保守疗法的重要性。

3.向患者及家属解释手术治疗的必要性。

4.向患者解释所有诊断性检查的目的、重要性，取得合作。

5.告知患者要随时报告疼痛的性质和变化的情况。

6.安慰体贴患者，认真倾听其主诉，并及时给予反馈。

7.告知患者诊断未清楚前禁止使用强镇痛剂、滥用腹部热敷的意义。

第四节　胃、十二指肠溃疡的护理

【概述】

胃、十二指肠溃疡（gastro—duodenal ulcer）是位于胃、十二指肠壁的局限性圆形或椭圆形的缺损。发病原因与胃酸分泌过多、胃黏膜屏障破坏、精神神经因素有关。

【临床特点】

主要临床表现为节律性疼痛：胃溃疡疼痛为餐后0.5~1小时发作，至下餐前缓解，疼痛规律为进食→疼痛→缓解。十二指肠溃疡为餐后2~3小时发作，持续到下次进餐前缓解，亦可发生于睡前或午夜（夜间痛），疼痛规律为空腹痛→进食→缓解。次要表现为呕吐、出血。

【常规护理】

（一）术前护理

1.心理护理　手术前要安慰患者，耐心解答患者提出的问题。

2.饮食　应少而精，如鱼、蛋、乳、巧克力等，同时食用富含维生素的水果、蔬菜。主食以软饭、面食为主，少食多餐。部分幽门梗阻患者可选用少量流食。并发出血、穿孔、完全幽门梗阻者要禁食水。

3.手术日晨留置胃管，便于手术操作，减少手术时对腹腔的污染。

4.有幽门梗阻者禁食水给予高渗盐水洗胃以减轻水肿。

（二）术后护理

1.病情观察 生命体征观察，病情较重或有休克者应及早观察患者神志、尿量、体温等。

2.体位患者神志清楚、血压平稳后给予半卧位。

3.鼓励患者深呼吸，有效咳嗽排痰，预防术后并发症。

4.胃肠减压护理 保持胃管通畅，定时冲洗胃管，妥善固定，严防脱出。嘱患者不要将痰液咽下，以免阻塞胃管。观察胃液的颜色、性质及量，并准确记录引流量。

5.饮食 术后拔除胃管后，可少量饮水，每次4~5汤勺，2小时1次。如无不适反应，第2日可进流质饮食，如糖水、橘汁，每次50~80ml。每日6次。第3日改为半流食，每次100~150ml。并避免选用胀气的食物，以鸡蛋汤、菜汤、藕粉为宜。如一切正常，第4日可食用稀粥等低脂肪半流食；逐渐食用软饭，10~14日可食用普食。主食与配菜都应软烂易于消化，每日5~6餐，忌食生、冷、油炸、刺激性及易胀气的食物。

6.并发症的观察 ①出血：术后24小时可以从胃管内引出暗红色胃液，一般不超过300ml，并逐渐减少。如胃管内短时间大量引出鲜红色胃液，患者头昏、脉快、恶心、呕吐、黑便、血压下降应考虑胃内出血。②倾倒综合征：由于胃大部切除后丧失了幽门括约肌，食物失去控制，术与胃液充分混合即过快地进入空肠，因渗透作用将大量体液"吸收"回肠组织，使循环血量骤然下降，患者在进食后出现上腹胀痛、心悸、头晕、出汗、呕吐、腹泻，甚至虚脱。应立即使患者平卧，数分钟后可缓解。应向患者解释发生这种现象的原因。帮助患者调节饮食种类，多食易消化食物，控制糖类的摄入。指导患者取半卧位缓慢进食，进餐时和进餐后不要饮水。多数患者在0.5~1年内能逐渐缓解。

【健康指导】

1饮食要有规律，1个月内少食多餐，以后逐渐减少餐次，适应正常进餐时间；

2.禁烟酒，禁辛辣；

3.生活有规律，保持良好心情，情绪稳定；

4注意劳逸结合。

（三）术后并发症护理

1.术后胃出血 术后短期内从胃管内流出大量鲜血，甚至呕血或黑便，持续不止，趋向休克情况，应积极保守治疗（包括禁食、止血药物、输新鲜血）。若症状未缓解，血压逐渐下降，应立即再次手术。

2.十二指肠残端破裂 术后3~6日，右上腹突发剧痛和局部明显压痛、腹肌紧张等急性弥漫性腹膜炎症状，酷似溃疡穿孔，需立即手术治疗。

3.术后梗阻 分为输出袢梗阻、吻合口梗阻。共同症状是大量呕吐、不能进食，治疗护理同"肠梗阻"。

第五节　胃癌

【概述】

胃癌（gastric carcinoma）是人类发病率最高的恶性肿瘤。男女发病率之比为 2:1，好发年龄在 50 岁以上。好发于胃窦部。饮食生活因素及幽门螺杆菌感染是其发生的主要因素。

【临床特点】

1. 上腹痛，无规律，与饮食无关。

2. 梗阻感，此多为贲门部癌。

3. 呕吐、呕血、黑便。

4. 体重减轻。

5. 上腹部扪及肿块。

6. 钡剂造影可见充盈缺损。

7. 胃镜活检进行病理学诊断。

【常规护理】

1. 术前护理

（1）心理护理：向患者耐心解释胃癌手术的必要性、可治性。用实例说明手术的效果，解除患者的顾虑，消除其悲观情绪，增强患者对治疗的信心，积极配合治疗和护理。

（2）增强营养的摄入量：因患者进食后常有胃部饱胀感及疼痛，导致食欲不振，进食量过少。指导患者进食新鲜易消化的食物，减少脂肪、蛋白含量多的食物，多食绿色蔬菜和水果，少量多餐。如患者进食量过少，可给予静脉补液或给肠外营养。

（3）洗胃：幽门梗阻患者术前 3 日用生理盐水洗胃，以减轻胃黏膜水肿。

（4）术前 1 日准备同基本外科护理常规。

2. 术后护理

（1）同全麻术后护理常规。

（2）胃管的护理：胃管要妥善固定，严防脱出。保持胃管通畅，每日用生理盐水冲洗胃管 4 次，每次不超过 10ml，冲洗胃管时动作要轻，胃管不通及时通知医生。注意观察胃液的颜色、性质和量，并准确记录 24 小时胃液量。

（3）并发症的观察：①出血：术后 24 小时胃液量一般不超过 600ml，呈咖啡色或暗红色。如胃管内每小时胃液量超过 150ml 呈鲜红色，应考虑出血，应通知医生并立即建立两条静脉通路，给予心电监测，配血。②梗阻：患者进食后腹胀、恶心呕吐，24 小时内无排气，提示患者有肠梗阻，应立即嘱患者禁食并通知医生。③倾倒综合征：患者进食时或进食后 5~30 分钟出现上腹饱胀、心悸、出汗、头晕、恶心、呕吐等症状。可持续 15~30 分钟，平卧 15~30 分钟后，症状可逐渐减轻或消失。这是吻合口过大，食物排空过快，高渗食物进入空肠，吸入大量细胞外液和刺激腹腔神经丛所致，应嘱患者少食多餐，饭后平卧 20~30 分钟，饮食以高蛋白质、高脂肪和低碳水化合物为主，不吃过甜、过浓的饮食，多数可在 1~2 年内自行减轻或消失。

(4) 饮食护理：术后待肛门排气后拔除胃管，拔管当日饮少量水，每次 1~2 汤匙，每 1~2 小时 1 次；第 2 日给清流食，每次 50~100ml，每 2 小时 1 次；第 3~4 日给流食，每次 100~200ml，拔管后第 5 日给半流食。术后 1 个月内应少食多餐，禁食酸辣和粗纤维食物。

【健康指导】

饮食要规律，1 个月内少食多餐，禁食刺激性食物，1 个月后可逐渐增加进食量，减少进餐次数。

第六节　肝脓肿

【概述】

肝脏受感染后，因未及时处理或不正确处理而形成脓肿。全身各部化脓性感染，尤其腹腔内感染，可通过胆管、门静脉、肝动脉或直接蔓延等途径进入肝脏，其他尚有创伤、异物等所引起者，亦有来源不明者。机体抵抗力减弱也是本病发病的重要内因。有细菌性和阿米巴性两种。

【临床特点】

1.寒战高热　体温可高达 39~40℃，多表现为弛张热，伴有或无大量出汗、恶心、呕吐、食欲不振和全身乏力。

2.肝肿大和肝区疼痛　肝区持续性钝痛或胀痛，刺激性咳嗽和呼吸时疼痛加重，可伴有右肩牵涉痛。

3.较重的病例可有黄疸、贫血或水肿。

4.白细胞计数和中性粒细胞比例增高。

5.B 超　分辨直径>2cm 的脓肿病灶，并明确其部位和大小，为首选的检查方法。

6.胸腹透视　右叶脓肿可见右膈肌升高，运动受限；肝阴影增大或有局限性隆起；有时出现右侧反应性胸膜炎或胸腔积液。

7.在 B 超或 CT 定位下距病灶最近处进行肝脏穿刺抽脓，对诊断价值较大。

【常规护理】

（一）常规护理

1.心理护理　了解患者及家属的心理活动，做好解释工作，尽量减轻他们不良的心理反应，使其保持最佳心理状态，配合治疗和护理。以保证手术的顺利进行。

2.了解患者的全身情况，协助患者做好各项术前检查及准备工作，如有异常及时通知医生择期手术。

3.根据手术方式及患者的情况，对其进行卫生宣教、术后注意事项及与医护配合等方面的指导。

4.做好卫生处置工作（洗澡、更衣、理发、剪指甲等），根据手术部位的不同做好手术区的皮肤准备，根据医嘱给患者做交叉配血的准备。

5.术前 12 小时禁食，4~6 小时禁水。

6.肠道准备　于术前晚、术日晨常规用 0.1%~0.2% 肥皂水清肠 1 次。必要时给予甘露醇进行全肠道灌洗。

7.术前晚根据患者情况酌情使用镇静剂，保证其充分休息。

（二）手术日晨护理

1.测量体温、脉搏、呼吸、血压，如有异常报告医生，决定是否延期手术。

2.嘱患者排尿，必要时遵医嘱给予留置尿管，并妥善固定。

3.检查手术区皮肤准备是否符合要求。

4.根据医嘱留置胃管，并妥善固定。

5.取下假牙、发夹、贵重物品交于家属或护士长保管。

6.准备手术室所需的物品如病例、X 线片、CT 片、药品等一起带入手术室。

7.患者进入手术室后根据手术麻醉情况准备床及物品，停止执行术前医嘱。

（三）术后护理

1.了解患者术中情况，当患者回房后，通过了解患者的手术方式和术中病情变化，做了哪些相应的处理，以便制定相应的术后护理措施。

2.体位　根据病情及麻醉方式改变体位。

3.生命体征的检测　根据手术的大小及病情定时检测体温、血压、脉搏、呼吸，做好记录。

4.切口、引流物的观察　术后应观察切口有无出血、渗血、渗液、敷料脱落及感染的征象。引流管应保持通畅，防止阻塞、扭曲、折叠、脱落，严密观察并记录引流液的量、色及性状。发现异常及时通知医生。

5.疼痛护理　麻醉作用消失后，患者会感到切口疼痛，24 小时内较明显，遵医嘱使用止痛药物，并观察止痛药应用后的效果。

6.恶心、呕吐、腹胀的护理　术后恶心、呕吐常为麻醉反应，待麻醉作用消失后症状自行消失。若持续不止或反复发作，应根据患者的情况综合分析、对症处理。防止水、电解质紊乱。

7.术后 6~8 小时未排尿者，观察膀胱充盈程度，先诱导排尿，必要时给予留导尿管。

8.饮食和输液　手术后患者的营养和水的摄入非常重要，它直接关系到患者的代谢功能和术后的康复。禁食期间，应经静脉补充水、电解质和营养。

9.基础护理　加强口腔、尿道、压疮护理，防止并发症发生。

10.活动　术后无禁忌，应早期活动，包括深呼吸、咳嗽、翻身和肢体活动，但对休克，极度衰弱或手术后需要限制活动者，则不宜早期活动。

11.向患者家属交代疾病的转归及注意事项。

（四）病情观察

全身中毒症状严重者，应密切观察患者神志、体温、脉搏、呼吸、血压，有无感染性休克症状。一旦出现及时与医生联系进行处理。

（五）高热的护理

患者持续高热时应给与头部置冰袋，物理降温、鼓励患者多饮水，随时测体温、脉搏、呼吸，观察记录降温效果，必要时药物退热、镇静并给予吸氧，及时补充水电解质维持酸碱平衡。

（六）饮食护理

给高热量、高维生素易消化饮食。

（七）抗生素治疗

遵医嘱应用敏感抗生素，密切观察药物的疗效及毒副反应。

（八）疼痛的护理

与患者交谈分散注意力，必要时遵医嘱应用止痛药物。

（九）引流者的护理

半卧位有利于呼吸和引流。保持引流通畅，观察引流液的性质、脓液的黏稠度，有无坏死组织，用生理盐水反复冲洗腹腔，记录每日引流脓液量。少于10ml或脓腔容量少于15ml即可拔管，改换凡士林纱布条引流。

（十）间隔换药至脓腔闭合。

第七节　肝癌

【概述】

原发性肝癌是我国和某些亚非地区常见癌症，全世界每年约发生肝癌25万余例，其中45%发生在中国。我国肝癌的年死亡率约10/10万人，仅次于胃癌和肺癌居第三位原发性肝癌多见于中壮年男性，男女之比为（3~6）:1。它可发生在任何年龄组，以30~60岁最多见，低发区老年发病率高，在高发区患者的年龄较轻。

【临床特点】

早期肝癌常无特异性表现，症状常有肝区持续性隐痛，夜间及劳累后尤甚，上腹饱胀，食欲减退，乏力消瘦，低热。多数患者在肝硬化基础上发生肝癌，可有鼻出血、牙龈出血等肝硬化的症状。肝癌进行性肿大或上腹扪及肿块，表明光滑或有结节感，多数已不属于早期。晚期常有黄疸、腹水、下肢水肿等，并发肝硬化患者有蜘蛛痣，腹壁静脉曲张、肝掌等。

【护理措施】

（一）常规护理

1.心理护理　了解患者及家属的心理活动，做好解释工作，尽量减轻他们不良的心理反应，使其保持最佳心理状态，配合治疗和护理。以保证手术的顺利进行。

2.了解患者的全身情况，协助患者做好各项术前检查及准备工作，如有异常及时通知医生择期手术。

3.根据手术方式及患者的情况，对其进行卫生宣教、术后注意事项及医护配合等方面的指导。

4.做好卫生处置工作（洗澡、更衣、理发、剪指甲等），根据手术部位的不同做好手术区的皮肤准备，根据医嘱给患者做交叉配血的准备。

5.术前12小时禁食，4~6小时禁水。

6.肠道准备　于术前晚、术日晨常规用0.1%~0.2%肥皂水灌肠1次，必要时给予甘露醇进行全肠道灌洗。

7.术前晚根据患者情况酌情使用镇静剂，保证其充分休息。

（二）手术日晨护理

1.测量体温、脉搏、呼吸、血压，如有异常报告医生，决定是否延期手术。

2.嘱患者排尿，必要时根据医嘱留置尿管，并妥善固定。

3.检查手术区皮肤准备是否符合要求。

4.根据医嘱留置胃管，并妥善固定。

5.取下假牙、发夹、贵重物品交于家属或护士长保管。

6.准备手术室所需的物品如病例、X线片、CT片、药品等一起带入手术室。

7.患者进入手术室后根据手术麻醉情况准备病床及物品，停止执行术前医嘱。

（三）术后护理

1.了解患者术中情况，当患者回房后，通过了解患者的手术方式和术中病情变化，做了哪些相应的处理，以便制定相应的术后护理措施。

2.体位　根据病情及麻醉方式改变体位。环境要安静舒适、术后第2日可给予半卧位，避免剧烈咳嗽，过早活动有可导致肝断面出血，半肝以上切除者需间断给氧3~4日。

3.生命体征的监测　根据手术的大小及病情定时监测体温、血压、脉搏、呼吸，做好记录。

4.切口、引流物的观察　术后应观察切口有无出血、渗血、渗液、敷料脱落及感染的征象。引流管应保持通畅，防止阻塞、扭曲、折叠、脱落，严密观察并记录引流液的量、色即性状。发现异常及时通知医生。

5.疼痛护理　麻醉作用消失后，患者会感到切口疼痛，24小时内较明显，遵医嘱使用止痛药物，指导控制疼痛分散注意力的方法，并观察止痛药应用后的效果。

6.恶心、呕吐、腹胀的护理　术后恶心、呕吐常为麻醉反应，待麻醉作用消失后症状自行消失。若持续不止或反复发作，应根据患者的情况综合分析、对症处理。

防止水、电解质紊乱。

7.术后 6~8 小时未排尿者，观察膀胱充盈程度，先诱导排尿，必要时给予留导尿管。

8.饮食和输液 手术后患者的营养和水的摄入非常重要，它直接关系到患者的代谢功能和术后的康复。禁食期间，应经静脉补充水、电解质和营养。肝癌患者宜食用适量高蛋白、高热量、多维生素饮食，少食多餐，尽量使患者吃到喜爱的食物，适量补充白蛋白、维生素 B、维生素 C、维生素 K。

9.基础护理 加强口腔、尿道、压疮护理，防止并发症发生。

10.活动 术后无禁忌，应早期活动，包括深呼吸、咳嗽、翻身和肢体活动，但对休克，极度衰弱或手术后需要限制活动者，则不宜早期活动。

11.向患者家属交代疾病的转归及注意事项。

12.肝癌患者常有腹水和水肿，要注意监测电解质和血清蛋白水平，观察记录体重、出入量、腹围及水肿程度。

13.心理护理 对化疗及放疗的患者因头发脱落引起的心理不适，应做好心理护理，以消除其顾虑，必要时协助其佩戴假发。

第八节　门静脉高压症

【概述】

正常门静脉压力为 1.25~2.35kPa，由于各种原因使门静脉血流受阻，血液淤滞时，则门静脉压力升高，从而出现一系列门静脉压力增高的症状和体征，叫作门静脉高压症。窦前性阻塞常见的原因是血吸虫病性肝硬化。窦后性阻塞的常见病因是肝炎后肝硬化。肝外型主要是肝外门静脉主干血栓形成，门静脉主要属支的阻塞所致。

【临床特点】

1.有慢性肝炎病史，或长期饮酒史、疫水接触史。

2.呈灰黑色慢性肝病面容、肝掌、蜘蛛痣、腹水。

3.上消化道出血，止血药物治疗一般无效。

4.黑便。

5.体检发现脾肿大。

6.肝功能检查常有转氨酶增高、血清胆红素增加、血浆蛋白减少、白/球比例倒置。

7.血常规检查白细胞、血小板及红细胞计数减少，尤以白细胞、血小板为甚。

护理措施

（一）非手术疗法的护理

1.卧床休息，保持安静，减少机体能力消耗。

2.鼓励患者进食高热量、适量蛋白、高维生素、低脂、无刺激性少渣饮食，如有腹水宜低盐饮食，如有消化道大出血禁饮食，必要时三腔管压迫止血。

3.定期监测中心静脉压，血压、心率、呼吸，密切观察是否有血容量的增加而导致的再出血。

5.消化道出血护理

(1) 绝对卧床休息，头偏向一侧，利于呕吐物排出，防止窒息。

(2) 尽快建立静脉通路，遵医嘱做好交叉配血，快速输液、输血，补充血容量。

(3) 遵医嘱应用止血药，注意药物不良反应，按时给药。

(4) 氧气吸入，以减轻组织缺氧。

(5) 插三腔两囊管止血，并保持其效能。

6.肝昏迷护理

(1) 密切观察意识状况，注意有无精神错乱，自我照顾能力降低，性格改变和行为失常等肝昏迷前期症状。

(2) 饮食护理　禁食高蛋白饮食，给予碳水化合物为主的食物，保证水电解质和其他营养平衡。

(3) 绝对卧床休息，避免剧烈活动，防止出血，如发生出血应及时处理，以免血液在肠道内分解成氨，吸收后血氨升高，并宜输新鲜血。

(4) 术前3日即给患者行肠道准备，口服抗生素，抑制肠道细菌。术前晚温水清洁灌肠，禁用肥皂水，以减少血氨的来源和消除术后诱发肝昏迷的因素。

(5) 根据医嘱给予保肝治疗，防止肝昏迷。

(6) 遵医嘱慎重选择止痛、麻醉、镇静类药物。

(二) 手术疗法术前及术后护理

1.术前护理

(1) 饮食：帮助并指导患者进食高热能、低蛋白质、多维生素的少渣饮食，有助于减少氨的吸收及对肝功能的损伤；避免进食粗硬、油炸机有刺激性的食物，防止损伤食管–胃底曲张静脉，引起大出血。

(2) 肠道准备：碱性溶液可促进氨的吸收，加重病情，故肠道准备时禁用肥皂水灌肠。可口服50%的硫酸镁或使用生理盐水清洁灌肠。术前置胃管要轻柔，选用细管，多涂润滑油，以免引起出血。

(3) 严重腹水的患者，使用利尿剂时，密切监测水、电解质情况及24吸收尿量。

2.术后护理

(1) 正确记录出入量，注意水、电解质平衡：对使用利尿剂的患者，应监测血钾及血钠，防止发生低钾和低钠血症。观察患者的尿量，以了解肾功能情况，防止肝肾综合征。

(2) 并发症的观察及护理：①出血：患者肝功能障碍、凝血功能差，极易引起出血，要密切观察患者的生命体征、尿量及腹腔引流量，观察有无出血倾向；②血栓：观察患者有无急性腹痛、腹胀及腹膜刺激征，及时发现有误肠系膜血管栓塞或血栓形成；③肝昏迷：门静脉高压分流术致使大部分门静脉血流转流至腔静脉，来自肠道血液的代谢产物不经过肝脏解毒直接进入体循环，引起肝昏迷。因此，术后要观察患者意识情况，少用或不用吗啡类药物，慎用安眠药，监测体温变化。及时给予抗生素，预防感染。减少诱发肝昏迷的因素。

【健康指导】

1. 患者应牢记饮食原则，宜进食新鲜、易消化、多维生素、多糖饮食，适量食用蛋白质及脂肪类食物，忌烟酒，忌过饱；

2. 患者应继续保肝治疗，不要服用对肝脏有毒的药物；

3. 患者生活要有规律，劳逸结合，自我监测有无出血征象，发现异常及时就诊。

第九节　胆石症

【概述】

胆石形成的原因目前尚不明确，可能与代谢失调或胆管感染有关。胆石症分胆囊结石、胆总管结石和肝内胆管结石。胆石症常伴有炎症。临床表现为腹痛、发热、恶心、呕吐，有时伴有黄疸。

【临床特点】

单纯胆囊结石常无明显症状，只有当结石嵌于胆囊颈部时，患者表现为胆绞痛、恶心、呕吐、发热、右上腹局部压痛、肌紧张，莫菲征阳性。

【护理措施】

1.术前护理

（1）饮食：指导患者选用低脂肪、高蛋白质、高糖饮食。因为脂肪饮食可促进胆囊收缩排出胆汁，加剧疼痛。

（2）术前用药：严重的胆石症发作性疼痛可使用镇痛剂和解痉剂，但应避免使用吗啡，因吗啡有收缩胆总管的作用，可加重病情。

（3）病情观察：应注意观察胆石症急性发作患者的体温、脉搏、呼吸、血压、尿量及腹痛情况，及时发现有无感染性休克征兆。注意患者皮肤有无黄染及粪便颜色变化，以确定有无胆管梗阻。

2.术后护理

（1）症状观察及护理：定时监测患者生命体征的变化，注意有无血压下降、体温升高级尿量减少等全身中毒症状，及时补充液体，保持出入量平衡。

（2）T形管护理：胆总管切口放置T形管的目的是为了引流胆汁，使胆管减压：①T形管应妥善固定，防止扭曲、脱落；②保持T形管无菌，每日更换引流袋，下地活动时引流袋应低于胆囊水平，避免胆汁回流；③观察并记录每日胆汁引流量、颜色及性质，防止胆汁淤积引起感染；④拔管：如果T形管引流通畅，胆汁色淡黄、清澄、无沉渣且无腹痛无发热等症状，术后10~14日可夹闭管道，开始每日夹闭 2~3 小时，无不适可逐渐延长时间，直至全日夹管。在此过程中要观察患者有无体温增高，腹痛，恶心，呕吐及黄疸等。经 T 形管造影显示胆管通畅后，再引流 2~3 日，以及时排出造影剂。经观察无特殊反应，可拔除 T 形管。

（3）健康指导：进少油腻、高维生素、低脂饮食。烹调方式以蒸煮为宜，少吃油炸类的食物。

（4）适当体育锻炼，提高机体抵抗力。

第十节　急性梗阻性化脓性胆管炎

【概述】

急性梗阻性化脓性胆囊炎（acate obstructive suppurative cholangitis，AOSC），是由于胆管梗阻而引起的急性化脓性炎症。起病急，发展迅速而凶险，死亡率高。其原因主要为胆管系统压力高，大量细菌繁殖，并分泌出大量毒素，细菌的毒素进入血液，引起败血症。

【临床特点】

（1）有胆管疾病发作史或胆管手术史。

（2）发病急骤，病情发展快，出现 Charcot 三联征（腹痛、寒战、高热、黄疸）。

（3）休克：病程晚期出现脉搏细弱、血压下降、发绀。进展迅速者，甚至在黄疸之前即出现。

（4）中枢神经系统症状：除出现 Charcot 三联征外，还可出现休克、中枢神经系统症状，即 Reynoles 五联征。

（5）右上腹及剑突下明显压痛和肌紧张，肝大，有明显的压痛，可触及肿大的胆囊。

【护理措施】

（一）术前护理

1.同普外科术前护理常规。

2.严密观察生命体征，注意有无中毒休克出现。

（1）体温：急性梗阻性化脓性胆管炎患者常有高热，达 40℃以上，一旦体温下降或不升说明已经出现休克。

（2）脉搏：急性梗阻性化脓性胆管炎患者脉搏弱而快，达每分钟 120 次以上，如有脉搏细速，说明有休克征象。

（3）呼吸：急性梗阻性化脓性胆管炎患者多合并有代谢性酸中毒，表现为呼吸深而快，病情严重时呼吸减慢。

（4）血压：是反映休克的直接指标，收缩压低于 12.0kPa，脉压小于 2.6kPa，表明休克存在。

3.观察神志 神志反映脑组织灌流情况，休克早期，脑组织灌流无明显减少，缺氧较轻，神经细胞兴奋，表现为烦躁、激动。休克后期神经细胞抑制，表现为神志淡漠，意识模糊。

4.观察皮肤颜色及温度 皮肤颜色及温度反映人体体表灌流情况，休克时四肢皮肤苍白、湿冷、发绀，轻压指甲和口唇时颜色变苍白。

5.抗休克抗感染护理

（1）迅速建立静脉通道。

（2）积极抗休克：遵医嘱准确应用升压药及调节输液速度，防止血压忽高忽低影响心、脑、肾血液灌流，并观察血压变化。

（3）积极抗感染：有计划正确的应用抗生素，各个时间药量保持一致，静脉输液中注意各种药物的配伍禁忌。

6.高热护理

（1）对高热患者，用温水擦浴，头枕冰袋，以减少脑组织的耗氧量。

（2）及时给氧，改善缺氧的状况。

（3）做好基础护理，防止压疮及肺炎。

（二）术后护理

1.麻醉清醒后血压平稳者取半卧位，如有休克征象取平卧位。

2.密切观察患者生命体征的变化。

3.密切观察伤口渗血渗液情况。

4."T"形管引流的护理 同"T"形管引流护理常规。

5.肠蠕动恢复后可拔除胃管进低脂饮食。

6.严密观察术后并发症，如出血、黄疸、胆瘘等。

第十一节 急性胰腺炎

【概述】

急性胰腺炎（acute pancreatitis）是常见的外科急腹症之一，是胰酶消化胰腺和其周围组织所引起的炎症。分间质性水肿型胰腺炎和出血坏死性胰腺炎。病因有很多种，主要与胆管疾病或过量饮酒有关。

【临床特点】

1.酗酒或饱餐后出现上腹剧痛，可向左腰背放射。

2.并发恶心、呕吐、腹胀。

3.不同程度和范围的腹膜刺激征。

4.血、尿淀粉酶升高。血清淀粉酶>500U/dl 及尿淀粉酶>300U/dl（Somogyi 法）。

5.B 超和 CT 可协助确诊。

6.既往有胆管疾病、高脂血症等病史。

【护理措施】

1.一般护理

(1) 保持病室内口气新鲜，严格无菌操作。

(2) 患者绝对卧床休息，禁食水、胃肠减压。

(3) 遵医嘱给予止痛药物：阿托品、丙胺太林，禁用吗啡。

(4) 患者由于病情重、术后引流管多，恢复时间长，易产生急躁情绪，因此应关心、体贴、鼓励患者，使其做好心理护理。

2.术前护理

(1) 病情观察：严密观察患者生命体征、神志及皮肤颜色、温度、注意有无休克、呼吸功能不全、肾功能不全等并发症，监测血糖及血钙水平。

(2) 禁食水、胃肠减压，引出胃内容物，避免呕吐并减少胃液刺激肠黏膜产生促胰腺分泌激素，使胰腺分泌增多加重自身消化。

(3) 应用抑制胰腺分泌的药物。

(4) 抗休克治疗。重症胰腺炎在监测中心静脉压和尿量下，补充血容量，补充钾、钙，纠正酸碱平衡紊乱。

(5) 抗感染，遵医嘱应用抗生素。

(6) 必要时做好术前准备。

3.术后护理

(1) 病情观察，及时发现休克、呼吸功能不全、肾功能不全等征象。

(2) 禁食水、胃肠减压，保持引流管通畅，防止扭曲、折叠、阻塞，保持水电解质平衡。

(3) 营养护理患者需长期禁食，留置胃管，同时又有多根引流管机体消耗量达，因此要注意补充营养，使机体达到正氮平衡以利于组织修复。营养支持分三个阶段：第一个阶段完全胃肠外营养（TPN）2~3周，以减少对胰腺分泌的刺激。第二个阶段肠道营养（TEN），采用经肠道造瘘口注入要素饮食，3~4周。第三阶段逐步恢复到经口饮食，应做好 TPN 与 TEN 护理，防止并发症。

(4) 保持各种引流管通畅，彻底引流渗液和坏死组织以减轻病情，减少并发症的发生。

(5) 腹腔灌洗与腹腔冲洗的护理

①腹腔灌洗

方法：以生理盐水 1000ml 加庆大霉素 16 万单位 15 分钟内灌入腹腔，保留 30 分钟协助翻身放出灌洗液。

护理：观察引流液的性质，如为淡红色或浑浊液或呈洗肉水样，应加强灌洗次数，灌洗液清亮后可减少灌洗次数。

记录灌入液的性质及引流液量，每次应准确记录，防止灌洗液潴留腹腔。

皮肤护理：每次灌洗将皮肤擦净并涂以氧化锌软膏保护皮肤。

②腹腔冲洗

方法：以生理盐水 3000ml 加庆大霉素 24 万单位，经双套管 24 小时持续均匀冲洗腹腔，根据引流液性质调节冲洗速度，增加冲洗液量，其余护理同腹腔灌洗。

（6）"T"管护理见"T"管护理常规。

（7）防止感染观察患者体温计血象变化，遵医嘱应用抗生素，防止感染所致的并发症，做好口腔护理，预防腮腺炎的发生。

【健康指导】

（一）心理指导

1.心理是促进患者的康复的重要环节，急性胰腺炎由于发病急，疼痛剧烈，易造成情绪不稳定等不良心理反应，应及时关心体贴病人，尽快解除疼痛因素。

2.应与患者多沟通，详细讲解疾病的病因、诱发因素、治疗方法预后等有关知识，告诉患者情绪紧张、过度劳累更加快胰腺的分泌，加剧疼痛，要保持乐观的态度，树立战胜疾病的信心，解除思想顾虑，积极配合治疗。

3.病人禁食期间饥饿难受，有时偷吃东西，偷喝水，进一步又加重了病情，要向病人讲解禁食、禁饮的意义，从而取得病人合作。

（二）用药指导

腹痛剧烈者，可遵医嘱给予哌替啶等止痛药，但哌替啶反复使用可致成瘾。禁用吗啡，以防引起 Oddi 括约肌痉挛，加重病情。注意监测用药前、后病人疼痛有无减轻，疼痛的性质和特点有无改变。若疼痛持续存在伴高热，则应考虑可能并发胰腺脓肿；如疼痛剧烈，腹肌紧张、压痛和反跳痛明显，提示并发腹膜炎，应报告医师及时处理。

（三）生活指导

指导病人及家属掌握饮食卫生知识，病人平时应养成规律进食习惯，避免暴饮暴食。腹痛缓解后，应从少量低脂、低糖饮食开始逐渐恢复正常饮食，应避免刺激强、产气多、高脂肪和高蛋白食物，戒除烟酒，防止复发。

（四）休息与活动指导

嘱病人卧床休息，协助病人选择合适座卧位，如弯腰、屈膝仰卧、鼓励病人翻身，因剧痛在床上辗转反侧者，要防止坠床，保持室内环境安静，促进休息，保证睡眠，增进组织修复和体力恢复，以改善病情。

（五）出院指导

1.疾病康复期应注意休息，避免劳累。

2.饮食要有规律，少食多餐，勿暴饮暴食，忌酒及生冷油腻食物。

3.指导病人积极治疗胆道疾病和十二指肠疾病，避免感染，保持心情舒畅。

4.帮助并热和家属了解胰腺炎的基本知识，出现症状时及时就诊，防止再次出现胰腺炎。

第十二节　胰腺癌

【概述】

胰腺癌是消化系统较常见的恶性肿瘤，40 岁以上好发，男性比女性多见。90%

的患者在诊断后一年内死亡。5 年生存率仅 1%~3%。胰腺癌包括胰头癌、胰体尾部癌等，其中胰头癌，约占胰腺癌的 2/3。

【临床特点】

1.腹痛　持续而进行性加重的上腹部饱满、闷胀和隐痛。

2.黄疸和腹水　梗阻性黄疸是胰头癌最突出的症状，呈进行性加重可伴茶色尿，色似酱油，陶土色大便，癌细胞腹膜种植或门静脉回流受阻时腹水形成。

3.消化道症状　食欲减退，厌食油腻和动物蛋白食物，消化不良或腹泻。

4.乏力和消瘦及恶病质。

【护理措施】

（一）术前护理

1.同普外科术前护理常规。

2.改善营养状况　体弱、贫血或低蛋白血症的患者可多次少量输新鲜血液制品，进食高蛋白质、高热量食物。胃肠道反应严重的患者可静脉给予高营养、补充蛋白或留置鼻饲管（经鼻至十二指肠或空肠）给予胃肠内营养科给予营养素或会输胰液、胆汁等引流液，并根据患者情况给予适宜营养素或回输胰液、胆汁等引流液，并根据患者情况给予适宜的浓度和温度，以利于患者对脂类的吸收。术前改善患者的营养状态，对降低术后并发症有重要的作用。

3.增强凝血功能　梗阻性黄疸患者，因胰胆管阻塞影响脂类食物的消化、吸收，致维生素 K 及依赖维生素 K 的一些凝血因子缺乏；长期胆管梗阻所致的肝功能损害，亦可导致其他不依赖维生素 K 的凝血因子缺乏，容易发生纤维蛋白溶解现象，使手术野广泛出血。故术前应注射维生素 K，及保肝治疗，改善肝功能。

4.经皮肝胆管引流（PTCD）管护理：

（1）检查出凝血时间、血小板、凝血酶原活动度、血红蛋白。

（2）肌内注射维生素 K1。

（3）做碘过敏试验。

（4）检查日需禁食、水。

（5）检查前半小时可肌内注射地西泮 10mg。

（6）监测生命体征。

5.皮肤护理　黄疸患者皮肤瘙痒，注意勤沐浴、勤更衣，不要搔抓。

6.心理护理　乐观、松弛的情绪有利于手术的成功。

（二）术后护理

1.同普外科术后护理常规。

2.体位　早期半卧位有利于患者的呼吸及引流。

3.密切监测生命体征　监测 T、P、R、BP 的变化。观察神志、精神状态。给予吸氧，必要时给予心电、血氧、血压监测，使其在正常范围。监测血糖，以了解胰腺的内分泌功能。

4.妥善固定并观察引流管 防止胃管、胰肠引流管、胆肠引流管、PTCD 管和胰支架管的滑脱、扭曲、堵塞和污染。嘱患者翻身时保护好引流管，胃管定时冲洗，每 6 小时 1 次。保证胃肠减压的有效性，避免胃酸通过体液因子刺激胰腺分泌。引流管位置要低于引流管皮肤出口处。观察引流液的颜色、性质并记录 24 小时量。如有异常，及时通知医生给予相应处理。

5.营养 胰腺癌患者由于术前营养状况较差，术后禁食时间较长，各种引流较多，患者体液丢失较多。要保证静脉通畅，及时补充营养物质，维持正常的入量，保证水和电解质的平衡。

6.活动 术后第 1 日，可鼓励患者坐起及在床上活动。术后第 2 日可鼓励患者床边活动。以促进胃肠功能恢复，尽快排气，预防肠粘连及肺部感染。

7.常见并发症的观察

(1) 出血：胰液消化腐蚀手术区血管或患者凝血功能改变，可导致大出血。若患者血性引流液较多，或 P、BP 有变化时，应及时给予止血处理。

(2) 胰腺炎：查血淀粉酶和胰液淀粉酶，有异常及时处理。

(3) 胰瘘：术后 1 周左右发生，表现为上腹部突然剧烈疼痛或持续性胀痛，发热，腹膜刺激征 (+)。胰液从引流管里流出，引流液淀粉酶明显升高。胰瘘发生后保持引流管通畅，保护好引流管周围皮肤，经常换药，保持干燥，防止胰液外渗引起皮肤糜烂。遵医嘱给予患者输注抑制胰腺分泌的药物，以争取最佳疗效。

(4) 胆汁性腹膜炎：发热，腹膜刺激征 (+)，引流液为胆汁样液体。

(5) 胃排空障碍：患者术后 7 日仍不排气，每日胃液量大于 500ml，称胃排空障碍。可经胃镜或上消化道造影明确诊断，应给予胃肠减压，营养支持，并使用促进胃肠动力的药物、理疗等方法处理。胃排空障碍的患者心理负担较重，应给予有利的心理支持。

(6) 胰腺假性囊肿：多由于炎性渗出物不能吸收而外溢，周围被增生的纤维组织包裹而成。囊肿成熟后可手术治疗。

【健康指导】

1. 戒烟、戒酒；

2. 定期化疗；

3. 饮食：高蛋白质，高维生素，易消化无刺激性饮食。忌暴饮暴食。

第十三节 肠瘘

【概述】

肠瘘是指肠管与其他空腔脏器、体腔或体腔外有异常的通道，肠内容物进入其他脏器、体腔或体外并引起感染体液丧失、内稳态失衡，器官功能受损及营养不良等改变。肠腔与其他空腔脏器如胆道、尿路、生殖道或其他肠段相通时称为肠内瘘；肠管与体表相通的瘘称为肠外瘘。

【临床特点】

肠内容物进入其他脏器、体腔、体外并引起感染、体液丧失、内稳态失衡、器官功能受损及营养不良。

【护理措施】

（一）非手术治疗护理

1.取半卧位，瘘口内放置双套管和滴水管，采用腹腔持续负压吸引的方法充分引流，准确记录冲洗液和肠液量并注意观察病情变化。

2.观察瘘口周围皮肤与组织情况，保持瘘口周围皮肤清洁干燥，用温水擦净，然后用氧化锌软膏涂抹。

3.及时更换潮湿敷料，被褥，加用护架，以避免管腔及皮肤受压。

4.遵医嘱予以营养支持，增强机体抵抗能力，促进机体康复。

5.心理护理。

（二）术前护理

1.同普外科术前护理常规。

2.肠道准备 应用抗生素，做好肠瘘口及旷置肠袢的灌洗。

3.皮肤准备 术前暴露瘘口周围皮肤保持清洁干燥。

4.加强营养，提高患者对手术的耐受性和术后恢复能力。

（三）术后护理

1.同普外科术后护理常规。

2.肠瘘患者手术剥离面大，术后可能出现弥漫性渗血，要严密观察血压、脉搏、面色的变化，伤口负压引流液和敷料的渗血情况。

3.患者术后和腹腔内均有潜在感染的机会，应注意观察体温、腹痛、腹胀、恶心等腹腔内感染的体征。

4.术后放置的各种引流管应妥善固定，保持通畅，严密观察准确记录。

5.早期下床活动，待腹部伤口愈合，无发热和其他制动因素的情况下逐渐增加活动范围及时间。

6.了解各管道的通向及作用，严格无菌操作，位置合适防止逆流感染。

【健康教育】

1.肠瘘病人由于长时间禁止经口进食及切除部分肠段，肠道的消化吸收功能有所下降，故应告诫病人出院后切忌暴饮暴食，早期应以低脂肪、适量蛋白质、高碳水化合物、清淡低渣饮食为宜；随着肠道功能的恢复，可逐步增加蛋白质及脂肪含量。

2.保持心情舒畅，坚持每天进行适量户外锻炼。

3.定期门诊随访，若发现腹痛、腹胀、排便不畅等现象应及时就医。

第十四节 肠梗阻

【概述】

任何原因引起肠内容物正常运行或顺利通过发送障碍，称为肠梗阻。按病因分为：机械性肠梗阻，动力性肠梗阻，血动性肠梗阻。按梗阻有无血运障碍分为：单纯性肠梗阻，绞窄性肠梗阻。根据梗阻的部位可分为高位和低位肠梗阻两种，根据梗阻的程度可分为完全性和不完全性肠梗阻，按发展过程快慢可分为急性和慢性肠梗阻。若一段肠管两端均受压且不通畅者称闭袢性肠梗阻，闭袢肠管中的气体和液体无法减压，易发生血运障碍。

【临床特点】

1.腹痛、呕吐、腹胀、停止自肛门排气排便四大症状和腹部可见肠型或蠕动波，肠鸣音亢进，压痛和腹肌紧张。

2.机械性肠梗阻具有上述典型临床表现，早期腹胀可不显著。麻痹性肠梗阻无阵发性绞痛等肠蠕动亢进的表现，相反肠蠕动减弱或消失，腹胀显著，而且多继发于腹腔内严重感染、腹膜后出血、腹部大手术后等。

3.有下列表现者，应考虑绞窄性肠梗阻的可能。

（1）发病急，开始即为持续性剧烈腹痛，或在阵发性加重之间仍有持续性疼痛。有时出现腰背部痛，呕吐出现早、剧烈而频繁。

（2）病情发展迅速，早期出现休克，抗休克治疗症状改善不显著。

（3）明显腹膜刺激征，体温上升、脉率快、白细胞计数增高。

（4）腹胀不对称，腹部有局部隆起或触及有压痛的肿块。

（5）呕吐物、胃肠减压抽查液、肛门排出物为血性或腹腔穿刺抽出血性液体。

（6）经积极非手术治疗而症状体征无明显改善。

（7）腹部X线检查见孤立、突出胀大的肠袢、不因时间而改变位置或有假肿瘤状阴影；若肠间隙增宽，提示有腹腔积液。

4.高位小肠梗阻的特点是呕吐发生早且频繁，腹胀不明显。地位小肠梗阻的特点是腹胀明显，呕吐出现晚而次数少，可吐粪便样容物。

5.完全性梗阻呕吐频繁，如为低位梗阻腹胀明显，完全停止排气排便。

【护理措施】

（一）基础疗法和术前准备、护理

1.患者取半卧位，以减轻腹痛、腹胀和对膈肌的压迫有利于呼吸。

2.保持胃肠减压的通畅，观察引流液的性质。如引出胃液、十二指肠液、胆汁说明为高位小肠梗阻。如胃液带有粪臭味，说明有低位梗阻。如为绞窄性肠梗阻则为棕褐色血性胃液。

3.严密观察生命体征的变化。肠梗阻由于毒素的吸收和腹痛的刺激应定时测量体温、脉搏、呼吸、血压,并观察患者有无呼吸急促、脉搏增快、脉压减小、烦躁不安的休克前期的症状。了解患者有无口渴、尿量减少等脱水症状。如发生绞窄性肠梗阻应立即给予术前准备,急诊手术。

4.根据腹痛的程度,必要时可根据医嘱给予解痉药物,禁止使用吗啡类药物,防止应用后掩盖病情而延误治疗。

5.准确记录出入量,保证液体的顺利滴入,以纠正水电酸碱平衡紊乱。

6.胃肠减压的护理。

(二)术后护理

1.体位 血压平稳后取半卧位。

2.饮食 术后禁饮食,给予胃肠减压,肠功能恢复后停止减压可给予流食,进食后无不适可给予半流食。肠吻合术后进食时间应适当推迟。

3.根据病情协助患者早期活动,以预防肺部并发症和肠粘连的发生。

4.严密观察病情变化,监测生命体征,观察有无腹痛,腹胀、呕吐、排气和排便等,如有腹腔引流时应注意引流液的色、质、量。

5.遵医嘱给予营养支持,增加机体抵抗力,促进切口愈合。

【健康教育】

1.告诉患者及家属胃肠减压对治疗疾病的重要意义以取得配合。

2.鼓励患者早期下床活动,术后1个月可做适量体力活动,避免剧烈活动,做到劳逸结合。

3.注意饮食卫生,避免不洁食物入口,经常保持大便通畅。

4.饮食规律,做到定时、定量用餐,切忌暴饮暴食。

5.术后肠功能恢复后方可进食,忌食产气的甜食和牛奶等。

6.有腹痛等不适及时就诊。

第十五节　直肠癌

【概述】

直肠癌是乙状结肠直肠交界处至齿状线之间的癌,是消化道常见的恶性肿瘤,占消化道癌的第二位。

【临床特点】

1.排便习惯的改变 出现腹泻或便秘,有里急后重、排便不尽感,随着肿瘤的增大,肠腔狭窄,大便逐渐变细。

2.便血 为直肠癌常见的症状。在癌肿浸润至黏膜下血管时开始有出血,开始出血量少,见于粪便表面,有时出血呈间歇性,癌肿侵及大血管时,偶见大出血,出现休克症状。癌肿溃烂感染后有黏液排出。

3.腹部不适 病变在直肠上段，随着肠腔的逐渐狭小出现梗阻症状，如腹部膨胀、肠鸣音亢进和阵发性腹痛。

4.全身恶病质 癌肿晚期，癌细胞已侵及其他脏器，患者出现食欲减退、消瘦、乏力、贫血、黄疸、腹水及排尿不畅，骶部、腰部有剧烈疼痛。

【护理措施】

（一）术前护理

1.同普外科术前护理常规。

2.心理护理 对低位的直肠癌患者需要做永久性人工肛门，护士应耐心解释人工肛门的必要性，并说明术后只要经过一段时间的训练可自主排便，不会影响正常的生活，帮助患者树立自信心，使之积极配合术前后的治疗。

3.维持足够的营养 术前应尽量多给高蛋白、高热量、高维生素、易消化的少渣饮食，必要时静脉输液纠正水、电解质及酸碱失衡，以提高患者手术的耐受性。

4.肠道准备

（1）饮食要求：无肠梗阻者，术前 3 日进少渣半流食，术前 2 日进流食，术前 1 日禁食，以减少肠道内有形成分的形成。

（2）术前 1 日给予口服泻药（中药泻剂或 20%甘露醇）清洁肠道，及时了解其导泻效果。

（3）遵医嘱术前 3 日给予肠道不吸收抗生素，同时肌注维生素 K，向患者讲解药物作用，抑制肠道细菌，预防术后感染，补充肠道因使用抑菌剂对维生素 K 的吸收障碍。

（4）患者有肠梗阻症状时，术前肠道准备应延长。肠腔有狭窄时，灌肠应选择粗细合适的肛管轻轻通过狭窄部位，禁用高压洗肠，防止癌细胞扩散。

（5）女患者如肿瘤已侵犯阴道后壁，术前 3 日每晚冲洗阴道。

（6）手术当日晨禁食，留置胃管、尿管，由于直肠癌切除直肠后，膀胱后倾或骶前神经损伤易导致尿潴留，术后导尿管需保持的时间较长，可留置气囊尿管，以防尿管脱出。

（二）术后护理

1.同普外科术后护理常规。

2.饮食护理 患者术后禁食，保持胃肠减压通畅，待肠蠕动恢复后拔除胃管，进流质饮食。保留肛门的患者术后 1 周进半流食，2 周进普通饮食，术后 7~10 日内不可灌肠，以免影响吻合口的愈合。施行人工肛门的患者，人工肛门排气后即可进半流食及普食。

3.会阴部切口的护理

（1）保持敷料的清洁干燥，如被污染或血液渗透，应及时更换，观察有无出血征象，如有异常及时与医生联系。

（2）换药：创口内填塞纱条于术后 5 日开始慢慢拔除，并观察无出血后再全部拔除，每日 1 次切口全部愈合。

（3）负压吸引护理：若会阴部切口做一期缝合时，由于残腔大，渗出液易潴留，给予留置引流管并持续负压吸引，保持引流管通畅，防止堵塞、弯曲、折叠，观察记录引流液的量和性质。引流管一般术后 5~7 日待引流液量减少后方可拔除。

（4）会阴部的开放切口：因切口闭合需较长时间，应向患者说明其目的意义以取得合作。注意观察无效腔内部的情况，如有凝血块应除去，用碘酒消毒并填塞纺纱布，上面覆盖纱布包扎；渗液多时应及时更换碘纺纱布，如无渗液只需更换表明的纱布，无效腔内部闭合前，切口如有闭合倾向要填塞纱布防止无效腔只在表面封闭。

4.导尿管的护理

（1）留置导尿管一般在两周左右，做好尿道口的护理。

（2）拔除尿管，患者术后从 5~7 日起训练膀胱功能，每 4 小时开放尿管 1 次，防止出现排尿困难。

5.人工肛门的护理

（1）人工肛门用钳夹或暂时封闭者术后 2~3 日待肠蠕动恢复后开放。

（2）卧位：因最初排便时粪便稀薄、次数多，患者行侧卧位。

（3）皮肤护理：初起粪便稀薄，不断流出对腹壁周围皮肤刺激大，极易引起皮肤糜烂并污染切口，需用塑料薄膜纸将切口与人工肛门隔开，用凡士林纱布在瘘口周围绕成圆圈，周围皮肤涂以氧化锌软膏保护。

（4）勤换粪袋保持腹部清洁。

（5）训练定时排便：患者术后 1 周应下床活动并教会患者使用人工肛门袋的方法，训练定时排便，定期经造瘘口灌肠以建立定时排便的习惯。

（6）防止腹泻或便秘：患者术后容易腹泻或便秘，应注意饮食调节，进少渣半流食或软食。当进食后 3~4 日未排便或因粪块堵塞发生便秘者常用液状石蜡油或肥皂水灌肠，液量一般不超过 10ml，可用导尿管代替肛管，但注意压力不能过大，以防肠穿孔。为防止便秘，鼓励患者平时多吃新鲜蔬菜水果以及多运动。

（7）防止瘘口狭窄：观察患者造瘘口有无水肿、缺血、坏死情况，术后 1 周用手指扩张瘘口，每周 2 次，每次 5~10 分钟，持续 3 个月，以免瘘口狭窄。

【健康教育】

1.指导患者正确使用人工肛门袋

（1）要求袋口大小合适，袋口对准造瘘口盖紧，袋囊向下，用有弹性的腹带勾住肛门袋圈固定好，肛门袋平时要勤倒、勤换，可用 1:1000 氯己定溶液浸泡 30 分钟洗净备用。经济条件许可建议使用一次性肛门袋。如造瘘口皮肤湿润应及时清洁、擦干，防止皮炎。

（2）改善患者饮食调节知识的不足。告知患者尽量多吃产气少、易消化、少渣的食物，忌食生冷、辛辣刺激性食物，如空心菜、玉米、豆类等食物易产气体，进食太快而吞咽空气、咀嚼口香糖或喝产气饮料等也是造成肠内有气体的原因，应尽量避免。

（3）养成定时排便习惯：造瘘口患者术后初期可能有不太适应，但经过一段时间可对造瘘口难排便习惯逐渐适应，此时可恢复日常正常生活，参加适量的运动和社交活动。

（4）指导患者生活规律，心情舒畅，出院后继续扩张造瘘口，如发现造瘘口狭窄，排便困难应及时去医院复查处理。

2.会阴部创面未愈合者，应持续每日坐浴，教会其清洁切口更换敷料，直到创面完全愈合。

3.出院后一般 3~6 个月复查。对化疗者，讲解相关知识，定期复查血白细胞总数及血小板计数。

第十六节　结肠癌

【概述】

结肠癌是我国常见的恶性肿瘤之一，其好发部位依次为乙状结肠、盲肠、结肠肝、脾曲、降结肠、升结肠、横结肠，以 41~51 岁发病最高。结肠癌的病因虽未明确。但其相关因素渐被认识。如过多的动物脂肪及动物蛋白饮食；缺乏新鲜蔬菜及纤维素食品；缺乏适度的体力活动。家族性肠息肉病已被公认癌前期疾病，结肠腺瘤、溃疡性结肠炎以及结肠血吸虫病肉芽肿与结肠癌发生有密切的关系。

【临床特点】

1.排便习惯与粪便性质的改变　常为最早出现的症状，多表现为排便次数的增加，腹泻、便秘、粪便中带血、脓或黏液。

2.腹痛。

3.腹部肿块。

4.肠梗阻症状及贫血。

【护理措施】

（一）术前护理

1.同普外科术前护理常规。

2.观察大便性状及有无脱水症状，发现问题及时与医生联系处理。

3.术前给予高蛋白、高热量、高维生素及少渣饮食。

4.肠道准备　结肠内细菌种类和数量多，充分的肠道准备可减少手术并发症，促进切口愈合。

（1）控制饮食：术前 2~3 日进流食并酌情补液。有肠梗阻症状的禁食补液。

（2）药物准备：一般术前 2~3 日口服肠道不易吸收的药物，以清洁肠道细菌如甲硝唑0.2mg，每日 3 次，新霉素 1g 每日 2 次。

（3）清洁肠道：术前 1 日口服甘露醇或术前 2 日开始每晚口服硫酸镁 30ml，术前 1 日清洁灌肠。

（二）术后护理

1.同普外科术后护理常规。

2.病情观察

（1）排便的性状、次数及量和腹部体征、切口愈合情况。

（2）对便秘、腹泻者遵医嘱服用缓泻剂、止泻剂，术后 7~10 日不可灌肠，以免影响切口愈合。

3.饮食护理 患者无并发症一般术后 3~4 日可进流食，1 周后可进软食，2 周后普通饮食，宜进易消化少渣食物，避免产气刺激食品。

4.鼓励患者多翻身并早期坐起及下地活动以促进肠蠕动恢复。

【健康教育】

（1）保持心情舒畅，乐观开朗，避免情绪激动，学会自我心理调适。

（2）近期内身体抵抗力差，注意避免感冒，气候变化时及时增减衣服。少去人群拥挤的公共场所。

（3）居室每日定时通风，保持空气新鲜。戒烟酒。

（4）注意休息，避免劳累，勿从事较重体力劳动，可养成每日短距离散步、慢走的习惯；可适当参加一些娱乐活动，如打扑克、下棋、会友等；生活自理，劳逸结合。

（5）饮食指导：饮食要有规律，注意饮食卫生，不食生冷、干硬食物，防止消化不良和腹泻，不食辛辣刺激性食物；不食含亚硝胺高的食物，如腌制、熏制的酱菜、熏肉、腊肠、肉类罐头等；多食营养丰富易消化的食品，多食新鲜蔬菜水果，多饮水，多食牛奶、酸奶、藕粉等；保持大便通畅，每日不少于 1 次。

（6）术后 3 个月内忌肛门指检或肠镜检查，以免损伤吻合口。

（7）遵医嘱定期复查，按期化疗，化疗前应复查血常规等。以后每 3~6 个月复查一次，以便及时发现癌肿有否转移情况。

（8）出现腹痛、腹胀、肛门停止排气、排便或排便困难等异常情况时，及时来院就诊。

（9）应逐步养成定时排便的习惯。如有几天没有大便，可服用导泻药或到医院进行灌肠。要注意饮食卫生，防止腹泻。

（10）若病人有消瘦、骶骨部疼痛、会阴部硬块、腹水、肝脏肿大，应及时到医院就诊。以早期发现转移等情况。

第十七节　腹部疝

【概述】

腹部疝指腹部脏器通过腹壁薄处向体表突出。常见腹股沟斜疝、腹股沟直疝、股疝、脐疝。

【临床特点】

临床表现为患者站立、行走、劳动或腹内压突然增高时疝内容物向体表突出，平卧休息时可推送其回纳至腹腔，患者多无自觉症状。若疝内容物不能还纳入腹腔，可造成嵌顿或绞窄疝，产生剧烈疼痛、局部压痛及肠梗阻。

【护理措施】

1.术前护理

（1）同普外科手术前护理常规。

（2）了解并观察患者有无咳嗽、腹胀、便秘及排尿困难等可能引起腹压增高的体征，指导患者积极接受治疗。

（3）手术前应放置导尿管或嘱患者排尿，避免术中损伤膀胱。

（4）术前指导患者进行床上排尿训练，避免术后出现尿潴留。

2.术后护理

（1）同普外科术后护理常规。

（2）体位：术后平卧，双腿屈曲，膝下垫枕，使腹部松弛，减少切口的张力。1~2日后可抬高床头15°~30°。术后不宜过早下床活动，一般应卧床1周左右，老年患者、巨大疝及复发疝患者应适当增加卧床时间。

（3）预防血肿：术后一般在切口处压1kg的沙袋24小时左右，减少切口出血。腹股沟疝修补术后的患者，可用绷带托起阴囊2~3日，以防止或减少切口渗出液流入阴囊引起肿胀。

（4）饮食：手术中操作未触及肠管者，患者可于翌日开始进食，如涉及肠管，应在恢复肠蠕动（排气）后进食。应食用易消化、少渣、高营养食物，避免引起腹胀及便秘。

（5）减少增加腹压的因素：指导患者多做床上活动，预防肺部并发症。咳嗽、打喷嚏时，要按压切口，必要时给患者服用镇静剂；保持排便通畅。便秘时，不要骤然用力，应协助使用润肠剂或缓泻剂。

（6）病情观察：腹股沟疝手术有可能损伤膀胱造成术后血尿，发现患者尿色有改变时，应及时留取尿标本送检并通知医生。

【健康指导】

（1）保持心情舒畅和乐观的心理状态。

（2）饮食指导：饮食要有规律，进营养丰富易消化、高维生素、高纤维素饮食，如芹菜、韭菜多食新鲜蔬菜水果、蜂蜜等，多饮水，保持大便通畅，预防排便困难。

（3）注意保暖，预防受凉，避免长期腹压增加的因素，如咳嗽、打喷嚏、排便困难等，有咳嗽和排便困难时应积极治疗，以防疝复发。

（4）注意休息，适当活动，3个月内避免重体力劳动或剧烈运动。

（5）平时生活要有规律，避免过度紧张和疲劳。

（6）戒除烟酒。

（7）若疝复发，应及时诊治。

第十八节　急性阑尾炎

【概述】

急性阑尾炎是外科急腹症中最常见的疾病。在不少病例中，临床表现并不典型或不明确，容易误诊。早期诊断和早期手术，在降低死亡率方面至关重要。其可发病于任何年龄。急性阑尾炎病理类型分为：单纯性、化脓性和坏疽穿孔性三种。

【临床特点】

典型的急性阑尾炎开始有脐周疼痛呈阵发性，然后逐渐加重。数小时后腹痛转移并固定于右下腹。据统计70%~80%的病例有典型的转移性右下腹痛，有些病例可以一开始即表现为右下腹局限性疼痛。恶心、呕吐也是常见症状。一般发热不超过38℃，高热提示阑尾坏疽穿孔。

1.症状

（1）腹痛：典型的腹痛发作始于上腹，逐渐移向脐部，数小时（6~8小时）后转移并局限在右下腹。此过程的时间长短取决于病变发展的程度和阑尾位置。70%~80%的患者具有这种典型的转移性腹痛的特点。部分病例发病开始即出现右下腹痛。不同类型的阑尾炎其腹痛也有差异，如单纯性阑尾炎表现为轻度隐痛；化脓性阑尾炎呈阵发性胀痛和剧痛；坏疽性阑尾炎呈持续性剧烈腹痛；阑尾穿孔时因阑尾腔压力骤减，腹痛可暂时减轻，但出现腹膜炎后，腹痛又会持续加剧。

不同位置的阑尾炎，其腹痛部位也有区别，如盲肠后位阑尾炎疼痛在右侧腰部，盆位阑尾炎腹痛在耻骨上区，肝下区阑尾炎可引起右上腹痛，极少数左下腹部阑尾炎呈左下腹痛。

（2）胃肠道症状：发病早期可能有畏食、恶心、呕吐也可发生，但程度较轻。有的病例可能发生腹泻。盆腔位阑尾炎，炎症刺激直肠和膀胱，引起排便、里急后重症状。弥漫性腹膜炎时可致麻痹性肠梗阻、腹胀、排气排便减少。

（3）全身症状：早期乏力。炎症重时出现中毒症状，心率增快，发热，达38℃左右。阑尾穿孔时体温会高至39℃或40℃。如发生门静脉炎时可出现寒战，高热和轻度黄疸。

2.体征

（1）右下腹压痛：是急性阑尾炎最常见的重要体征。压痛点通常位于麦氏点，可随阑尾位置的变异而改变，但压痛点始终在一个固定的位置上。发病早期腹痛尚未转移至右下腹时，右下腹便可出现固定压痛。压痛的程度与病变的程度相关。当炎症加重，压痛的范围也随之扩大。当阑尾穿孔时，疼痛和压痛的范围可波及全腹。但此时，仍以阑尾所在的位置压痛最明显。可用叩诊来检查，更为准确。也可嘱患者左侧卧位，查体效果会更好。

（2）腹膜刺激征象：压痛、反跳痛（Blumberg 征），腹肌紧张，肠鸣音减弱或消失等。这是壁层腹膜受炎症刺激出现的防御性反应。提示阑尾炎症加重，出现化脓、坏疽或穿孔等此征尤为显著。腹膜炎范围扩大，说明局部腹腔内有渗出或阑尾穿孔。但是，在小儿、老人、孕妇、肥胖、虚弱者或盲肠后位阑尾炎时，腹膜刺激征象可不明显。

（3）右下腹包块：如查体发现右下腹饱满，扪及一压痛性包块，边界不清，固定，应考虑阑尾周围脓肿的诊断。

【护理措施】

（一）非手术护理

1.卧位患者取半卧位。

2.酌情禁食或流质饮食并做好输液的护理。

3.严密观察病情，包括患者的精神状态、生命体征、腹部症状和体征以及白细胞计数的变化，未明确诊断前禁用止痛剂，遵医嘱使用抗生素。如经非手术治疗病情不见好转或加重应及时报告医生手术治疗。

4.对症护理　如物理降温、止吐，观察期间慎用或禁用止痛剂，禁服泻药及灌肠。

（二）术前护理

1.同普外科手术前护理常规。

2.同情安慰患者，认真回答患者的问题，解释手术治疗的原因。

3.禁食并做好术前准备，对老年患者应做好心、肺、肾功能的检查。

（三）术后护理

1.按麻醉方式安置体位，血压平稳后取半卧位。

2.抗感染。

3.饮食护理　术后 1~2 日肠功能恢复后可给流食逐步过渡到软食、普食，但 1 周忌牛奶或豆制品以免腹胀。同时 1 周内忌灌肠和泻剂。

4.早期活动　鼓励患者早期下床活动，以促进肠蠕动恢复，防止肠粘连。

5.术后并发症的观察

（1）腹腔内出血：常发生在术后 24 小时内，手术当日应严密观察脉搏、血压。患者如有面色苍白、脉速、血压下降等内出血的表现或腹腔引流管有血液流出，应立即将患者平卧，快速静脉补液做好手术止血的准备。

（2）切口感染：表现为术后 4~5 日体温升高，切口疼痛且局部红肿、压痛或波动感，应给予抗生素、理疗等治疗，如已化脓拆线引流。

（3）腹腔脓肿：术后 5~7 日体温升高或下降后又上升，并有腹痛、腹胀、腹部包块或排便排尿改变等应及时与医生联系进行处理。

（4）粘连性肠梗阻：常为慢性不完全性梗阻，可有阵发性腹痛、呕吐、肠鸣音亢进等表现，护理见肠梗阻护理。

【健康指导】

(1) 保持心情舒畅和乐观的生活态度。

(2) 生活要有规律，注意饮食卫生，避免暴饮暴食。

(3) 近期注意保暖，避免受凉。

(4) 1个月内勿从事重体力劳动，避免劳累，注意劳逸结合。

(5) 若发生腹痛、腹胀等不适，应及时就诊。

(杨立然)

第九章　心脏外科疾病

第一节　缩窄性心包炎

【概述】

缩窄性心包炎（constrictive percarditis）是心脏被致密厚脸谱的纤维化心包所包围，使心脏舒张期充盈受限而产生一系列循环障碍的临床征象。缩窄性心包炎的病因以结核占首位，其次为化脓、创伤。

【临床特点】

1.症状　呼吸困难、疲乏、食欲不振、上腹胀满或疼痛，呼吸困难。

2.体征　为劳力性，主要与心搏量降低有关。

（1）颈静脉怒张、肝脏肿大、腹水、下肢水肿、Kussmaul 征。其腹水较下肢水肿明显。

（2）心率增快，心尖冲动不明显，心浊音界不增大，心音较低，可闻及心包叩击音。

（3）脉搏细弱、动脉收缩压降低、脉压变小。

【护理措施】

1.术前护理

（1）同心脏术前护理

（2）限制患者活动量，防止长期心排出量减少引发心力衰竭。

（3）饮食：低盐、高蛋白质饮食，改善患者营养状况。

（4）用药：①应用洋地黄类药物，控制心力衰竭。注意观察用药反应：使用洋地黄类药物（地高辛）注意测患者的脉率、心律，并观察有无恶心、食欲减退、头晕、黄视、绿视等毒性反应，特别要注意有无室性期前收缩或室上速的心脏毒副反应。如果出现洋地黄中毒应立即停药，查血钾，并根据血钾情况补钾，有心律失常出现给予抗心律失常药物；②应用利尿剂，治疗心力衰竭。教会患者认真记录24小时出入量。应用排钾性利尿剂（氢氯噻嗪）应补钾，并复查电解质情况；③有结核病者，须坚持抗结核治疗，按时服药。

（5）大量腹腔积液患者可间断适量放腹腔积液，每次应小于 2000ml，注意无菌操作，并静脉补充蛋白质。

2.术后护理

（1）同心脏术后护理

（2）预防心力衰竭：监测 CVP、BP、HR、尿量，记录 24 小时出入量，控制液体入量，避免短时间内补液过多、过快。

（3）低盐饮食：<3g/d。

（4）应用利尿剂和血管收缩剂（多巴胺），以降低前负荷、增加心肌收缩力，应用洋地黄控制心率。同时注意每日监测血钾含量，及时补钾。

（5）术后 3 日开始床旁活动，2 周内限制活动量，以免加重心脏负担。

（6）协助测量腹围，观察腹腔积液消退情况。

第二节　先天性心脏病

【概述】

房间隔缺损（afrial spetal defects，ASD）可分为原发孔和继发孔缺损两类，后者最为常见。继发孔缺损绝大多数为单发，也可见多发或筛状者，按期部位将其分为上腔型、卵圆孔型、下腔型及混合型。原发孔缺损，缺损位于冠状窦口前下方，常伴二尖瓣裂缺。

房间隔缺损将使左房血向右房分流，随年龄增长，分流量加大孔缺损，对存有二尖瓣大瓣裂损者，二尖瓣反流使左向右分流量增高，肺动脉高压出现较早。

【临床特点】

1.症状　患者出生后常无症状，偶有婴儿期出现充血性心力衰竭和反复肺部感染病史，患儿易疲劳，常有劳力性呼吸困难和体格发育不良。成年患者常见心律失常，肺动脉高压、阻塞性肺血管病变和心力衰竭等。婴儿期患者来就诊往往是由于体检或其他病就诊时发现心脏杂音而要求进一步检查。

2.体征　婴儿常可在胸骨左缘 2、3 肋间听到柔和的收缩中期杂音，第二心音增强或亢进并有固定性分裂，缺损较大可在剑突下听到三尖瓣有舒张期的隆隆样杂音。在伴有二尖瓣脱垂时可在心尖部听到全收缩期或收缩晚期杂音，向左腋下传导。成年患者可因严重肺动脉高压在肺动脉听诊区听到舒张期杂音。

【护理措施】

（一）术前

1.同心内直视术术前护理常规。

2.让患者安静休息，减少哭闹等不良刺激，减轻对心脏的负担。

3.选择易消化营养丰富的食物。

4.有肺动脉高压的患者，每日间断吸氧 2~3 次，每次 30 分钟。

5.注意保暖，预防感冒，有上呼吸道感染者必须控制感染后方可手术。

（二）术后

1.执行心内直视术术后护理常规。

2.严密观察神志、瞳孔、表情、感觉、四肢活动，并记录，以便及早发现病情变化。

3.婴幼儿呼吸道较小，容易被痰液和呕吐物堵塞，引起窒息，所以术后保持呼吸道通畅极为重要。定时吸痰，雾化吸入加强体疗，减少并发症。

4.观察切口有无渗血，引流管需 15~30 分钟挤压 1 次，密切观察引流液的变化。

5.婴幼儿对失血的耐受性差，术后及时补充输血。入量和性质根据血压、尿量、引流量、中心静脉压、肺毛细血管嵌压调整。

6.术后选用低毒性的抗生素预防感染。

7.早期下床活动时注意保护患者防止摔伤。

8.为父母提供探视的机会，主动介绍病情。病情允许的情况下，可以让父母参与部分的护理活动，增加与患者的接触机会，减轻焦虑。

室间隔缺损

【概述】

室间隔缺损（ventriculan sepal defect，VSD），其病理为室间隔部位左右心室间的交通，产生心室水平的左向右分流，占先天性心脏病的 12%~20%。最常见部位为膜部，分流最终导致肺动脉高压、心力衰竭。

【临床特点】

1.症状 患者的临床症状与 VSC 大小，分流量大小及有无肺动脉阻塞性病变密切相关。缺损小、分流量小的患者一般无临床症状，往往在体检其他疾病就诊时发现有心杂音，并因而进一步诊治。缺损较大的 VSD 因分流量大而致肺血增多，表现为反复呼吸道感染、活动受限和劳力性气短、气促，婴儿喂养困难、体格瘦小，严重者可出现充血性心力衰竭。成年患者常见有亚急性细菌性心内膜炎发生；在肺血管阻塞性病变的初期，患者的临床症状有短期明显的改善，主要是呼吸道感染的次数减少，但劳力性气短、气促加重，且出现发绀和杵状指（趾）。

2.体征 根据患者缺损及分流量的大小而出现不同的症状和体征。限制性 VSD 可在心前区扪及收缩期震颤，可闻及粗糙的、吹风样高音调的全收缩杂音，第二心音单一增细但往往被响亮的收缩期杂音掩盖而显得减弱。非限制性 VSD 因分流量大而造成有右心室高压，病儿常有心前区骨性隆起，胸骨左缘 3、4 肋间的收缩期颤相对较轻而收缩期杂音以中、低频音为主，但第二心音往往增强、亢进并可有分裂，有时可在心尖部听到二尖瓣流量增加引起的舒张期杂音。在伴有主动脉壁关闭不全时，可在胸骨右缘第 2 肋间或胸骨左缘第 3 肋间听到舒张期杂音。两肺下部常可听到较细小湿啰音，常难以消除。

【护理措施】

（一）术前

1.同心内直视术前护理常规。

2.让患儿安静休息，减少哭闹等不良刺激，减轻对心脏的负担。

3.选择易消化营养丰富的食物。

4.有肺动脉高压的患者，每日间断吸氧 2~3 次，每次 30 分钟。

5.注意保暖，预防感冒，有上呼吸道感染者必须控制感染后方可手术。

（二）术后

1.执行心内直视术术后护理常规。

2.严密观察神志、瞳孔、表情、感觉、四肢活动，并记录，以便及早发现病情变化。

3.婴幼儿呼吸道较小，容易被痰液和呕吐物堵塞，引起窒息，所以术后保持呼吸道通畅极为重要。定时吸痰，雾化吸入加强体疗，减少并发症。

4.观察切口有无渗血，引流管需 15~30 分钟挤压 1 次，密切观察引流液的变化。

5.婴幼儿对失血的耐受性差，术后及时补充输血。入量和性质根据血压、尿量、引流量、中心静脉压、肺毛细血管调整。

6.术后选用低毒性的抗生素预防感染。

7.早期下床活动时注意保护患者防止摔伤。

8.为父母提供探视的机会，主动介绍病情。病情允许的情况下，可以让父母参与部分的护理活动，增加与患儿的接触机会，减轻焦虑。

动脉导管未闭

【概述】

动脉导管未闭（patent ductus arteriosus，PDA）是一种非常常见的先天性心血管畸形，约占先心病发病率的 20%，新生儿的 0.2‰，是最早外科治疗，也是疗效最好的先心病。常见于早产儿或有呼吸窘迫的新生儿。PDA 根据分为成人型和婴儿型，根据导管粗细分为粗导管（直径>1.5cm）、中等粗导管（直径 0.5~1.5cm）和细导管（直径<0.5cm），根据导管形态分为管型、漏斗型、哑铃型、窗型和动脉瘤型。PDA 常常和其他心脏畸形合并发生构成复杂性先心病，本节所述的是单纯性 PDA，不并发其他心血管畸形。

【临床特点】

1.症状 细导管可以没有症状或症状很轻，常在体检时听到心杂音而来就诊；典型的症状主要是左→右分流、肺充血反复发作性肺部感染、咳嗽、呼吸增快、喂奶困难、体重增加缓慢或减轻，成人常有劳力性气短、运动耐力降低和胸闷症状。晚期患者出现艾森曼格综合征时，可有典型的半身发绀（左上肢及下半身发绀）和一系列的心力衰竭症状。

2.体征 其典型体征是胸骨左缘 2~3 肋间连续性机器样杂音，声音粗糙响亮并向左锁骨下传导，当伴有肺动脉高压，心力衰竭时可仅有收缩杂音，如出现严重肺动脉高压，仅可听见相对肺动脉瓣关闭不全的泼水样杂音。在分流量大的病例，心尖区可闻及舒张期杂音，其余体征还包括动脉瓣区连续性或收缩期震颤，心尖区隆起。肺动脉第二音亢进等，周围血管征可查见股动脉枪击音，甲床毛细血管搏动征等。

【护理措施】

1.术前测身高、体重，以便术中术后用药。

2.术后密切观察生命体征、心电图、血氧饱和度的变化。

3.由于患者术前易发生呼吸道感染，呼吸道分泌物较多，术后切口疼痛，患者不愿咳嗽，易致分泌物潴留，引起肺炎肺不张。故要加强呼吸道的护理，指导、协助患者行腹式深呼吸和有效咳嗽排痰，并辅以雾化吸入。

4.心理护理　患者中以儿童居多，而且进监护室后父母不在身边，因恐惧会哭闹，因此，术前可带患儿参观监护室，使之熟悉环境，术后监护室的护士要和蔼可亲，从而消除孤独恐惧感，配合治疗和护理。

5.术后并发症的护理　喉返神经损伤：术后1~2日若出现单纯性的声音嘶哑，嘱噤声休息。若术后发音低微、失声且有饮水呛咳，考虑是术中将喉返神经误扎或切断所致，常不易恢复，要做好患者的心理疏导，嘱其少饮水，多进糊状食物，进食时头偏向一侧。

第三节　风湿性心脏病

【概述】

风湿性病变引起心脏瓣膜炎症性损害，形成瓣膜粘连、增厚，瓣膜病变加重纤维化、钙化导致心脏瓣膜狭窄和（或）关闭不全。主要为二尖瓣狭窄或主动脉瓣关闭不全。临床表现为活动后心悸、气促，重者呼吸困难、咳嗽、声音嘶哑、尿量减少，下肢凹陷性水肿（晨起减轻，午后加重），腹胀、腹腔积液、肝脾肿大等。可出现"二尖瓣面容"，即两颧呈紫红色。主动脉瓣狭窄临床表现为心绞痛、晕厥或黑蒙。

【护理措施】

1.术前护理

（1）同心脏手术术前护理

（2）限制活动量，指导患者床上活动肢体，避免剧烈活动，防止血栓脱落致猝死。观察患者，如活动过量出现心绞痛或频发室性期前收缩及时平卧休息、给予氧气吸入。

（3）坚持低盐饮食。

（4）给予洋地黄和利尿剂（注意用药反应，见缩窄性心包炎护理）控制心力衰竭；治疗心绞痛，备硝酸甘油。

（5）保持心情舒畅，给予镇静剂，避免情绪激动，防止诱发急性肺水肿。

2.术后护理

（1）同心脏术后护理

（2）预防急性肺水肿：控制液体量。

（3）严格无菌操作、限制探视，防止发生感染性心内膜炎。

（4）遵医嘱行抗凝治疗，密切监测出、凝血情况（引流、手术切口等），鱼精蛋白备用。术后每日检查 PT+A，抗凝适当的标准为：凝血酶原时间为正常值（12~14秒）的 1.5~2 倍，活动度在 30%~40%，国际标准比 INR2.0~2.5。调整好剂量后，应每 2 周复查 PT+A 1 次，并注意有无牙龈出血、皮下出血、柏油便、月经增多、头痛等症状，有上述症状及时复诊。行其他手术时应告知医生服用抗凝剂。

（5）心理护理：使患者尽早适应机械瓣声音；出院后配合各项治疗；了解并遵守抗凝注意事项。

（刘海芹 李玉 李开祥）

第十章 神经外科疾病

第一节 颅内肿瘤

【概述】

颅内肿瘤又称脑瘤，分为原发性和继发性两大类。原发性颅内肿瘤发生于脑组织、脑膜、脑神经、垂体、血管及残余组织等。继发性肿瘤是指身体其他部位恶性肿瘤转移或侵入颅内的肿瘤。

【临床特点】

颅内压增高症状和局部定位症状，如：感觉障碍、偏瘫、视力视野改变、共济失调等，鞍区肿瘤患者不定期有内分泌功能紊乱的表现，如：性功能低下，生长激素分泌旺盛等。

护理措施

1.术前护理

（1）病情观察：严密观察病情变化，当患者出现意识障碍、瞳孔不等大、缓脉、血压升高等症状时，提示有发生脑疝的可能，应立即报告医生。保持呼吸道通畅，迅速静脉滴注脱水剂，并留置尿管，以了解脱水效果。做好术前特殊检查及手术准备。

（2）颅压增高的护理：颅内占位病变随着病情发展均会出现颅压增高的症状。严重者可由于呼吸道梗阻、剧烈咳嗽、用力排便等，导致颅压骤然增高而发生脑疝。因此，患者应注意保暖，预防感冒；适当应用缓泻剂，保持排便通畅。另外，还可采取一些措施降低颅压：①使用脱水剂以减轻脑水肿；②床头抬高 15°~30°，以利颅内静脉回流，减轻脑水肿；③充分给氧改善脑缺氧，使脑血管收缩，降低脑血流量；④控制液体摄入量，1000~2000ml/d；⑤高热者立即降温，防止机体代谢增高，加重脑缺氧。

（3）注意保护患者：对出现神经系统症状的患者应视具体情况加以保护，如防止健忘患者走失；督促癫痫患者按时服药；运动障碍患者应卧床休息；躁动患者给予适当约束，放置床档，防止坠床、摔伤和自伤。

2.术后护理

（1）卧位：一般患者清醒后抬高床头 15°~30°，以利静脉回流，减轻脑水肿，降低颅压。

（2）病情观察：严密观察生命体征即肢体活动，特别是意识及瞳孔的变化。术后 24 小时内易出现颅内出血及脑水肿引起脑疝等并发症。当患者意识由清醒转位嗜睡或躁动不安，瞳孔逐渐散大且不等大，对光反应迟钝或消失，伴对侧肢体活动障碍加重，同时出现脉缓、血压升高，要考虑颅内出血或脑水肿的可能，应及时报告医生。

（3）保持出入量平衡：术后静脉补液时，注意控制液体的入量在 1000~2000ml/d。

（4）脑室引流的护理：按脑室引流护理常规进行护理。

（5）应用脱水剂注意事项：临床常用的脱水剂一般是 20%甘露醇，滴注时注意速度，一般 20%甘露醇 250ml 应在 20~30 分钟内输完，防止药液渗漏于血管外，以免造成皮下组织坏死；不可与其他药液混用；血压过低时禁止使用。

（6）骨窗的护理：胶质瘤术后，为了起到减压的作用，一般将患者颅骨骨瓣去除或游离，成为骨窗或游离骨瓣。骨瓣去除后脑组织外只有头皮保护，易受伤，应加强保护。通过骨窗还可直接观察颅压变化，如骨窗处张力较大或脑组织膨出，说明颅压增高，应采取措施降低颅压。

（7）功能锻炼：术后患者常有偏瘫或失语，要加强患者肢体功能锻炼和语言训练。协助患者肢体被动活动，按摩肌肉，防止肌肉萎缩。耐心辅导患者进行语言训练，指导患者从简单发音开始，逐步练习多音节词，鼓励患者家属建立信心，平时给患者听音乐、广播等，刺激其听觉中枢。

第二节　颅内血管病变

【概述】
颅内血管病变包括颅内动脉瘤、动静脉畸形等。

【临床特点】
颅内压增高症状和局部压迫症状

【护理措施】
1.鼓励患者表达并耐心倾听其恐惧的原因，评估其程度，理解患者恐惧的感受，经常和患者交谈，介绍治愈病例，使其树立信心。及时肯定和鼓励患者的进步，使患者树立信心、战胜恐惧。

2.介绍脑血管造影检查的目的、术中配合方法，使患者接受并配合检查。

3.向患者讲解脑血管造影检查后，少数患者可出现头痛、头晕、恶心、低热等反应，经处理后短期内可恢复，不要过度恐慌。

4.避免患者情绪激动，必要时遵医嘱予以降压药物控制血压。

（二）昏迷的护理

1.患者平卧，抬高床头 15°~30°，头偏向一侧。

2.加强呼吸道护理，高流量输氧

（1）随时吸痰，防止呼吸道堵塞。

（2）加强气管切开护理。

（3）呼吸机辅助呼吸者，观察并调节呼吸频率、潮气量、气管压力，以适应病情需要，防止各连接接头脱出。

（4）舌后坠者，用舌钳拉出舌部，或使用口咽通气管。

3.加强鼻饲流质的护理，防止食物反流、误吸及窒息发生。

4.加强生活护理

（1）保持床单干燥、平整。

（2）保持全身皮肤清洁，擦皮肤护理，每天 1~2 次。

（3）翻身、拍背，每 2 小时 1 次，并按摩受压部位。

（4）肢体被动活动，每 4~8 小时 1 次。

（5）口腔护理每日 2 次；口唇干裂者，涂润滑油膏。

（6）眼睑闭合不全者，以氯霉素眼药水滴眼每日 3 次，四环素眼膏涂眼，每晚 1 次，并覆盖眼垫。

5.防止患者自伤、坠床

（1）勤剪指甲。

（2）抽搐时，置牙垫于上下臼齿之间，防止舌咬伤。

（3）躁动时，加用床档或约束带。

6.保持大小便通畅，防止便秘及泌尿系感染

（1）便秘者润滑通便或高压灌肠。

（2）留置导尿管者，每日以 0.25%络合碘棉球消毒尿道口 2 次。

（3）尿液引流袋每日更换。

（4）训练膀胱功能：定期夹闭导尿管，每 4 小时放尿 1 次。

7.严格掌握热水袋、冰袋使用指征，防止烫伤或冻伤。

（三）自我形象紊乱护理

1.讲述手术的必要性，使患者理解手术后形象的改变。

2.协助日常生活。

3.制订康复训练计划。

4.帮助患者重新设计自我形象及生活方式，并向患者及家属传授以下注意事项：

（1）患者卧床者：①合理饮食，保证营养的补充，防止便秘；②定时改变体位，按摩受压部位，防止压疮发生；③肢体主动和被动运动，防止肢体萎缩；④训练膀胱功能，防止尿潴留，患者尿失禁者，随时更换尿湿的衣被，保持其传单衣被清洁、干燥；⑤保持呼吸道通畅，防止发生呼吸道堵塞、窒息等。

（2）使用轮椅者：①使用前，指导熟悉轮椅各部件的功能，尤其是"刹车"的使用方法；②患者刚学会使用轮椅时，不可单独外出；③外出时交代去向，不可远离家门，尤其不可在交通拥挤道路上使用轮椅；④不得用轮椅上下楼梯，避免在坡

度较大、凹凸不平、泥泞路面上行驶；⑤轮椅速度不可太快；⑥坐轮椅时间不宜过长，每次 2 小时左右，必要时应轮流改变受压局部，防止压疮形成。

（3）搀扶患者时：①患者下地活动前要训练其平衡功能；②搀扶时以一手扶住患者腰部，一手握住患者同侧手（患者手臂绕过搀扶者肩部），必要时二人搀扶；③不可在坡度较大地面、上下楼梯搀扶患者行走以防止摔倒；④患者体力不支时，不可强行搀扶行走。

（四）脑出血的护理

1.密切观察神志、瞳孔、生命体征、肢体活动情况，出现异常，及时报告医生。

2.患者严格制动，抬高床头 $10°\sim15°$，以降低颅内压，减轻脑出血。

3.保持呼吸道通畅。

（1）高流量输氧。

（2）舌后坠时要放置口咽通气道。

（3）随时吸痰，必要时作气管切开。

4.遵医嘱脱水治疗，以降低颅内压。

5.遵医嘱控制血压，据血压调节降压药物速度，防止血压波动太大而诱发出血。

6.避免诱发再出血

（1）保持病室安静，避免患者情绪激动。

（2）保持大便通畅。

（3）禁食刺激、兴奋性食物（药物）。

（4）喂食时，要小口慢喂，防止进食呛咳。

（5）勿刺激患者剧烈咳嗽。

（6）翻身时动作轻稳。

7.对形成血肿的脑出血，积极配合医生做好血肿清除术准备。

（五）知识缺乏的护理

1.向患者及家属宣教颅内再出血的预防知识

（1）患者卧床休息为主，勿剧烈运动。

（2）防止进食呛咳、剧烈咳嗽。

（3）戒烟酒；饮食宜清淡、易消化，多食水果蔬菜；勿暴饮暴食。

（4）避免情绪激动，保持病室安静。

（5）遵医嘱坚持服用降压药物。

2.向患者及家属讲解诊断性检查和治疗的知识

（1）CT 检查、MRI 检查、脑血管造影的必要性、程序及注意事项。

（2）压颈试验时，坚持每日 1 次，直至患者耐受 20~30 分钟无黑蒙、失语等表现，以防术后发生偏瘫、失语。

3.做好出院指导

（1）指导康复训练计划。

（2）经常监测和控制血压。

（3）控制高脂饮食摄入，保持大便通畅。

（4）生活有规律，防止情绪波动。

（5）劳逸结合。

第三节　颅脑损伤

【概述】

颅脑损伤是暴力直接或间接作用于头部引起颅骨及脑组织的损伤。可分为开放性颅脑损伤和闭合性颅脑损伤。颅脑损伤临床表现为意识障碍、头痛、恶心、呕吐、癫痫发作、肢体瘫痪、感觉障碍、失语及偏盲等。颅底骨折可出现脑脊液耳漏、鼻漏。脑干损伤时可出现意识障碍、去大脑僵直，严重时发生脑疝危及生命。重度颅脑损伤以紧急抢救、纠正休克、清创、抗感染及手术为主要治疗方法。

【临床特点】

脑震荡患者表现为短暂意识丧失，意识恢复后常有头疼、恶心、呕吐、眩晕等症状；脑挫裂伤和颅内血肿的患者有意识障碍（硬膜外血肿典型的表现为昏迷—清醒—有中间清醒期。）、颅内压增高的表现、神经损害体征、脑膜刺激征和生命体征的改变等临床特点。

【护理措施】

1.术前护理

（1）严密观察患者生命体征即意识、瞳孔、肢体活动情况，及时判断患者是否出现休克、脑疝。

（2）迅速建立静脉通路，脑疝患者立即静脉快速输入脱水药。

（3）积极做好手术前患者的各项工作，如剃头、清洁头部皮肤等。

（4）保持呼吸道通畅：重度颅脑损伤患者伴有不同程度意识障碍，应采取侧卧位或半卧位，头偏向一侧，以利于呼吸道分泌物排出，防止呕吐物误吸引起窒息。舌后坠阻塞呼吸道时，应放置导气管或用舌钳将舌拉出，必要时可行气管切开。

（5）纠正休克：开放性颅内损伤引起失血性休克，应使患者保持平卧，注意保暖，补充血容量。

（6）有脑脊液耳漏者，头偏向患侧，以便引流，防止脑脊液逆流造成颅内感染。

（7）预防颅内感染：开放性颅脑损伤应及时清创和常规应用抗生素。有脑脊液耳、鼻漏者要注意保持耳、鼻孔及口腔的清洁，尽可能避免挖鼻孔、打喷嚏和咳嗽，严禁堵塞或用水冲洗耳、鼻以及经鼻吸痰和置胃管，以免引起逆行感染。定时测体温，密切观察有无颅内感染征象。

2.术后护理

（1）卧位：术后均应抬高床头 15°~30°，以利于静脉回流，减轻脑水肿。

（2）生命体征的观察：定时监测意识、瞳孔、呼吸、血压等，做好记录。

（3）高热护理：感染或年三十均引起高热、应查明原因。体温高时应及时给予降温，保持体温在正常或接近正常范围内。可采用药物及物理降温。对中枢性高热多以物理降温为主，如乙醇擦浴、冰水灌肠、冰水洗胃或应用冰毯；必要时行低温冬眠疗法。

（4）预防并发症的发生：加强基础护理。昏迷患者要注意保暖，定时拍背排痰，清理呼吸道，预防坠积性肺炎。按时翻身，保持传单清洁、干燥，每日按摩骨突部位，做好皮肤护理，防止发生压疮。躁动患者谨慎使用镇静剂，应设专人守护，给予适当约束，防止坠床及意外发生。

（5）冬眠的护理：冬眠疗法是采用冬眠药物和物理降温的方法使机体处于低温状态。广泛脑挫裂伤、脑干及下丘脑损伤伴有中枢高热者，采用此疗法，以达到镇静、安眠、减低脑组织新陈代谢、提高脑组织对缺氧的耐受力，以保护受伤脑组织，减轻脑水肿。常用药物有冬眠 I 号、II 号、IV 号合剂。护理时应注意：

1）遵医嘱选用适当的冬眠合剂，待自主神经受到充分阻滞、机休御寒反应消除，患者进入昏睡状态后，再加用物理降温措施。因为没有冬眠药物的保护，36℃以下的体温可使机体产生寒战，增加机体耗氧，并消耗热能。降温以肛温 32~34℃为宜，冬眠时间一般为 3~5 日。

2）患者房间应保持安静，光线较暗，室温在 18~20℃。有专人看护，并备好急救药品和物品。患者应平卧，搬动患者或翻身时，动作要轻柔、缓慢，以防止发生体位性低血压。

3）治疗前观察并记录患者的生命体征意识及瞳孔等，以比较治疗前后症状变化。治疗期间严密观察病情，特别是血压和体温的变化，发现异常及时采取措施。

4）冬眠药物最后经静脉滴注，以便通过滴速的调节控制冬眠的深度，使体温稳定在治疗要求的范围内。

5）保持呼吸道通畅，定时翻身、拍背、雾化吸入，以防止肺炎发生；仔细观察皮肤及肢体末端的血液循环情况，并给予按摩以防止发生冻伤及压疮等并发症。

6）停止冬眠治疗时，应首先停止物理降温，再停止冬眠药物。停止冬眠措施后，患者体温会自然升高，当药物蓄积致使复温困难时，可使用热水袋等方法复温。

（6）营养支持：颅脑损伤或术后采用静脉补充热量，补液总量一般不宜超过1500ml，以防止脑水肿的发生或发展。以后可根据患者的意识状态和胃肠功能改为流食或鼻饲饮食

（刘海芹 褚菲菲 司海英 李璇 商振圆）

第十一章　泌尿外科疾病

第一节　肾损伤

【概述】

肾脏在解剖上位置较深,且受到胸廓、脊柱、肌肉和腹腔的保护,一般不易受伤。只有在受到严重暴力打击时才会发生肾损伤,且常合并有其他脏器无论在减少并发症还是在减少伤残、死亡率方面都具有重大意义。

肾损伤的原因有:①直接暴力;②间接暴力;③强烈肌肉收缩;④锐器刺伤;⑥肾自发性破裂。

【临床特点】

1.症状

(1)休克:可为创伤性和(或)出血性休克,闭合性损伤发生休克者应考虑重度肾损伤和肾蒂损伤。

(2)血尿:血尿与损伤的程度不一定成比例,一般肾挫伤血尿轻微,重度肾损伤血尿重,如输尿管离断,肾蒂损伤,严重的肾盂裂伤或血块阻塞输尿管或休克无尿时,则血尿可不明显,甚至无尿。

(3)疼痛:患侧胸、腹部疼痛,血块通过输尿管时可发生肾绞痛,血液渗入腹腔或伴有腹腔器官损伤时,可出现全腹疼痛或腹膜刺激症状。

(4)肿块:由于血液和外渗尿积存于肾周围,而形成痛性肿块,出现全身中毒症状、发热、寒战等。

2.体征　上腹部及腰部压痛,腹部包块。刀伤或穿透伤累及肾脏时,伤口可流出大量鲜血。出血量与肾脏损伤程度以及是否合并其他脏器或血管损伤有关。

【护理措施】

1.控制出血,预防休克

(1)观察血尿,若有浓的血尿出现,表示出血持续,应让患者平躺,保持安静。

(2)抬高下肢,以增加回心血量,预防休克的发生。

(3)输血和输液,以增加循环血量。

(4)行肾周围间隙引流,预防感染。

2.放入引流管,以引流肾周围的出血及渗出物。

(1)保持引流管的通畅。

(2)严格无菌操作,保持引流管周围无菌清洁。

(3)遵医嘱给予抗生素。

3.绝对卧床休息3~4周,恢复后2~3个月内参加体力劳动,过早离床活动可能再次出血。

4.有手术指征则手术治疗,积极做好术前准备。

(1)经抗休克治疗后,症状未见好转,提示有继续内出血。

(2)血尿逐渐加重,血红蛋白及血细胞比容继续下降。

(3)腹部肿块增大,局部症状明显。

(4)疑有腹腔内脏损伤。

5.术后应注意

(1)严密观察生命体征,维持生命体征的平稳,肾脏是血管极丰富的器官,且手术止血操作较困难,所以术后有发生大出血的可能。

(2)观察尿液的量、颜色、性质、定期生化检查。

1)准确测量并记录每小时尿量,若出现尿量<30ml/h,应立即报告医生。

2)手术后12小时内尿大多带有红色,但尿液鲜红且浓时,立即报告医生。

3)补充足够的液体量,维持水、电解质平衡,保持足够尿量。

(3)患者生命体征平稳,病情许可,在术后24小时即可离床。

(4)引流管在术后5~6日拔除。

第二节　尿道下裂

【概述】

尿道下裂是由于前尿道发育不全,尿道口未在正常位置的先天性尿道畸形。其尿道口可位于阴茎腹侧的从会阴部到阴茎头部的任何部位。因其发育不全,尿道及周围组织形成纤维索,牵拉阴茎,使其弯向腹侧。男女均可发生,但主要见于男性。

【临床特点】

1.症状

(1)尿道口位置异常:根据尿道口位置可分为四型:①龟头型,尿道口位于龟头至冠状沟腹侧;②阴茎型,尿道口位于阴茎腹侧冠状沟至阴茎根部之间;③阴囊型,尿道口位于阴囊,时有阴囊分裂;④会阴型,尿道口位于会阴部,阴囊分裂,发育不全。

(2)阴茎下曲:按阴茎体纵轴夹角,将阴茎下弯分为三度。轻度:<15°,中度:15°~35°;重度:>35°。

(3)包皮的异常分布:阴茎头腹侧包皮未能在中线融合,呈V形缺损,无包皮系带。

全部包皮呈帽状堆积于阴茎头背侧。

2.体征　尿道外口位置异常,阴茎下曲畸形,包皮呈帽状堆积于阴茎头背侧。

【护理措施】

(一)心理护理

1.建立良好的护患关系。

2.主动与家人及朋友交往。

3.患者缺失的部位,告诉患者相应的健康问题及维持健康的方法。

4.对根据患者的身体部分缺失表示理解、认可。

5.鼓励患者谈论孤单的感觉以及产生这些感觉的原因。

6.鼓励患者参加集体活动及有益的社会活动。

7.向患者和家属进行本病知识的指导使其对本病的发生和术后转归有一定了解,以此鼓励患者树立战胜疾病的信心和增强心理承受能力。

(二)手术护理

1.术前护理

(1)术前 3 日开始每日用肥皂水清洗阴茎冠状沟、阴囊皮肤各 1 次,并用络合碘棉球局部擦拭。

(2)患者有尿频、尿急等症状,应用抗生素积极治疗,防止泌尿系感染。

(3)同外科术前护理

2.术后护理

(1)按外科术后护理常规,监测生命体征。

(2)减轻疼痛:用支被架支起棉被,避免直接接触切口,减轻疼痛及污染切口的机会。

(3)观察血运,保持局部清洁:密切观察阴茎局部切口,阴茎头充血、水肿、颜色发绀等提示血运不佳,可能是切口敷料包扎过紧所致,应及时通知医生给予处理。每日用络合碘棉球擦拭尿道口 2 次。

(4)预防感染:切口感染是造成尿道成形术失败的主要原因,应积极预防。术后第 2 日开始自会阴部向尿道远端轻轻挤压,排出尿道内分泌物及脓液;用庆大霉素 8 万单位浸润纱条,包裹切口,保持切口敷料清洁、干燥;应用抗生素预防感染。

(5)尿管固定:妥善固定尿管,保持通畅;尿管同时起到支架作用,操作时注意保护尿管,防止活动时牵拉脱出。

(6)减轻腹压:预防便秘和感冒;鼓励患者多饮水,促进切口愈合。此外,7 岁以上患者需服用己烯雌酚,防止阴茎勃起,导致继发出血和疼痛,影响切口愈合。

(7)观察排尿情况:术后 10~12 日拔除尿管,鼓励患者自行站立排尿,观察排尿出口和尿线。若排尿正常可于 1~2 日后拔除膀胱造瘘管;若排尿困难,通知医生尽早行尿道扩张术。

【健康指导】

术后 1~2 个月内限制剧烈活动,防止切口裂开。

第三节　尿道损伤

【概述】

尿道损伤(urethral injuries)是泌尿系统常见损伤,男性多见常由于骑跨伤或骨盆骨折,少数为医源性所致,按伤情分挫伤、裂伤和完全性断裂伤。按解剖情况分前尿道损伤(海绵体部)位于会阴部,后尿道损伤(前列腺部和膜部尿道),位于骨盆内、骨盆骨折的骨折端耻骨支,坐骨支可刺伤后尿道,前列腺部尿道由耻骨前列腺韧带固定于耻骨联合后下方,膜部尿道穿过并固定于生殖膈。当骨盆骨折时导致骨盆环前后径增大,左右径变小,耻骨前列腺韧带受到急剧的牵拉而被撕裂或连同前列腺突然移位,致使前列腺尿道与膜部尿道交接处撕裂或断裂,或尿道生殖膈撕裂致使穿过其中的膜部尿道撕裂或断裂。膜部尿道损伤亦可延及球部尿道,后尿道损伤常伴有膀胱或直肠等脏器损伤,如不及时处理或处理不当,极易发生尿道狭窄、梗阻、尿漏、感染,假道形成或性功能障碍等。常见表现有休克、尿道出血、疼痛、排尿困难及尿潴留、血肿或淤斑,尿外渗等。

【临床特点】

1.症状

(1)创伤史:有无典型的骑跨伤,骨盆骨折以及有无器械检查或治疗史。

(2)尿道内出血:前尿道损伤有尿道外口滴血;后尿道损伤时若无尿生殖膈破裂,可于排尿后或排尿时有血滴出。另外,出血还可淤积于会阴和阴囊部位形成血肿。

(3)尿道疼痛:表现为尿道内灼痛,排尿时加剧,向阴茎头及会阴部放射。主要由于尿道外括约肌痉挛、尿道断裂或尿液刺激尿道内创面所致。

(4)排尿困难及尿潴留:表现为不能排尿或排尿费力,主要因尿道括约肌痉挛、尿道断端回缩失去连续性、周围血肿或外渗尿液的压迫以及骨折断端的挤压等因素所致。

(5)血肿与淤斑:骑跨伤常有会阴部血肿淤斑,阴囊肿胀,呈青紫色。

(6)尿外渗:前尿道损伤破裂,频繁排尿时可表现为阴茎会阴甚至下腹部尿外渗肿胀;后尿道断裂,尿外渗至膀胱、前列腺周围,可出现直肠刺激症状。若不及时处理,可继发感染,致组织坏死、化脓,严重者出现全身中毒症状,局部感染坏死可形成尿漏。

(7)休克:球部尿道损伤很少出现,骨盆骨折或合并有其他内脏损伤的后尿道损伤约40%发生休克,且为早期死亡的主要原因之一。

2.体征　阴茎、阴囊、会阴部皮肤青紫、皮下有淤血斑,局部肿胀明显,损伤时间较长者,可见耻骨上区隆起,能触到充盈之膀胱。后尿道断裂时,直肠指诊可触到前列腺尖部明显后移,且有柔软浮动感伴压痛。

【护理措施】

1.增加组织灌注量,防止休克发生

(1)监测生命体征,伤后及术后 2 日内,每隔 1~2 小时监测血压,脉搏、呼吸 1 次。

(2)尿量、尿液的颜色、性质等,并记录。

(3)补充血容量。遵医嘱静脉输血、输液、并保证静脉通路通畅。

(4)若患者可经口进食,则鼓励患者多饮水,并补充热量计蛋白质。

2.排出尿潴留及排尿困难。

3.嘱患者不可自行排尿。

4.损伤处在无菌操作下,缓慢插入导尿管,如能通过,则留置持续导尿,作为治疗支架并引流。留置导尿 10~14 日。

5.如为尿道撕裂伤,不能插入导尿管,可行膀胱穿刺造瘘。2~3 周后排尿期尿道检查,无尿外渗,排尿通畅,则可拔除膀胱造瘘管。

6.如尿道损伤严重或血肿很大,应经会阴手术清除血肿并行尿道断端吻合术,留置尿道支撑导管 2~3 周,膀胱造瘘管在 14 日后拔除。

7.保持留置导尿管或评估造瘘管通畅,引流管不可过长或过短,位置不可高于膀胱水平,避免管道扭曲、折叠。

8.预防感染

(1)观察体温计白细胞水平,及时发现感染征象。

(2)注意无菌操作。

(3)带有留置导尿管的患者应每日尿道外口护理 2 次,若无膀胱破裂及膀胱穿刺的患者应膀胱冲洗每日 1 次。

(4)有尿液外渗并多次切口引流的患者应注意观察渗出情况,注意引流物的量、颜色、性质、气味等。

(5)保持术后切口清洁、干燥,及时更换敷料。

(6)遵医嘱使用抗生素。

9.教育患者应进行尿道扩张

(1)教育患者在行尿道手术后可能会发生尿道狭窄,应定期检查及行尿道扩张。

(2)尿道扩张时动作应轻柔,注意有无出血及损伤,严格无菌操作防止感染。

第二节　前列腺增生症

【概述】

前列腺增生症是一种老年男性的常见病,发病年龄大都在 50 岁以后,随着年龄增长其发病率也不断升高。病因尚不清楚。多数认为前列腺增生与体内雄激素及雌激素的平衡失调有关。

【临床特点】

前列腺增生症的症状是随着病理改变而逐渐出现。早期因膀胱代偿而症状不明显,因而患者常不能准确地回忆起病程的长短,随着病情加重而出现各种症状。

1.尿频、尿急　早期最常见的症状是尿频,且逐渐加重,尤其是夜尿次数增多。引起尿频的原因早期是由于膀胱颈部充血导致膀胱逼尿肌反射亢进,后期是由于增生前列腺引起尿道梗阻,使膀胱内残余尿增多而膀胱的有效容量减少所致。

2.进行性排尿困难　主要表现为起尿缓慢、排尿费力,射尿无力,尿线细小,尿流滴沥,分段排尿及排尿不尽等。

3.尿失禁　晚期前列腺增生症常致膀胱代偿功能衰竭扩大,膀胱残余尿量不断增加。当膀胱内积存大量残余尿时,由于膀胱过度膨胀,膀胱内压力增高至超过尿道阻力后尿液可随时自行溢出,称充盈性尿失禁、夜间熟睡时,盆底肌肉松弛,更易使尿液自行流出而发生遗尿。

4.急性尿潴留　在排尿困难的基础上,如有受凉、饮酒、劳累等诱因而引起腺体及膀胱颈部充血水肿时,即可发生急性尿潴留。患者膀胱极度膨胀,疼痛,尿意频繁,辗转不安、难以入眠。

5.血尿　前列腺增生组织表面常有静脉血管扩张充血,破裂后可引起血尿。出血量不等多为间歇性,偶有大量出血,血块充满膀胱,须紧急处理。血尿发生时,应与膀胱内炎症、结石及肿瘤等鉴别。

6. 肾功能不全症状　晚期由于长期尿路梗阻而导致两肾功能减退出现氮质血症,表现为食欲不振、恶心、呕吐及贫血等。

7.其他症状　由于长期排尿困难而依赖增加腹压排尿,可引起或加重痔、脱肛及疝等。

【护理措施】

1.术前护理

(1)预防泌尿系统感染:鼓励患者多饮水,注意个人卫生,勤换衣裤。多数患者因尿频、排尿困难而害怕喝水,向患者讲明饮水的意义,并注意记录患者排尿情况。若出现排尿困难、膀胱区憋胀、有尿不能完全排出,应通知医生给予留置尿管或膀胱造口术,同时口服抗生素。

(2)了解患者心肺功能。患者多为老年人,防止心脏意外。

(3)了解患者排便情况,习惯性便秘的患者可口服缓泻药物,保持排便通畅。

(4)配合手术治疗,口服雌激素,使前列腺腺体缩小变硬,减轻充血,有利于手术。

(5)带 Folley 三腔导尿管去手术室,术中留置。

(6)同外科术前护理

2.术后护理

(1)观察出血情况:术后给予持续膀胱冲洗。护士应密切观察尿管引流液的颜色,冲洗速度依尿管引流液的颜色而调节,颜色变浅红,冲洗速度可调慢;变为尿色,可遵医嘱停止冲洗。如为鲜红色,混有泡沫提示有手术创面大量渗血的可能,立即通知医生,重新固定尿管,拉直尿管紧贴于股根侧,用宽胶布粘牢,患者该侧下肢尽量平伸,达到牵拉止血作用,同时调快冲洗速度,保持尿管通畅,避免血块堵塞。当创面大量渗血,血压下降,脉搏增快,应给予止血和输血治疗,必要时手术止血。

(2)观察冲洗液有无外渗现象:术后除观察尿液颜色外,还要密切观察有无腹部膨隆。如患者出现腹部张力增加、烦躁不安、叩诊为浊音,提示有前列腺包膜受损的可能,及时通知医生,停止冲洗或手术放置耻骨后引流管,防止大量冲洗液被机体吸收,造成水中毒。

(3)饮食:术后第 1 日,进半流食,以易消化食物为宜,多吃水果、蔬菜,并嘱患者大量饮水,3000ml/d 左右,使尿液排出增加,起到自然冲洗的目的,也可防止便秘。

(4)防止静脉血栓的形成:鼓励患者适当活动,防止下肢静脉血栓及肺栓塞的发生。卧床期间,指导患者侧身活动,下肢屈腿运动。停止膀胱冲洗后,协助患者离床活动,注意观察患者有无呼吸困难等肺栓塞症状。

(5)膀胱痉挛的护理:部分或者手术后,可出现膀胱痉挛,表现为膀胱区明显压痛,冲洗可自行停止或速度减慢,尿管暂无液体引出或出血加重。此时,遵医嘱给予奥宁 5mg 或渡洛捷 200mg 口服,也可放出导尿管气囊内的部分液体,均能减轻患者症状。并注意尿道口有无溢血,如污染床单位,应重新更换。

(6)防止继发出血:腹压增高导致继发出血的主要原因。手术后粪便干燥、咳嗽等均可导致腹压增高,应积极防治。除饮食指导外,还有倾听患者主诉,必要时可用缓泻剂或提前服用缓泻药,保持排便通畅。患者咳嗽应及时对症处理,如口服棕胺合剂 10ml,每日 4 次,嘱患者服药后半小时内不饮水。

(7)尿失禁患者的护理:保持尿管后,患者发生一过性尿失禁,一般几日到 1 个月可自行恢复,向患者及家属解释清楚,减轻思想顾虑。个别患者尿失禁时间较长,可指导患者进行缩肛训练,并配合药物治疗,一般在 0.5~1 年多可恢复正常。

【健康指导】

术后 1 个月内不能骑自行车,3 个月内禁止提重物,保持排便通畅。

第五节　肾积水

【概述】

由于泌尿系统的梗阻导致肾盂肾盏扩张,其中潴留尿液,统称为肾积水。因为肾内尿液积聚,压力升高,使肾盂与肾盏扩大和肾实质萎缩。如潴留的尿液发生感染,则称为感染性肾积水;当肾组织因感染而坏死失去功能,肾盂充满脓液,称为肾积脓或脓肾。造成肾积水的最主要的病因是肾盂输尿管交界处梗阻。

【临床特点】

1.慢性梗阻时往往症状不明显,仅表现为腰部钝痛。大多数急性梗阻可出现较明显的腰痛或典型的肾绞痛。有个别患者虽发生急性双侧性梗阻或完全梗阻,但并不感到疼痛。

2.肾积水常表现腹部肿块,上腹部突发剧烈疼痛或绞痛,继之有多次小便,当疼痛缓解则肿块缩小甚至消失。

3.血尿。

4.胃肠道症状有恶心、呕吐、胃纳减退等。

【护理措施】

1.术前护理

(1)了解患者肾积水程度,加以保护,注意休息,活动适度,避免肾区受碰撞,导致肾损伤,如破裂出血。

(2)预防泌尿系感染,适量饮水,保持外阴部清洁,勤换内衣。必要时可口服抗生素。

(3)同外科术前护理。

2.术后护理

(1)同外科术后护理,监测生命体征。

(2)引流管的护理:确保引流管通畅,妥善固定;观察引流液的性质、颜色、量,发现问题及时处理;记录每日引流量及尿量;定期监测血生化、肾功能。若肾造瘘口引流管不畅,可在无菌操作下用 0.9%NaCl 进行低压冲洗,每次不多于 5ml,冲洗时要缓慢,以免压力过高,增加吻合口张力,导致漏尿。

(3)加强营养,提高机体抵抗力,促进吻合口愈合,同时应用抗生素抗感染。

(4)健康指导:肾盂输尿管成形术需留置输尿管支架管(D-J 管)手术后 4~6 周拔除,拔管在门诊膀胱镜下进行。通常拔除 D-J 管 3 日后,可缓慢夹闭肾造瘘管,直至全部夹闭。此间如有肾区胀痛、发热及吻合口引流为尿液需立即就诊,打开肾造瘘管,减轻上述症状;如无上述症状,经肾造瘘造影检查,证实吻合口通畅无狭窄,方可拔除肾造瘘引流管,同时嘱患者健侧卧位,防止漏尿,此口 1 周左右愈合。院外带管期间需防止感染。术后 6 个月行静脉尿路造影检查(IVU),观察肾积水程度是否减轻及肾功能恢复情况。

第六节　肾结核

【概述】

肾结核常见于青壮年,以 20~40 岁最常见,男性多于女性,一般多为单侧性,约 10% 为双侧性,早期病变为肾髓质及肾乳头的局限性结核病灶,继续发展则为干酪样坏死,形成空洞,多个结核空洞发展并融合变成肾积脓而使全肾破坏。发展至肾周时可形成结核性肾周炎、肾周寒性脓肿等。结核病变可引起输尿管纤维组织增生,使其增粗、变硬、管腔狭窄,加速肾脏的破坏。膀胱结核病变以三角区最先受累,使对侧输尿管口狭窄或关闭不全,引起对侧肾积水,结核杆菌也可逆行感染对侧肾脏,使其功能受损,晚期患者,全肾功能严重损害,成为尿毒症。

【临床特点】

1.症状

(1)膀胱刺激征:尿频、尿急、尿痛,特别是夜尿增多,这是肾结核的最重要也是最早出现的症状。当膀胱结核病情加重时,尿频也越显著,继而可出现尿急及尿痛。早期尿频是由于结核菌和脓尿刺激膀胱黏膜或黏膜溃疡所致;晚期则因膀胱容量缩小,以致排尿次数增多,乃至出现急迫性尿失禁。

(2)血尿:血尿是肾结核的第二个重要症状,发生率为 70%~80%。一般与尿频、尿急、尿痛等症状同时出现。血尿的程度不等,多为轻度的肉眼血尿或镜下血尿,仅 3% 的病例为明显的肉眼血尿,并且是唯一的首发症状。多数为终末血尿,乃是膀胱的结核性炎症和溃疡在排尿时膀胱收缩所致出血。若出血来自肾脏,则可为全程血尿。

(3)脓尿:其发生率 20% 左右。尿液中可出现大量脓细胞,同时在尿液内亦可混有干酪样物质,使尿液混浊不清,严重者呈米汤样脓尿。

(4)腰酸、腰痛:结核一般无明显疼痛,但当肾脏破坏严重引起结核性肾结脓或肾周炎时,可出现腰酸、腰痛。少数患者可因血块或脓块堵塞输尿管而引起绞痛。

(5)全身症状:贫血、消瘦、低热、盗汗、食欲减退、血沉加快等。

2.体征　肾结核体检无异常所见。少数患者感腰部酸痛。当肾已严重破坏,成为结核脓肾时,可发现肿块。晚期肾结核可有发热、盗汗、贫血、虚弱、消瘦、食欲不振等结核典型症状。有肾积水时,可出现水肿、呕吐等慢性肾衰竭症状。

【护理措施】

1.术前护理

(1)应用抗结核药物,配合手术治疗。抗结核药按方案服用,必须坚持早期、联合、足量和规律用药的原则。向患者和家属讲清坚持服药的意义,取得合作,控制病情,防止进一步加重。

(2)加强营养,鼓励患者进食高蛋白质、高维生素食物。患者体力消耗大,消瘦,低热,抵抗力低下,术前合理的调节饮食可增强抗病能力,对术后恢复起积极作用。

(3)保持个人卫生,预防感冒,勤换衣裤,鼓励多饮水。

(4)了解对侧肾功能,配合留取生化标本及做好各项检查工作,以决定手术是否可行。

(5)关心体贴患者,指导患者以休息为主,保证足够的睡眠;病室内经常通风换气,保持空气新鲜,温度、湿度适宜。

(6)同外科术前护理

2.术后护理

(1)继续应用抗结核药物:术后即静脉点滴异烟肼 300mg,防止结核感染扩散;术后第 2 日改为口服抗结核药,协助患者按时按量服用。

(2)体位:术后血压平稳后给予半卧位,有利于伤口引流,减轻伤口张力,促进愈合。

(3)给予静脉营养:静脉输入白蛋白、脂肪乳或输血,增加热量和蛋白含量,有利于组织修复,提高抗感染能力。

(4)监测体温:手术应激导致术后患者高热,可持续数日。每日测体温 4 次,体温超过 39℃改每日测体温 6 次,同时遵医嘱给予降温处理,控制体温在 39℃以下;注意补足液体量,保持出入量平衡,保持水、电解质平衡;随时倾听患者主诉,加强生活护理,增加患者舒适感。

(5)应用抗生素,预防全身感染。协助患者早期床上活动,定时翻身拍背,鼓励咳痰,预防肺部感染;保持尿管通畅,外阴清洁,鼓励大量饮水,预防泌尿系统感染。

【健康指导】

出院后仍需服用抗结核药 3~6 个月,嘱患者按时服药,因抗结核药对肝脏有一定的毒性,故同时服保肝药,减轻肝损伤的程度。术后 3 个月复查,检测生化指标,指导用药。

第七节　嗜铬细胞瘤

【概述】

嗜铬细胞瘤(pheochromocytoma)是起源于肾上腺髓质、交感神经节或其他部位的嗜铬组织的肿瘤,肿瘤细胞持续或阵发性分泌大量的儿茶酚胺(肾上腺素、去甲肾上腺素),临床上以发作性高血压为主要表现,伴有剧烈头痛、面色苍白、大汗淋漓、心悸、腹痛等,也可伴糖耐量减退。85%~90%的肿瘤位于肾上腺,亦可异位,是继发性高血压的一个重要原因,其中恶性肿瘤占 10%左右。

【临床特点】

1.发作性高血压,发作时血压上升达 200/130mmHg 左右;伴有大汗淋漓、濒死感、恐惧、心悸、心速、面色苍白等交感神经兴奋的表现。

2.持续性高血压者,血压波动>50/30mmHg。

3.有高血压、伴有血糖升高或糖耐量异常等代谢亢进、糖代谢紊乱的表现。

4.实验室检查提示血、尿儿茶酚胺及尿 VNA、MN、NMV 升高。

【护理措施】

1.术前护理

(1)控制血压:应用 α-肾上腺素能阻止滞剂治疗,使血压下降,减轻心脏负担,并使患者原来缩小的血管内容量扩大,减少手术并发症和死亡率。术前通常给予酚苄明 10~20mg 口服,每 8 小时 1 次或亚宁定 30~60mg 口服,每 6 小时 1 次,持续 1 个月,以控制血压使之接近正常。

(2)症状的观察和护理:患者血压升高时,多伴有头痛,不同程度的头昏、心悸,视物模糊,腹痛,呕吐,面色苍白,四肢冰冷,大汗淋漓,甚至脑出血等。因此,需严密监测血压计脉搏,常规每日测 4 次,病情发生变化时及时通知医生给予处理,并持续测血压,防止脑出血的发生。当患者出现心律失常、心率快时可遵医嘱给予普萘洛尔 10mg 口服,(每日 3 次),术前 3 日应停药,以免术中出现心脏意外。

(3)积极防止血压升高:做好心理护理,稳定患者情绪,取得合作,防止意外发生;向患者讲明按时服药的重要性;住院期间以卧床休息为主,避免因过度疲劳导致血压升高;做各项检查治疗前要向患者解释清楚,有专人陪同;工作中要注意言语态度,避免过激语言及不良刺激;告诉患者不可激动,加强同护士之间的沟通,将不良情绪降低至最低。

(4)正确收集儿茶酚胺尿,为诊断提供依据。

2.术后护理

(1)生命体征的观察:嗜铬细胞瘤切除术后,儿茶酚胺的作用消失,血管容量相对增大,应每 15~20 分钟测血压 1 次。血压过低,加快输血或补液速度,提高有效循环血量。若血压仍不能维持正常,应在中心静脉压的监护下及扩容的同时,使用血管收缩药以维持血压,待血压平稳后改测血压每小时 1 次(血管收缩药物应尽可能减少用药剂量计用药次数)。同时监测每小时尿量和肾功能。

(2)胃管的护理:妥善固定,定时用生理盐水 20ml 冲洗胃管,保持其通畅,减轻腹胀,增加舒适感。肠蠕动恢复,肛门排气后,即可拔除胃管,少量饮水。

(3)保持静脉补液通畅:建立有效静脉通路,以防病情突变;有中心静脉插管者每日更换敷料 1 次,保持穿刺部位无渗血;严格无菌操作,预防感染;补液完毕后,用肝素盐水正压封管,避免管道堵塞;保持出入量平衡。

(4)适当活动:病情稳定后,无血压波动,鼓励患者在床上活动,避免肺部感染及下肢静脉血栓等并发症。

(5)术后血压测量:多数恢复正常,少数患者术后 1 周血压计血、尿儿茶酚胺仍偏高,可能与术后应激及储存儿茶酚胺较多有关,故术后 1 个月重测数值更准确。安慰患者不必紧张,配合治疗。

【健康指导】
术后 1 个月复查血压计血、尿儿茶酚胺,判断治疗效果。

第十节　肾移植

【概述】
肾移植术是将同种异体肾植入患者的体内,代替已丧失功能的病肾,也称同种异体肾移植。慢性肾衰竭患者,经血液透析或腹膜透析治疗无感染,高血压被控制,电解质平衡,有手术指征者,经配型合格,可行同种异体肾移植术。

【临床特点】

尿毒症、恶心、呕吐,高血压、高血钾。

【护理措施】

1.术前准备

(1)血液透析(或腹膜透析):充分有效的透析治疗,可减轻氮质血症,纠正水、电解质和酸碱平衡紊乱,减少体内水钠潴留,控制高血压,改善心功能。透析时间一般在3个月以上,并且是规律血透(定期每周一、三、五或二、四、六日行血透者为规律血透),使机体处于较"理想"状态。术前24小时以内必须增加透析1次。

(2)纠正贫血,增加免疫耐受力:以输血细胞或新鲜血为宜。陈旧血内钾离子含量高,易导致血钾过多,对肾衰竭患者尤要注意。

(3)预防感染:有感染病灶者不可手术,必须完全清除。咽拭子培养和清洁中段尿培养为阴性者,方可手术。

(4)配足术中用血,并急查血电解质,作为与术后对照的指标,观察疗效。

(5)卫生宣教:评估患者的一般情况,并向患者及家属做简短宣教。术后患者所住房间实行保护性隔离,谢绝家属探视及陪伴。患者由护士专人护理,防止感染。将呼叫器使用方法告诉患者,家属留好联系电话,取得理解与支持。

(6)术前口服免疫抑制剂:如硫唑嘌呤100g,以减轻术后排异反应。

(7)术前禁食、水6小时。

2.术后护理

(1)术后执行保护性隔离,设专人护理

(2)严密监测生命体征:持续心电、血氧、血氧监测,每小时测量1次。术后第2日血压平稳,改为每4小时测量1次。

(3)尿液的观察:①多尿期的护理:肾移植术后常有3~5日的多尿期,最多者可达8000ml/d,将尿管接一次性储尿器,测量每小时尿量。严密观察出入量变化,及时调整输液速度计量,维持水、电解质平衡,遵循"量出为入"的原则,24小时出入总量差额不超过1500ml;②少尿与无尿护理:当观察尿量<30ml/h时,通知医生给予必要的处理,少尿的原因可能为低血压、移植肾血流灌注不良、肾后性梗阻、急性肾衰竭、急性排斥、尿外渗等;③尿的颜色及比重:术后最初3日内可有轻度的血尿,属正常现象,但要保持尿管通畅,适当减少翻身活动及移植肾侧屈腿次数。尿比重与尿量成反比,与尿中固定成分成正比。

(4)严密观察病情:肾移植术后是否发生排斥反应,严密观察病情甚为重要。常见的排斥症状及体征有:体温突然升高至38.5℃以上(但要除外用免疫抑制剂的不良反应),多在凌晨4~5时;移植肾区胀痛,尿量显著减少,体重增加;血压升高;检查发现移植肾明显肿大;个别患者出现精神症状,如烦躁不安,精神恍惚,过激行为,自行拔引流管等。以上症状可同时出现或仅出现若干项。对任何一项症状的出现,护理人员都应及时与医生取得联系以便对排斥反应早作诊断。

(5)应用免疫抑制药物的注意事项:免疫抑制剂可预防和减少排斥反应的发生,提高移植肾存活率,但应掌握药物的不良反应。目前临床常用的药物,如爱欧山(OKT3)、赛尼哌等,为抗 T 细胞亚群单克隆抗体,可出现高热、腹泻、轻度水肿。用药前半小时给予地塞米松 5mg 静脉入小壶,OKT3 入 5%葡萄糖 200ml 中慢滴,4~6 小时之内输完。

(6)各种管道的护理:术后常留置肾上极、肾下极引流管各一根及尿管。分别妥善固定,保持通畅。注意引流液颜色、量。如引流量突然增加,颜色呈尿色,提示有尿漏发生的可能,应保持充分引流。

(7)预防感染:患者因应用免疫抑制剂,抵抗力低下,容易发生感染,需积极防治。用紫外线灯定时消毒室内空气,每日 3 次,保持温度、湿度适宜;饭前、饭后均用复方硼砂溶液漱口。已进食者,鼓励患者生食大蒜,起到杀菌作用。如有真菌感染引起的口腔炎,可使用 1%过氧化氢漱口。对病毒引起的疱疹,可口服阿昔洛韦 100~200mg,每日 3 次;每 2 小时翻身、拍背 1 次,帮助按压伤口,鼓励患者咳痰,给予雾化吸入,每日 2 次,雾化器需专用,预防交叉感染;女患者会阴冲洗,男患者尿道口用络合碘棉球擦拭,每日 2 次,保持局部清洁。尿量正常,鼓励患者多饮水。严格记录入量,保持出入量平衡,更换尿袋或放尿液时应无菌操作,预防泌尿系感染;肾移植患者皮肤干燥、脱屑,每日清洁皮肤 1 次,勤换衣裤,保持床单平整、清洁,防止皮肤破溃。观察伤口敷料,如有渗血、渗液,通知医生,及时更换,保持干燥。遵医嘱应用抗生素。

(8)饮食:术后肠蠕动恢复后,可进流食,逐步改为半流食、普食。移植肾功能恢复,血肌酐正常后,鼓励患者进食高蛋白质、高热量、富含维生素及低脂饮食。尿量多时,可不限制盐的摄入。

(9)保持排便通畅:观察患者排便情况,如术后 3 日未排便,应给予少量缓泻剂,如开塞露 1 支入肛。避免用力排便,腹压增高,造成移植肾血管破裂。

(10)动静脉外瘘的护理:动静脉外瘘可作为移植肾未完全恢复功能前,挽救生命的一条途径。因此,即使行肾移植术,仍应完好保留动静脉外瘘,禁止在此肢体测血压、抽血机输血,可做布套加以保护,但松紧适中。

【健康指导】

肾移植术后,排斥反应是一个漫长的过程,随时都有可能发生,向患者及家属讲清,引起重视,取得合作。术后 3 个月以内以轻度劳动为宜,终生不可负重;因终身服用免疫抑制剂,抵抗力相对低,建议不去公共场所,防止交叉感染;养成良好的生活习惯,禁烟、酒;慎用对肾脏有损害的药物,应遵医嘱服用;应用免疫抑制药物定期监测血药浓度,防止药物中毒;定期复查,监测移植肾功能,早期发现排斥征兆,早期治疗。

第十一节 肾肿瘤

【概述】

发生于肾脏的肿瘤,按肿瘤的生物学特征分为:良性肿瘤和恶性肿瘤。

【临床特点】

1.血尿、疼痛和肿物称为肾肿瘤三联征。

2.腰痛。

3.发热。

【护理措施】

(一)常规护理

1.心理护理,关心患者,了解患者的思想、生活及工作情况,消除患者对疾病的恐惧心理和悲观情绪。

2.鼓励患者表达自己的想法,向患者和家属做好解释,取得他们的信任,根据患者情况实施必要的指导。

3.关心和同情患者,多与患者交谈,以通俗易懂的语言,结合病种深入浅出地讲解治疗疾病的有关知识,必要时给予镇静剂。

(二)手术护理

1.术前护理

(1)每日测血压2次,控制血压在正常范围。协助医生了解患侧记健侧肾功能,确定手术方式。

(2)改善营养:进高蛋白质、高热量食物,必要时输血。

(3)心理护理:向患者及家属讲解切除一侧肾脏,只要健侧肾功能正常,对自身各方面没有影响。可让术后恢复良好的肾切除患者与之交谈,解除其思想顾虑,以取得合作。

(4)同外科术前护理

2.术后护理

(1)出血的观察:密切注意有无手术后内出血及休克表现。内出血可因术中血管结扎不良引起,应密切观察患者血压、脉搏计意识的变化,每0.5~1小时测量血压、脉搏1次;保持引流管通畅,观察色、量是否正常,当引流液颜色鲜红、量>100ml/h时,脉搏加快,脉压缩小,提示有腹腔内出血,立即通知医生。同时注意观察伤口敷料有无渗血。

(2)体位:术后平卧位,血压平稳后给予半卧位。但肾部分切除患者需绝对卧床1周,避免加重出血或肾下垂。

(3)肾功能的观察:由于手术对肾脏的直接影响,可暂时增加相应调整水和电解质的摄入量,防止水、电解质紊乱,减轻健侧肾脏负担。

（4）预防术后并发症：卧床期间鼓励并协助患者定时（每2小时）向健侧翻身，给予拍背，嘱患者将痰液及时咳出，防止发生肺部感染，并且有利于肠蠕动的早日恢复，减轻腹胀。

（5）抗生素的应用：选用对肾无损害或毒性较轻的抗生素，保护肾功能。

【健康指导】

出院后可应用免疫治疗，告诉患者及家属应用干扰素等免疫制剂后，可能导致高热等药物不良反应，属正常现象，对症处理即可。术后3个月复查B超、CT。

第十二节　膀胱肿瘤

【概述】

膀胱肿瘤（tumor of urinary bladder）是全身比较常见的肿瘤之一，是泌尿系最常见的肿瘤。膀胱肿瘤的高发年龄50~70岁。男女比例为4:1，以表浅的乳头状瘤最为常见。浸润性癌常发生在高龄病例。

【临床特点】

1.症状

（1）血尿：间歇性、无痛性、全程肉眼血尿，是膀胱癌最重要的临床表现。出现量和肿瘤大小，数目、恶性程度并不一致。

（2）尿路刺激症状：尿频、尿急、尿痛常提示浸润癌、弥散性原位癌或并发感染。

（3）排尿困难、尿潴留：肿瘤位于膀胱颈部时可出现。

2.体征　一般无阳性体征，下腹肿块、腰骶部疼痛、下肢水肿、消瘦为晚期症状。

【护理措施】

（一）常规护理

1.心理护理　关心患者了解患者的思想、生活及工作情况。清除患者对疾病的恐惧心理和悲观情绪。

2.活动指导　患者未留置尿管时可正常活动，患者如留置尿管时需适度活动。

（二）病情观察

1.观察生命体征

2.观察血尿情况。

（三）日常活动

适度活动，避免过度劳累。术后卧床3~5日，可在床上活动，术后拔尿管后适度活动，如散步。

（四）心理指导

保持平静的心境,避免情绪激动及过度紧张、焦虑,遇事冷静,当有较大精神压力时应设法释放,如向朋友、亲人倾吐以维持稳定的情绪。

(五)术前护理

1.了解患者营养状况,评估患者贫血及营养不足的程度,鼓励进食高蛋白质、富含维生素、易消化饮食,必要时给予输血治疗。纠正贫血,补充蛋白质,提高机体抗感染和组织修复能力。

2.肠道准备 手术中应用肠段代替膀胱,良好的肠道准备是手术成功的前提条件。因此,需严格按照基本外科肠道准备的要求进行(方法略)。肠道准备过程中,嘱患者大量饮水,每日3000ml左右,注意观察患者排便情况,如粪便颜色、排便效果等,经常询问患者有无头晕、乏力,预防脱水发生,保证患者安全。

3.心理护理 了解患者心理状态,对症护理。尿流改道给患者带来许多不便,向患者讲明手术的必要性及术后自我护理的方法,加强护患间的沟通,接触思想顾虑,接受现实。

4.同外科术前护理。

(六)术后护理

1. 监测生命体征 每0.5~1现实测血压、脉搏1次。血压平稳后改为每2小时测1次,并给予半卧位。

2.妥善固定引流管 术后引流管较多,通常留置胃管,左、右输尿管支架管,左、右耻骨后(或)盆腔引流管,肛管(或回肠代膀胱)引流各1根。应分别标明,避免混淆。翻身活动时,防止滑脱。保持各管通畅,观察左、右输尿管支架管尿液是否均衡,特别注意尿量少的一侧,如发生堵塞,及时通知医生,给予冲洗。严格记录各引流量。

3.营养支持 由于术中实施肠道吻合、输尿管代膀胱吻合,因此,禁食时间相对延长。为保证足够的营养,常需静脉营养治疗。如留置PICC,应保持通畅,严格无菌操作,补液完毕后,先用0.9%NaCl 20ml冲管,再行肝素正压封管;如用外周静脉补液,防止药液外渗,预防静脉炎的发生。

4.代膀胱引流管的护理 如为回肠代膀胱,可能因肠道分泌黏液而读书,巡视患者时经常挤压管道,保持通畅。必要时遵医嘱用0.9%NaCl或5%NaHCO₃间断冲洗防止堵塞,碱化尿液,预防高氯性酸中毒;如为直肠代膀胱,应保持肛周皮肤清洁,防止破溃,拔除肛管后,仍要及时记录肛门排出量。

5.预防感染 协助按压伤口,鼓励患者咯痰,预防肺部感染;督促患者床上活动,促进早期排气,预防肠梗阻;同时应用抗生素防治感染。

6.健康指导 直肠代膀胱患者,应养成定时排尿的习惯,如每小时排尿1次,逐渐至每2小时1次,不宜间隔时间太长。因直肠不及膀胱敏感,久之,易发生高氯性酸中毒,也可造成直肠内粪便逆行感染,影响肾功能;回肠代膀胱术行皮肤造口者,要保持局部皮肤清洁干燥,教会如何使用尿袋,尿袋最好一次性,防止感染;术后1个月复查,拟定下一步治疗。

(刘海芹 姜彦花 姜冰青 吴敬强 单茂斌)

第十二章　骨科疾病

第一节　石膏固定

【概述】

医用石膏是利用其加热、脱水,再遇水分时便可结晶硬化的特性,以达到固定骨折,制动肢体的目的,常用于骨折整复后的固定,畸形矫正,关节损伤及关节脱位复位后的固定等。

【临床特点】

1.骨折常用的固定方法之一。

2.分为管型石膏和石膏托两种。

3.石膏未干前可塑性较强。

【护理措施】

(一)常规护理

1.搬动卧硬板床患者时,用手掌托石膏,忌用手指捏石膏。

2.石膏未干前,用灯泡烤干或用风扇吹干,干固后防止石膏受潮及污染。

3.抬高患肢,保持功能位置,石膏下用 软枕支托。

4.定时翻身,预防压疮和坠积性肺炎。

(二)病情观察

1.观察固定患肢末梢血循环情况。

2.观察石膏边缘有无渗血及擦伤,发现石膏表明浸血时应做标记,并及时通知医生。

3.头颈部、胸部、腹部石膏固定者应注意观察患者有无呼吸困难及腹部不适,认真倾听患者主诉。

4.耐心倾听患者的主诉,如出现固定部位持续性疼痛后,考虑压疮的早期症状,应及时报告医生处理。

(三)功能锻炼

指导未固定关节的功能锻炼及固定部位的肌肉等长收缩活动, 预防失用性肌肉萎缩,骨质疏松,关节僵硬。

(四)医疗护理措施的配合

1.向患者讲解石膏固定的目的、作用、意义。

2.告诉患者和家属预防石膏变形、折断的相关知识。

(1)石膏未干前告知家属尽量少搬动患者,需更换体位时,要用手掌平托石膏固定的患肢,切忌用手指捏石膏,防止石膏凹陷处皮肤受压后出现缺血性坏死。

(2)向患者及家属讲清楚不可在石膏上面放置重物,也不能将石膏固定的患肢放置在硬质的床板或地板上,以免引起石膏断裂、变形,使骨折端再次发生移位。

(3)石膏未干前,不要在上面盖棉被,天冷时用局部照明灯烤干天然时用电风扇吹干。

3.鼓励患者及时说出身体的不适,及早发现问题。

4.告诉孩子及家属石膏干后,不要再使其受潮。

5.石膏干后如搬动患者时,要向家属讲清楚,切忌对关节处施加屈曲成角的压力以免因其脆性增加和杠杆作用,使石膏在关节处发生断裂,因此,翻身或变动体位时,一定要有专人保护石膏。

6.教会患者及家属避免石膏污染的知识与技巧

(1)颈胸部石膏、石膏背心的患者在进餐时应注意用餐巾或颔下垫毛巾,以防止污染石膏。

(2)告知家属应及时料理患者的大小便,妥善放置便器,避免髋人字石膏和下肢长腿管型石膏被尿、便污染。

第二节　牵引的护理

【概述】

牵引是利用力学中作用和反作用的原理,通过重力的牵拉,作用于患肢,缓解骨折和脱位处软组织的紧张和回缩,使骨折或脱位复位,达到治疗的目的。牵引分持续性皮牵引和骨牵引两大类。主要用于颈椎骨折、骨盆骨折、股骨颈骨折、粗隆间骨折、股骨干骨折及不稳定的胫腓骨骨折等。

【临床特点】

1.牵引从方法上分为皮牵引、骨牵引。

2.牵引力与反牵引需同时存在产能达到牵引的目的。

3.患者躺在床上与牵引力呈相反的方向从而构成了反牵引力。

4.牵引下肢时抬高床尾,牵引颅骨时抬高床头。

5.皮牵引为间接牵引,软组织损伤严重或有炎症时不宜使用;骨牵引为直接牵引,牵引力较大,不宜用于小儿急老年患者。

【护理措施】

1.严密观察患肢的血液循环和肢体的活动情况　包括肢端皮肤的颜色、温度、桡动脉或足背动脉的搏动和指(趾)端的活动。如肢端皮肤颜色变深,温度下降,动脉搏动减弱,被动活动指(趾)引起剧痛,说明发生了血液循环障碍,应及时查明原因。若包扎过紧、牵引重量过大等,要及时处理。

(3)应及时清除伤口分泌物,包扎伤口敷料的厚度要足够,以能充分吸收渗血和渗液而不污染石膏为主。

(4)如患者患肢需放置冲洗引流管时,应建议医生在伤口周围填塞足够的纱布,防止冲洗液和引流液流入石膏内造成污染。

(5)医生在为患者石膏固定部位的邻近伤口换药时,用治疗巾隔开并遮挡,可防止敷料和分泌物污染石膏。

(6)告知患者及家属应将石膏固定的肢体抬高放置,高于心脏水平线 20cm,以促进静脉血液和淋巴液回流,减轻患肢的肿胀。

(7)教会患者及家属观察肢体血液循环障碍的先兆,当患者出现肢体疼痛难忍、末梢肿胀明显、皮温较健侧低、感觉迟钝、足背动脉或桡动脉搏动减弱时,均应立即报告医护人员。

(8)告知患者如出现某一固定部位持续性疼痛时常是压疮的早期症状,一定要及时告诉医护人员。

(9)教会家属利用嗅觉进行观察的方法,如石膏内有腐臭气味时,表明石膏内有压疮、溃疡形成,或石膏内伤口有感染,应立即报告医生给予相应处理。

(五)日常活动

1.向患者及家属讲解石膏固定的患肢进行功能锻炼的意义和方法。

2.指导患者做石膏固定肢体肌肉收缩活动和邻近关节的屈伸活动。

3.指导患者应加强未行石膏固定肢体的主动活动,防止肌肉失用性萎缩。

4.病情允许的情况下,鼓励并指导患者下床活动,应先在床边站立,后借助于拐杖、助行器做短距离的行走。

5.教会患者及家属掌握功能锻炼的方法,并评价患者及家属主动和被动活动的方法是否正确。

6.告知家属在石膏拆除后,应继续每日按摩肌肉 2~4 次,并督促患者加强主动活动。

(六)综合征的发生和表现

向行头颈胸、躯干、髋人字石膏固定的患者解释可能会发生石膏综合征的情况,以减轻恐惧感,配合治疗。石膏综合征的表现主要为:腹胀、腹痛、恶心、呕吐等症状。

2.保持有效的牵引 根据患者牵引的部位抬高床头或床尾,以保持牵引力和体重的平衡。防止发生下肢牵引时足部抵住床尾栏杆,或颅骨牵引时头部抵住床头栏杆等情况,使牵引失去作用。保持牵引锤悬空,滑车灵活,牵引绳和患肢长轴平行,牵引绳上不能放置枕头、被子等,以免影响牵引效果。

3.牵引时保持患者处于正确的牵引体位。股骨颈骨折和粗隆间骨折牵引时,患肢需保持外展中立位,股骨上段骨折时患肢应尽量外展,胫腓骨下段骨折行跟骨牵引时,可将牵引绳系在牵引弓的外角,使踝关节内翻,以利于骨折复位。

4.牵引的重量应根据病情需要调节,不可随意增减。重量过小,不利于骨折复位和畸形矫正,重量过大可导致过度牵引,造成骨折不愈合。当牵引患者主诉患肢疼痛时,应分析原因,不能随意减轻牵引重量。

5.骨牵引的患者要保持牵引针孔处的清洁、干燥,预防感染。牵引处不需盖任何敷料,每日滴70%乙醇2次。如有分泌物和痂皮,应用棉签擦去,防止痂下积脓。注意牵引针有无偏移。如有偏移,用碘酒、乙醇消毒后调至对称。

6.预防并发症的发生 长时间卧床的患者应预防坠积性肺炎、压疮、泌尿系感染、便秘等并发症。指导患者经常练习深呼吸、咳嗽。每2小时协助患者改变1次体位,并按摩受压部位。鼓励患者多饮水,多吃粗纤维食物。指导患者每日沿顺时针方向按摩腹部。

7.指导患者进行功能锻炼 向患者说明国内锻炼的重要性,指导患者进行肌肉等长收缩活动及关节活动。病情许可情况下练习全身性活动,如扩胸、抬起上身等。

第三节 骨盆骨折的护理

【概述】

骨盆骨折(fractrue of pelvis)是指骨盆壁一处或多处连续性中断。发病年龄呈两个高峰期:即20~40岁和65岁以后,发病率占全身骨折的1%~3%,是临床上较多见的骨折之一。常见的病因是创伤,如压砸、轧碾、撞挤和高处坠落等;其次为肌肉的撕脱伤。由于骨盆具有负重、保护盆腔内脏和传递人体力线的作用,因此严重的骨折不但会造成内脏损伤,而且对人体的负重会造成严重的影响。

【护理措施】

(一)非手术治疗及术前护理

1.急救 患者入院后迅速建立有效的静脉通道,必要时2个或多个通道,且输液通道应建立在上肢或颈部,而不宜在下肢,以免液体不能有效进入血液循环。

2.心理护理 骨盆骨折多由较强大的暴力所致,常常引起严重的并发症,如休克,尿道、膀胱及直肠等损伤。患者伤势较重,易产生恐惧心理。应给予心理支持,并以娴熟的抢救技术控制病情发展,减少患者的恐惧。

3.饮食 宜高蛋白、高维生素、高钙、高铁、粗纤维及果胶成分丰富的食物,以补充失血过多导致的营养失调。食物应易消化,且根据受伤程度决定膳食种类,若合并有直肠损伤,则应酌情禁食。

4.卧位 不影响骨盆环完整的骨折,可取仰卧与侧卧交替,侧卧时健侧在下,严禁坐立,伤后1周可取半卧位;影响骨盆环完整的骨折,伤后应平卧硬板床,且应减少搬动,必须搬动时则由多人平托,以免引起疼痛、增加出血。尽量使用智能按摩床垫,既可减少翻身次数,又能预防压疮,但床垫充气要足,以不影响骨折稳定为原则。

5.症状护理

（1）压疮：维持骨盆兜带悬吊有效牵引，牵引量以臀部抬高床面 5cm 为宜。在骨盆两侧的兜带内置衬垫，以预防压疮。

（2）便秘：鼓励患者多饮水。多食含粗纤维丰富的蔬菜；经常按摩腹部，促进肠蠕动，必要时服用缓泻剂，利于排便。术前 1 日必须排除肠道内淤积的大便，以利手术操作，减轻术后腹胀。

6.病情观察与处理

（1）全身情况：包括生命体征、意识状态、尿量、皮肤黏膜、甲床毛细血管回流时间、皮肤弹性等，必要时检测中心静脉压、血红蛋白、红细胞计数及血细胞比容等各项指标，以确定是否有休克及程度。导致血容量不足乃至休克的相关因素有：骨盆各骨主要为骨松质，骨折后本身出血较多；其邻近有较丰富的动脉及静脉丛，加之静脉丛多无静脉瓣阻挡回流，骨折后可引起广泛出血。出血量若达 1000ml 意识，则可能合并有腹腔脏器损伤出血；如合并髂内、外动脉或股动脉损伤，可引起盆腔内更严重出血，甚至因失血过多而死亡。处理：迅速高流量给氧；快速补液输血；保暖：提高室温或用棉被和毛毯，忌用热水袋，以免增加微循环耗氧。

（2）腹部情况：观察有无腹痛、腹胀、呕吐、肠鸣音和腹膜刺激征，并定时测量腹围，以判断是否合并有腹膜后血肿、腹腔脏器损伤及膀胱损伤。由于骨折出血沿腹膜后疏松结缔间隙蔓延到肾区或膈下，形成腹膜后血肿，不仅可造成失血性休克，还可引起麻痹性肠梗阻；严重创伤时可合并腹腔脏器损伤，出现腹腔内出血，表现为腹痛、腹肌紧张，腹腔穿刺抽出不凝血；膀胱充盈时易受直接打击或被骨折刺伤而致膀胱破裂，表现为腹痛明显，并有明显的腹肌紧张、压痛、反跳痛，腹腔可抽出血性尿液。处理：按损伤部位做相应专科处理。

（3）排尿情况：有无血尿、尿道口滴血、排尿困难或无尿，以判断膀胱、尿道损伤程度。护理：尿道不完全撕裂时，留置导尿管 2 周并妥善固定；对于行膀胱造口的患者，需保持引流管通畅，防止扭曲或折叠。造口管一般留置 1~2 周，拔管前先夹管，观察能否自行排尿，如排尿困难或切口处有漏尿则延期拔管。

（4）肛门情况：有无疼痛、触痛、出血，必要时做肛门指诊，以确定直肠损伤的程度。护理：严格禁食，并遵医嘱应用抗生素预防感染。若行结肠造口术，保持造口周围皮肤清洁干燥，观察有无局部感染征象。

（5）神经损伤情况：有无会阴区、下肢麻木及运动障碍，以判断有误腰骶和坐骨神经损伤。护理：及早鼓励并指导患者做肌肉锻炼，定时按摩、理疗，促进局部血液循环，防止失用性肌萎缩；对有足下垂者穿丁字鞋或应用衬垫支撑，保持踝关节功能位，防止跟腱挛缩畸形。

7.功能锻炼

（1）未影响骨盆环完整的骨折：早期可在床上做上肢伸展运动及下肢肌肉收缩活动；1 周后可进行半卧位及坐立练习，同时做髋关节、膝关节的伸屈运动；4~6 周后下床站立并缓慢行走，逐日加大活动量，然后再练习正常行走及下蹲。

(2)影响骨盆环完整的骨折:伤后无并发症者卧硬板床,同时进行上肢锻炼;2 周后开始练习半卧位,并进行下肢肌肉收缩的锻炼,以保持肌力,预防关节僵硬;3 周后在床上进行髋关节、膝关节的锻炼,由被动锻炼逐渐过渡到主动锻炼;6~8 周后拆除牵引固定,扶拐行走;12 周后逐渐弃拐行走。

8.术前准备 备足够的血,会阴区备皮、导尿、清洁灌肠等。

(二)术后护理

1.心理护理 因术后卧床时间长,易产生厌烦情绪,应多开导,并取得家属的支持,共同为患者制定比较周密的康复计划并督促实施,适时鼓励,提高患者治疗的积极性。

2.饮食 多吃含粗纤维较多的蔬菜、果胶成分丰富的水果。

3.体位 尽量减少大幅度搬动患者,防止内固定断裂、脱落。术后置于智能按摩气垫上,或给予骶尾部垫水垫,每 2~3 小时更换 1 次,平卧和健侧卧交替换位,以预防压疮。

4.伤口 观察切口渗血情况,保持引流瓶适当负压,以便及时引流出伤口积血,防止伤口感染。

5.功能锻炼 7~10 周下床运动,并逐步加强患肢的功能锻炼。

(三)出院指导

1.合理安排饮食,不足营养,提高体质,促进骨折愈合。

2.按康复计划进行功能锻炼。

3.出院后 1 个月、3 个月复查,检查内固定有无移位及骨折愈合等情况。

第四节 锁骨骨折的护理

【概述】

锁骨骨折(fracture of the clavicle)多发生于锁骨外、中 1/3 交界处,是常见的骨折之一,约占全身骨折的 6%。患者多为儿童和青壮年。

锁骨为 1 个"S"形的长骨,横形位地胸部前上方,有 2 个弯曲,内侧 2/3 呈三棱棒形,向前凸起,外侧 1/3 扁平,凸向后方。其内侧端与胸骨柄构成胸锁关节,外侧端与肩峰形成肩锁关节,从而成为上肢与躯干之间联系的桥梁。

【临床表现】

局部肿胀、疼痛,锁骨中外 1/3 畸形。肩关节活动受限,患肩下垂,患者常以健手扶托患肘以减轻因牵拉造成的疼痛。局部压痛,可摸到移位的骨折端,可触及异常活动与骨擦感。

【护理措施】

(一)非手术治疗及术前护理

1.心理护理 青少年及儿童锁骨骨折后,因担心肩部、胸部畸形,影响发育和美观,常会产生焦虑、烦躁心理。应告知其锁骨骨折只要不伴有锁骨下神经、血管损伤,即使是叠位愈合,也不会影响患侧上肢的功能,局部畸形会随着时间的推移而减轻甚至消失,治疗效果较好,以消除患者心理障碍。

2.饮食　给予高蛋白、高维生素、高钙及粗纤维饮食。

3.体位　局部固定后,宜睡硬板床,取半卧位或平卧,避免侧卧位,以防外固定松动。平卧时不用枕头,可在两肩胛间垫上一个窄枕,使两肩后伸外展;在患侧胸壁侧方垫枕,以免悬吊的患肢肘部及上臂下坠。患者初期对去枕不习惯,有时甚至自行改变卧位,应向其讲清治疗卧位的意义,使其接受并积极配合。告诉患者日间活动不要过多,尽量卧床休息,离床活动时用三角巾或前臂吊带将患肢悬吊于胸前,双手叉腰,保持挺胸、提肩姿势,可缓解对腋下神经、血管的压迫。

4.病情观察　观察上肢皮肤颜色是否发白或青紫,温度是否降低,感觉是否麻木,如有上述现象,可能系"8"字绷带包扎过紧所致。应指导患者双手叉腰,尽量使双肩外展后伸,如症状仍不缓解,应报告医生适当调整绷带,直至症状消失。"8"字绷带包扎时禁忌做肩关节前屈、内收动作,以免腋部血管神经受压。

5.功能锻炼

(1)早、中期:骨折急性损伤经处理后 2~3 日,损伤反应开始消退,肿胀和疼痛减轻,在无其他不宜活动的前提下,即可开始功能锻炼。

准备:仰卧于床上,两肩之间垫高,保持肩外展后伸位。

第 1 周:做伤肢近端与远端未被固定的关节所有轴位上的运动,如握拳、伸指、分指、屈伸、腕绕环、肘屈伸,前臂旋前、旋后等主动练习,幅度尽量大,逐渐增大力度。

第 2 周:增加肌肉的收缩练习,如捏小球、抗阻腕屈伸运动。

第 3 周:增加抗阻的肘屈伸前臂旋前、旋后运动。

(2)晚期:骨折基本愈合,外固定物去除后进入此期。此期锻炼的目的是恢复肩关节活动度,常用的方法有主动运动、被动运动、助力运动和关节主动牵伸运动。

第 1~2 日:患肢用三角巾或前臂吊带悬挂胸前站立位,身体向患侧侧屈,做肩前后摆动;身体向患侧侧屈并落向前倾,做肩内外摆动。应努力增大外展与后伸的运动幅度。

第 3~7 日:开始做肩关节各方向和各轴位的主动运动、助力运动和肩带肌的抗阻练习,如双手握体操棒或小哑铃,左右上肢互助做肩的前上举、侧后举、侧后举和体后上举,每个动作 5~20 次。

第 2 周:增加肩外展和后伸主动牵伸,双手吃棒上举,将棍棒放颈后,使肩外展、外旋,避免做大幅度和用大力的肩内收与前屈练习。

第 3 周:增加肩前屈主动牵伸,肩内外旋牵伸,双手持棒体后下垂将棍棒向上提,使肩内旋。

以上练习的幅度和运动量以不引起疼痛为宜。

(二)术后护理

1.体位　患侧上肢用前臂吊带或三角巾悬吊于胸前,卧位时去枕,在肩胛区垫枕使两肩后伸,同时在患侧胸壁侧方垫枕,防止患侧上肢下坠,保持上臂及肘部与胸部处于平行位。

2.症状护理

(1)疼痛:疼痛影响睡眠时,适当给予止痛、镇静剂。

(2)伤口:观察伤口有无渗血、渗液情况。

3.一般护理　协助患者洗漱、进食及排泄等,指导并鼓励患者做些力所能及的自理活动。

4.功能锻炼　在术后固定期间,应主动进行手指握拳、腕关节的屈伸、肘关节屈伸及肩关节外展、外旋和后伸运动,不宜做肩前屈、内收的动作。

(三)出院指导

1.休息　早期卧床休息为主,可间断下床活动。

2.饮食　多食高蛋白、高维生素、含钙丰富、刺激性小的食物。

3.固定　保持患侧肩部及上肢于有效固定位,并维持3周。

4.功能锻炼　外固定的患者需保持正确的体位,以维持有效固定,进行早、中期的锻炼,避免肩前屈、内收动作。解除外固定后则加强锻炼,着重练习肩的前屈、肩旋转活动,如两臂做划船动作。值得注意的是应防止两种倾向:①放任自流,不进行锻炼;②过于急躁,活动幅度过大,力量过猛,造成软组织损伤。

5.复查时间及指征　术后1个月,3个月、6个月需进行X线摄片复查,了解骨折愈合情况。有内固定者,于骨折完全愈合后取出。对于手法复位外固定患者,如出现下列情况须随时复查:骨折处疼痛加剧,患肢麻木,手指颜色改变,温度低于或高于正常等。

第五节　股骨颈骨折的护理

【概述】

股骨颈骨折特别是头下型骨折一直被认为是最难处理的骨折之一。这是由于:①多发生于老年人,原来已存在着骨质疏松,骨折后不愈合率很高,长期卧床容易并发肺炎、心力衰竭、泌尿系感染、压疮等严重并发症;②骨折的近端多为软骨组织,血液供应差,很难愈合。即使初步愈合后,以后也常出现股骨头的缺血性坏死;③内收型的股骨颈骨折,从生物力学的角度研究,剪切力大,不利于愈合。

【临床特点】

股骨颈骨折有80%发生于60岁以上的老年人。由于妇女绝经期后,内分泌失调,更容易出现骨质疏松,故女性患者约四倍于男性患者。对老年患者,轻微的外力或损伤即能导致股骨颈骨折。受伤骨折后,有时局部疼痛可以很轻微。骨折有移位时,可以发现患肢呈外旋畸形,患肢较健肢缩短,患髋有压痛或冲击痛。

【护理措施】

(一)非手术治疗及术前护理

1.心理护理 老年人意外致伤,常常自责,顾虑手术效果,担忧骨折预后,易产生焦虑、恐惧心理。应给予耐心的开导,介绍骨折的特殊性及治疗方法,并给予悉心的照顾,以减轻或消除患者心理。

2.饮食 宜高蛋白、高维生素、高钙、粗纤维及果胶成分丰富的食物。品种多样,色、香、味俱全,且易消化,以适合于老年骨质患者。

3. 体位 ①必须向患者及其家属说明保持正确体位是治疗骨质的重要措施之一,以取得配合;②指导与协助维持患肢于外展中中立位;患肢置于软枕或布朗架上,行牵引维持,并穿防旋鞋;忌外旋、内收,以免重复受伤机制而加重骨折移位;不侧卧;尽量避免搬动髋部,如若搬动,需平托髋部肢体;③在调整牵引,松开皮套检查足跟及内外踝等部位有无压疮时,或去手术室的途中,均应妥善牵拉以固定肢体;复查 X 线片尽量在床旁,以防骨折或移位加重。

4.维持有效牵引效能 不能随意增减牵引重量,若牵引量过小,不能达到复位与固定的目的;若牵引量过大,可发生移位。

5.并发症的观察与处理

(1)心、脑血管意外及应激性溃疡:老年创伤患者生理功能退化,常合并有内脏疾病,一旦骨折后刺激,可诱发或加重原发病导致脑血管意外、心肌梗死、应激性溃疡等意外情况的发生。应多巡视,尤其在夜间。若患者出现头痛、头晕、四肢麻木、表情异常(如口角偏斜)、健肢活动障碍;心前区不适和疼痛、脉搏细速、血压下降;腹部不适、呕血、便血等症状,应及时报告医生紧急处理。

(2)便秘、压疮、下肢静脉血栓形成、肺部、泌尿道感染:分别参见相关章节。

6.功能锻炼 骨折复位后,即可进行股四头肌收缩和足趾及踝关节屈伸等功能锻炼。3~4 周骨折稳定后可在床上逐渐练习髋、膝关节屈伸活动。解除固定后扶拐不负重下床活动直至骨折愈合。

(二)术后护理

1.体位 肢体仍为外展中立位,不盘腿、不侧卧,仰卧时在两大腿之间置软枕或三角形厚垫。各类手术的特殊要求为:

(1)三翼钉内固定术:术后 2 日可坐起,2 周后坐轮椅下床活动。3~4 周可扶双拐下地,患肢不负重,防跌倒(开始下床活动时,须有人在旁扶持)。6 个月后去拐,患肢负重。

(2)移植骨瓣和血管束术:术后 4 周内保持平卧位,禁止坐起,以防髋关节活动度过大,造成移植的骨瓣和血管束脱落。4~6 周后,帮助患者坐起并扶拐下床做不负重活动。3 个月后复查 X 线片,酌情由轻到重负重行走。

(3)转子间或转子下截骨术:带石膏下地扶双拐,并用 1 根长布袋兜住石膏腿挂在颈部,以免石膏下坠引起不适。

(4)人工股骨头、髋关节置换术:向患者说明正确的卧姿与搬动是减少潜在并发症脱位的重要措施,帮助其提高认识,并予以详细的指导,以避免置换的关节外旋和内收而致脱位。①置患者于智能按摩床垫上,以减少翻身;②使用简易接尿器以免移动髋关节;③放置便盆时从健侧置盆,以保护患侧;④侧卧时,重心在健侧,并在两腿之间置三角形厚垫或大枕头,也可使用辅助侧卧位的抱枕,使髋关节术后的患者能够在自己随意变换体位时而不发生脱臼(若患肢髋关节内旋内收、屈曲>90°就有发生脱臼的危险);⑤坐姿:上下肢不交叉,坐凳时让术肢自然下垂,不坐低椅;⑥不屈身向前及向前拾起物件。一旦发生脱位,立即制动,以减轻疼痛和防止发生血管、神经损伤;然后进行牵引、手法复位及至每次手术。

2.潜在并发症的观察与护理

(1)出血:行截骨、植骨、人工假体置换术后,由于手术创面大,且需切除部分骨质,老年人血管脆性增加、凝血功能低下,易致切口渗血,应严密观察局部和全身情况。①了解术中情况,尤其是出血量;②术后24小时内患肢局部制动,以免加重出血;严密观察切口出血量(尤其是术后6小时内),注意切口敷料有无渗血迹象及引流液的颜色、量,确保引流管不受压、不扭曲,以防积血残留在关节内;③测神志、瞳孔、脉搏、呼吸、血压、尿量每小时1次,有条件者使用床旁监护仪,警惕失血性休克。

(2)切口感染:多发生于术后近期,少数于术后数年发生深部感染,后果严重,甚至需取出置换的假体,因此要高度重视。①术前:严格备皮,切口局部皮肤有炎症、破损需治愈后再手术;加强营养;配合医生对患者进行全身检查并积极治疗糖尿病及牙龈炎、气管炎等感染灶;遵医嘱预防性地应用抗生素;②术中严格遵守无菌技术操作;③术后充分引流,常有负压吸引,其目的在于引流关节内残留的渗血、渗液,以免局部血液淤滞,引起感染;④识别感染迹象:关节置换术后患者体温变化的曲线可呈"双峰"特征即在术后1~3日为第1高峰,平均38.0℃;此后体温逐渐下降,术后5日达最低,平均37.5℃;此后体温又逐渐升高,术后8~10日为第2高峰,平均37.5℃。初步认为造成此现象的原因是吸收热(手术伤口的组织分解产物,如血液、组织液、渗出液等被吸收而引起的发热)和异物热(金属假体、骨水泥、聚乙烯等磨损碎屑等异物引起的发热)。当体温出现"双峰"特征时,给予解释,避免患者焦虑和滥用抗生素。

(3)血栓形成:有肺栓塞、静脉栓塞、动脉栓塞。肺栓塞可能发生于人工髋关节术中或术后24小时内,虽然少见,但来势凶猛,是由于手术中髓内压骤升,导致脂肪滴进入静脉所致;静脉栓塞,尤其是深静脉栓塞,人工关节置换术后的发生率较高;动脉栓塞的可能性较小。血栓重在预防:①穿高弹袜(长度从足部到大腿根部);②妥善固定、制动术肢;③遵医嘱预防性使用低分子肝素钙、右旋糖酐-40;④严密观察生命体征、意识状态和皮肤黏膜情况,警惕肺栓塞形成;⑤经常观察术肢血液循环情况。当肢体疼痛,进行性加重,被动牵拉指(趾)可引起疼痛,严重时肢体坏死,为动脉栓塞;肢体明显肿胀,严重时肢端坏死则为静脉栓塞。

3.功能锻炼 一般 手术患者的功能锻炼在前面内容已提到,在此着重介绍髋关节置换术后的功能锻炼。

(1)术后 1 日可做深呼吸,并开始做小腿及踝关节活动。

(2)术后 2~3 日进行健肢和上肢练习,做患肢肌肉收缩,进行股四头肌等长收缩和踝关节屈伸,收缩与放松的时间均为 5 秒钟,每组 20~30 次,每日 2~3 组。拔除伤口引流管后,协助患者在床上坐起,摇起床头 30°~60°,每日 2 次。

(3)术后 3 日继续做患肢肌力训练,在医生的允许下增加髋部屈曲练习。患者仰卧伸腿位,收缩股四头肌,缓缓将患肢足跟向臀部滑动,使髋屈曲,足尖保持向前,注意防止髋内收、内旋,屈曲角度不宜过大(<90°),以免引起髋部疼痛和脱臼。保持髋部屈曲 5 秒钟后回到原位,放松 5 秒钟,每组 20 次,每日 2~3 组。

(4)术后 4 日继续患肢肌力训练。患者用双手支撑床坐起,屈曲健肢,伸直患肢,移动躯体至床边。护士在患侧协助,一手托住患肢的足跟部,另一手托起患侧的腘窝部,随着患者移动而移动,使患肢保持轻度外展中立位。协助患者站立时,嘱患者患肢向前伸直,用健肢着地,双手用力撑住助行器挺宽站起。患者坐下前,腿部应接触床边。

(5)术后 5 日继续患肢肌力训练和器械练习。护士要督促患者在助行器协助下做站立位练习,包括外展和屈曲髋关节。患者健肢直立,缓慢将患肢向身体侧方抬起,然后放松,使患肢回到身体中线。做此动作时要保持下肢完全伸直,膝关节及足趾向外。屈曲髋关节时,从身体前方慢慢抬起膝关节,注意勿使膝关节高过髋关节,小腿垂直于地面,胸部勿向前弯曲。指导患者在助行器的协助下练习行走:患者双手撑住助行器,先迈健肢,身体稍向前倾,将助行器推向前方,用手撑住助行器,将患肢移至健肢旁;重复该动作,使患者向前行走,逐步增加步行距离。在进行步行锻炼时,根据患者关节假体的固定方式决定患肢负重程度(骨水泥固定的假体可以完全负重;生物型固定方式则根据手术情况而定,可部分负重;而行翻修手术的患者则完全不能负重)。在练习过程中,患者双手扶好助行器,以防摔倒。

(6)术后 6 日到出院继续患肢肌力、器械和步行训练。在患者可以耐受的情况下,加强髋部活动的练习,如在做髋关节外展的同时做屈曲和伸展活动、增加练习强度和活动时间,逐步恢复髋关节功能。

(三)出院指导

由于髋关节置换术后需防止脱位、感染、假体松动、下陷等并发症,为确保疗效,延长人工关节使用年限,特做如下指导:

1.饮食　多进富含钙质的食物,防止骨质疏松。

2.活动　避免增加关节负荷量,如体重增加、长时间站或坐、长途旅行、跑步等。

3.日常生活　洗澡用淋浴而不用浴缸,如厕用坐式而不用蹲式。

4.预防感染　关节局部出现红、肿、痛及不适,应及时复诊;在做其他手术前(包括牙科治疗)均应告诉医生曾接受了关节置换术,以便预防用抗生素。

5.复查　基于人工关节经长时间磨损与松离,必须遵医嘱定期复诊,完全康复后,每年复诊 1 次。

第六节　脊柱损伤的护理

单纯脊柱骨折的护理

【概述】

脊柱骨折(fracture of the spine)是指脊柱骨的连续性中断,常表现为椎体的压缩。为较常见的骨折之一,占全身骨折的 5%~6%。它可见于各年龄段,青壮年多见。脊柱骨折常见于创伤,尤其是暴力因素;椎体肿瘤、感染、骨质疏松等也可导致故障。脊柱骨折按作用力方向分为以下 3 种:①屈曲性损伤;②垂直压缩性损伤;③过伸性损伤。骨折以胸腰段最为常见。

【临床表现】

1.局部疼痛、压痛、肿胀。胸腰段骨折椎体压缩超过 1/2 时可出现后突畸形。

2.躯干活动受限,不能站立和翻身。

3.合并有脊髓或马尾神经损伤者可表现为损伤平面以下运动、感觉既括约肌功能部分或完全消失。

4.脊柱骨折可并发腹膜后血肿,血肿刺激腹腔神经节,可出现腹痛、腹胀、胃肠道功能紊乱等症状。

【护理措施】

1.心理护理　给予心理安慰,消除患者紧张恐惧情绪,使其配合手术。对悲观抑郁的患者做好心理疏导,使其面对现实,以配合治疗和护理。

2.体位与搬动

(1)患者平卧硬板床,保持脊柱平直,防止畸形或进一步损伤。无移位的单纯压缩性腰椎骨折,可在腰部垫一枕头,使脊椎逐渐伸展,矫正骨折畸形。颈椎损伤患者的颈部、肩下应放置枕垫,头部两侧用沙枕固定,避免旋转及伸屈动作。

(2)搬动患者或给患者翻身时应保持脊柱伸直位,沿纵轴方向滚动,使损伤局部固定,避免脊柱扭曲,加重损伤程度。对于颈椎骨折者,应由 1 人固定并沿纵轴向上略加牵引头部,保持头颈、躯干在同一平面上。

3.饮食护理　给予哥德堡、高营养、易消化的食物;多饮水、多进食水果、蔬菜等,防止便秘。患者有腹痛、腹胀时,可行肛管排气或根据病情给予胃肠减压。

4.牵引护理　对颈椎骨折患者,给予颌枕带牵引或颅骨牵引,以促使骨折复位并防止进一步损伤。须观察患者的呼吸情况,有无呼吸困难。颈椎骨折患者可因脊髓损伤平面上升,而突然发生呼吸骤停,应密切注意观察。要保持牵引的有效性,经常检查牵引功能。颅骨牵引针眼处每日用乙醇消毒 2 次,防止感染。颌枕带牵引时注意防止下颌部皮肤压疮。

5.手术前后护理

（1）做好手术前准备,如皮肤准备、交叉配血试验机常规检查等。手术前禁食,手术晨留置导尿管。

（2）手术后应严密观察患者的病情变化,监测血压、脉搏、呼吸,维持良好的呼吸循环功能。注意保持呼吸道通畅,颈椎骨折的患者伤口有较多渗血及血肿形成时,可压迫气管,导致呼吸困难甚至窒息,应立即行气管切开。密切观察伤口出血情况,渗血多时及时更换敷料,使患者平卧8小时后再翻身,可达到压迫止血的目的。观察四肢的感觉既各关节运动情况,判断有无脊髓损伤。遵医嘱应用抗生素治疗,预防感染的发生。

6.生活护理 鼓励患者生活自理。根据患者的活动功能,协助并指导患者及家属做好必要的生活护理,满足患者的需要。与患者协商制定自理目标,使患者逐步实现生活自理。

腰背肌锻炼的方法有五点支撑法、三点支撑法、四点支撑法、背伸法等。

（1）五点支撑法:患者取仰卧位,用头、双肘及双足撑起全身,使背部、臀部尽力离床背伸。

（2）三点支撑法:患者双臂置于胸前,头及双足撑在床上,全身离床背伸。

（3）四点支撑法:患者用双手及双足撑在床上,全身腾空,呈拱桥形状。

（4）背伸法:患者俯卧,头与肩背尽量后伸,使胸部离开床面,上肢向背后伸,足及下肢翘起后伸,仅腹部着床。

如患者不能进行主动锻炼,应协助患者活动各关节,按摩肌肉。手术6~8周后可坐起,借助支具、助行器等练习站立和行走。

7.预防并发症 协助患者每2小时翻身1次,注意保护骨隆突处,勤擦洗、按摩受压部位,保持床单平整、干燥无碎屑,使用便器时避免损伤皮肤、防止压疮。鼓励患者翻身及尽早功能锻炼,进行有效咳嗽、深呼吸,多饮水,防止肺部及泌尿系统并发症。

8.康复功能锻炼 手术1周后开始腰背肌锻炼,其目的是增加腰背肌肌力,防止肌肉萎缩,增强脊柱稳定性。应注意循序渐进,以不增加患者的痛苦为原则。

脊髓损伤的护理
【概述】

脊髓损伤(spinal cord injuries)是指脊髓由于创伤、肿瘤、感染等因素造成脊髓内出血、水肿、炎症反应,导致脊髓细胞坏死、轴突崩解,并出现肢体感觉、运动及自主神经功能障碍等临床表现。脊髓损伤是骨折的主要并发症之一,以青壮年多见;此外,颈、胸椎管狭窄,椎管内外肿瘤等因素也可造成脊骨的压迫性。由于脊髓是支配人体感觉、运动等的低级中枢,脊髓损伤后患者大多合并有不同程度的四肢或双下肢、马尾的功能障碍,临床上称为"截瘫"。

【临床表现】

受伤平面以下感觉、运动、反射及括约肌功能障碍。由于损伤原因、部位、程度不同,患者可出现不同症状。脊髓半横断时,损伤平面以下同侧肢体的运动及深感觉消失,对侧肢体痛觉和温度觉消失。颈脊髓部分受压者,发生下肢瘫痪而上肢仍可活动。颈脊髓前方受压严重者,可引起脊髓前综合征,出现四肢瘫,但下肢和会阴部仍保留位置觉和深感觉。

完全性截瘫患者损伤平面以下的感觉、运动功能丧失,膝反射消失;膀胱、肛门括约肌功能丧失,发生尿潴留及便秘。腰背部肌肉痉挛,患者不能起立及翻身。由于腹膜后血肿刺激自主神经,使肠蠕动减慢,出现腹胀、腹痛等症状。如为不完全性截瘫,则损失平面以下的感觉、运动、反射以及膀胱、肛门括约肌的功能部分丧失。如颈椎骨折合并脊髓损伤,除四肢瘫痪外,全身各脏器也均表现出一些症状。如损伤平面以下有血管扩张的表现;血压降低,心率变慢;由于肋间肌瘫痪而致呼吸困难,并出现腹式呼吸,呼吸道的分泌物不易排出,即容易发生肺部感染。瘫痪早期自主神经也受影响,肠蠕动减弱,导致肠胀气,影响膈肌运动,使呼吸困难也影响消化吸收。由于大小便功能障碍,尿潴留,而容易引起泌尿系统感染。

护理措施

1.维持呼吸循环功能

(1)高位颈脊髓损伤时,胸壁肌肉瘫痪,易发生呼吸困难甚至呼吸衰竭。应密切观察呼吸形态、频率、深浅,注意有无发绀、烦躁及呼吸困难,必要时行气管切开,使用呼吸机辅助呼吸。根据病情注意血气检测,了解缺氧程度,必要时给予吸氧。病床旁备好各种急救药物及器械。

(2)颈1~4脊髓损伤患者膈神经、横膈及肋间肌的活动丧失,无法深呼吸及咳嗽,易出现呼吸困难,可早期行气管切开,保证有效呼吸。

(3)保持呼吸道通畅,可行雾化吸入,必要时吸痰,防止坠积性肺炎或窒息的发生。

(4)鼓励患者做深呼吸及咳嗽练习,肋间肌麻痹者鼓励用膈肌呼吸。

(5)监测血压、脉搏变化,观察有无休克征兆。

2.饮食指导 给予高蛋白、高热量、高维生素、富含纤维素、易消化的流食或半流食,多吃水果机蔬菜,多饮水,以加强营养,预防便秘。脊髓损伤后,因交感神经功能下降,胃肠蠕动减慢,易发生腹胀。如有腹胀时应禁食,并给予静脉补液,必要时行胃肠减压。如长时间卧床,应限制食用含钙食物,预防泌尿系结石。

3.维持正常体温 颈脊髓损伤患者由于自主神经系统功能紊乱,丧失对外界环境温度的调节和适应能力,常出现体温高热达40℃以上或体温不升,应密切注意体温的变化。高热时,一般采取物理降温,如用空调调节室温、减少盖被、冰敷、乙醇擦浴、温水擦浴、冰水灌肠等方法降低体温,同时使用抗生素治疗并发症;体温不升时,给予毛毯、棉被、热水袋保暖,给予温热饮料,热水袋应用布袋包好,以防烫伤皮肤。

4.保护脊髓功能,防止再损伤

(1)患者应卧硬板床,保持脊柱的平直。颈椎损伤使用沙袋固定头部。

(2)协助颈脊髓损伤患者翻身时,1人固定颈部,其余两人分站患者两侧,保持轴线滚动,防止脊柱扭曲。

(3)颈椎损伤时,立即颅骨牵引,固定颈椎,防止脊髓损伤加重。应保持有效的牵引,牵引重量不能随意增减,牵引针眼每日消毒2次。

(4)按医嘱给予脱水剂及糖皮质激素(如甲强龙),以减轻组织水肿。

5.并发症的预防

(1)预防肺部并发症

1)定时翻身,拍背,鼓励患者深呼吸及咳嗽。练习深呼吸可采取吹气球或吹气泡等方法,有效咳嗽的方法是:深吸气,在呼气2/3时咳嗽,反复进行,使痰液咯出。

2)每日1~2次雾化吸入,以利于排痰。

3)注意保暖,防止受凉而诱发呼吸道感染。

4)对颈髓损伤高位截瘫患者可早期行气管切开,减少肺部并发症的发生。对气管切开的患者,应注意保持气管通畅,定时消毒更换内套管,严格遵守无菌原则,预防感染。

5)保持口腔清洁,每日2次口腔护理。

(2)预防泌尿系感染:脊髓损伤后,患者排尿功能紊乱或丧失,表现为尿潴留或尿失禁。

1)对排尿异常的患者,可留置导尿管。应每周更换导尿管,每日更换引流袋,注意严格遵守无菌操作原则。

2)妥善固定导尿管,保持引流通畅。引流管及引流袋不可高于耻骨水平,引流管应从两腿之间通过而不可从身上跨过,防止逆行感染。翻身前,先夹管再翻身,以防尿液逆流。

3)保持会阴部清洁,每日2次清洁消毒尿道口;鼓励患者多饮水,每日饮水量不少于3000ml,使每日尿量在1500ml以上,预防泌尿系感染和结石形成。

4)每日可用1:5000呋喃西林溶液500ml进行膀胱冲洗1~2次,可清除膀胱内沉渣,防止导尿管堵塞,预防感染。

5)预防性使用抗生素、交替服用碱性及酸性药物,可预防泌尿系感染的发生。

6)训练膀胱功能:导尿管夹管,每3~4小时开放1次,以避免膀胱痉挛及感染。拔除导尿管后,每2~3小时按摩膀胱1次,可由轻到重从下腹部慢慢向下推按,挤压膀胱,直至膀胱内尿液全部排出,以协助排尿及训练膀胱的反射排尿功能。

7)勤翻身,加强功能锻炼,防止骨质脱钙,预防泌尿系结石的形成。

(3)预防压疮:脊髓损伤患者由于损伤平面以下皮肤感觉丧失,神经营养功能差,极易发生压疮。

1)勤翻身,每2~3小时翻身1次,避免局部皮肤长时间受压。要按摩受压皮肤,按摩时可加用少量樟脑乙醇以促进局部血液循环,动作应轻柔。

2)保护骨突出处,如脑后、肩胛部、骶尾部、大转子、足跟等部位易发生压疮,可放置气垫、水垫或棉圈等用具加以保护。

3)保持床单清洁平整,床垫软硬适度。使用便盆时避免托、拉、拽,防止损伤皮肤。

4)已发生压疮者,应切除坏死组织,定时更换敷料,必要时可植皮。

(4)便秘

1)合理安排饮食。多进食富含纤维素的食物如蔬菜、水果机粗粮,以刺激肠蠕动,促使排便。多饮水,防止大便干结。

2)训练每日定时排便,可顺结肠走向,由右侧向上向左再向下进行腹部环形按摩,以促进肠蠕动,促进排便。

3)给予缓泻剂如麻仁丸、番泻叶等,或使用开塞露等导泻。

4)必要时给予灌肠。

6.功能锻炼 截瘫患者非常容易发生肌肉萎缩、关节僵硬或足下垂等畸形,要指导患者进行功能锻炼。其方法包括已瘫痪与未瘫痪的肌肉和关节的活动。

(1)进行瘫痪肢体的被动运动。髋关节练习伸直、外展活动,防止发生屈曲、内收、内旋畸形。膝关节练习伸屈活动,防止膝关节强直。踝关节练习背屈活动,防止发生足下垂,影响行走功能。以上功能锻炼应每日 3~4 次,每次 15~20 分钟。

(2)进行肌肉按摩,促进血液循环,有利于功能恢复。

(3)进行健肢的主动运动。可用哑铃或拉弹簧锻炼上肢和胸背部肌肉。

(4)病情允许时在床上练习坐起,逐渐过渡到借用辅助工具下地站立、行走。指导患者独立完成翻身,穿脱衣裤,自己放便器大小便等。通过锻炼使患者逐渐恢复生活自理能力。

7.心理护理 脊柱骨折合并脊髓损伤患者由于发生肢体功能障碍或瘫痪,丧失生活工作能力,给患者及家属造成心理和生活上的沉重负担。患者常表现为绝望、焦虑、恐惧或愤怒等心理反应。因此,要多与患者沟通,注意观察患者心理反应,给予患者心理支持和心理疏导,逐步地向患者解释病情,使其面对现实,配合治疗和护理,争取最好的功能恢复结果。同时要鼓励患者家属及朋友多关心及照顾患者,使患者树立生活的信心。

第七节　肩关节脱位的护理

【概述】

肩关节脱位(dislocation of the shoulder joint)由直接和间接暴力所致,占全身关节脱位的 40% 以上,且多发生于青壮年,男性多于女性。分前脱位、后脱位、以前者较多见。肩关节前脱位以简洁暴力引起者最多见,有传导暴力和杠杆暴力 2 种。因脱位后肱骨头所在的位置不同,又分为肩胛盂下脱位、喙突下脱位和锁骨下脱位。此外肩关节指肩肱关节,由肱骨头、肩胛盂、关节囊组成,周围的肩袖肌肉将肱骨悬挂于肩胛骨上。

【临床表现】

1.患肩疼痛、肿胀、活动障碍,肩部失去原有圆隆曲线,呈方肩畸形。肩胛盂处有空虚感,有时伴有血管神经损伤。

2.Dugas 征阳性 将患侧肘部紧巾胸壁时,手掌不能搭到健侧肩部;将手掌搭在健侧肩部时,肘部无法贴近胸壁,称 Dugas 征阳性。

【护理措施】

(一)常规护理

1.心理护理 给予患者生活上的照顾,及时解决患者的困难,给患者精神安慰,减轻紧张心理。

2.活动指导

(1)抬高患肢,以利于静脉回流,减轻肿胀。

(2)指导患者进行正确的功能锻炼。

(3)协助医生及时复位,并向患者讲述复位后固定的重要性,防止习惯性脱位。

(二)病情观察

1.石膏固定者,观察末梢血液循环情况,肢端出现肿胀、麻木、皮肤青紫、皮温降低及疼痛,说明有血液循环障碍,应报告医生及时处理。

2.牵引患者应观察是否为有效牵引,有无压迫神经的症状,保持患肢的功能位。

(三)疼痛的护理

1.疼痛时给止痛剂,局部早期可冷敷,超过 24 小时局部热敷以减轻肌肉痉挛引起的疼痛。

2.抬高患肢,保持功能位,以利消除肿胀。

3.指导患者早期进行功能锻炼。

(四)准备手术的患者,做好术前准备及术后护理

第八节　手外伤的护理

【概述】

手外伤(hand jnjuries)多为综合伤,常同时伴有皮肤、骨、关节、肌腱、神经和血管损伤, 完全或不完全性断指、断掌和断腔等也有发生。据统计, 手外伤占外科急诊总数20%,占骨科急诊总数 40%。损伤原因有:刺伤、锐器伤,钝器伤,挤压伤和火器伤。根据损伤原因和损失程度的不同,预后也不同。

【护理措施】

(一)术前护理

1.心理护理 意外致伤,顾虑手术效果,易产生焦虑心理。应给予耐心地开导,介绍治疗方法及预后情况,并给予悉心地护理,同时争取家属的理解与支持,减轻或消除心理问题,积极配合治疗。

2.体位 平卧位,患手高于心脏,有利于血液回流,减轻水肿和疼痛。

3.症状护理　手部创伤常伴有明显疼痛,与手部神经末梢丰富、感觉神经末端的位置表浅(特别是在桡侧与尺侧)、腕管内容相对拥挤有关。剧烈的疼痛会引起血管痉挛,还可引起情绪、凝血机制等一系列的变化,因此,应及时遵医嘱使用止痛药。

4.表情观察　包括生命体征即患肢局部情况,尤其应警惕失血性休克,正确使用止血带。

（二）术后护理

1.体位　平卧位,抬高患肢,以利静脉回流,防止和减轻肿胀。手部尽快消肿,可减少新生纤维组织的形成,防止关节活动受限。

2.饮食　宜高能量、高蛋白、高维生素、高铁、粗纤维饮食。

3.局部保温　应用 60~100w 照明灯,距离 30~40cm 照射局部,保持室温在 22~25℃(当室温接近 30℃时可免用烤灯),使局部血管扩张,改善末梢血液循环。术后 3~4 日内进行持续照射,以后可以在早晨、夜间室温较低时照射,术后 1 周即可停用。

4.用药护理　及时、准确地执行医嘱,正确使用解痉、抗凝药物,如罂粟碱、妥拉唑啉、右旋糖酐-40,以降低红细胞之间的凝集作用和对血管壁的附着作用,并可增加血容量,减低血液的黏稠度,利于血液的流通及伤口愈合;用药过程中,需注意观察药物的不良反应(如出血倾向等)。

5.病情的观察与处理

(1)全身情况:伤员经受创伤和手术后,失血较多而致低血压。而低血压容易使吻合的血管栓塞,直接影响肢体的成活。因此,术后要及时补充血容量,纠正贫血。

(2)局部情况手部皮肤颜色、温度、毛细血管回流反应、有无肿胀的呢个。损伤后的肿胀程度与损失部位的结缔组织特征和血管分布有关,即结缔组织、血管丰富的部位肿胀明显。疼痛与损失的程度和局部活动度有关:损伤越严重,局部活动度越大,疼痛越剧烈。疼痛一般在伤后 2~3 日开始缓解,1 周左右可适应。此时,若疼痛未减轻且有加重趋势,应考虑感染的可能。

6.潜在并发症的预防

(1)感染:①患者入院后,注意保护患手,避免或防止污染程度增加;妥善固定患肢,防止加重损伤;②术前认真细致地备皮;③及时应用破伤风抗毒素和广谱抗生素。

(2)关节活动障碍:①手指尽量制动在功能位;②尽量缩小固定范围和缩短固定时间,如血管吻合后固定 2 周,肌腱缝合后固定 3~4 周,神经修复后固定 4~6 周;③一旦拆除固定,及时进行患肢功能练习,以免造成关节僵直。

(3)肌肉失用性萎缩:①患肢充分进行肌力练习;②新近修复的肌腱肌肉,在静息约 2 周后应随着缝合处抗扩张强度的恢复而逐渐开始由轻而重的主动收缩;③肌力为 I~II 级时进行感应电刺激;④肌力达 III 级以上时必须进行抗阻练习,如揉转石球、捏皮球或海绵卷及挑皮筋网。

7.功能锻炼

(1)主动练习法:一般可在术后 3~4 周开始。主动充分的屈曲和伸直手的各关节,以减少肌腱粘连。对于肌腱移位术后的患者,在主动锻炼其移位的肌腱功能时,应结合被移植的肌腱原先的功能进行锻炼。

(2)被动活动法:被动活动开始时间及力量大小,要依手术缝合方法、愈合是否牢固而定。如编织法缝合可在术后 5~6 周开始被动活动,力量由小到大,缓慢进行,不可用力过猛;在开始锻炼之前先做物理疗法,如理疗、按摩等。术后 5 周内不做与缝合肌腱活动方向相反的被动活动及牵拉肌腱活动,可做被动牵拉肌腱活动,使轻度的粘连被动拉开,但不可用力过猛,以防肌腱断裂。

(3)作业疗法:为患者提供有助于改善关节活动度、肌力及手部协调运动的练习,如包装、木工、装配、编织、镶嵌、制陶、园艺、弹奏乐器、玩纸牌、球类活动等。

(三)出院指导

1.讲究卫生,及时修剪指甲、保持伤口周围皮肤清洁。

2.注意营养,有利神经、血管的修复。

3.坚持康复训练,改善手部功能用两手相对练习腕背伸,两手背相对练掌屈,手掌平放桌上练腕背伸,腕放桌边练腕常屈,拇指外展练习虎口,手部关节按压练习等。避免过度用力,以防神经损伤、肌腱断裂。

4.复诊 ①神经损伤的患者,3 周时进行肌电图检查,此后每隔 3 个月复查 1 次,观察神经功能恢复情况。同时测试患指的感觉和运动情况;②肌腱损伤患者出院后 3 周复查。此后可在 1.5 个月、3 个月、6 个月复查。

第九节　截肢术的护理

【概述】

截肢术是一种常用于肢体严重创伤,感染(如气体坏疽)、恶性肿瘤、神经损伤及周围血管损伤、先天畸形儿无法矫正或影响功能等疾病的手术。

【护理措施】

(一)常规护理

1.心理护理关心患者,使其面对现实,消除患者的悲观情绪,配合治疗及护理。

2.术后早期应卧床休息。

(二)切肢痛的护理

1.保持环境安静,尽量减少探视。

2.转移注意力。

3.遵医嘱使用止痛药。

4.各种操作要轻巧,以免加重患者疼痛。

(三)病情观察

1.注意观察生命体征的变化,防止残端大出血。

2.残端渗出多时应及时更换敷料并全身应用抗生素预防感染。

(四)疾病护理

1.抬高患肢残端。

2.保持环境清洁,无污染源,避免患肢残端感染。

【健康指导】

1.环境　环境宜清洁安静。

2.饮食　给予高热量高蛋白食物。

3.活动指导

(1)伤口愈合后,即开始肌力练习。

(2)鼓励患者面对现实做一些力所能及的事。

4.医疗护理措施配合

(1)早期鼓励患者开始床上活动做卧床保健操。

(2)讲解安装义肢的注意事项。

(3)告知患者远期如出现残端渗出时应及时就诊。

第十节　颈椎病的护理

【概述】

颈椎病(cervical spondylosis)是指由于颈椎间盘的退变及其继发性椎间关节退行性改变,从而引起颈部脊髓、神经、血管损害而表现出的相应症状及体征的一类疾病。常见于 30 岁以上低头工作者,男性多于女性。引起颈椎病常见的原因是颈椎退行性改变,严重的退变可引起周围的神经、血管等组织的受压。另外,先天性颈椎管狭窄也可引起颈椎病。创伤为颈椎病的主要诱因。颈椎病分为神经根型、脊髓型、交感型、椎动脉型及混合型。

【临床特点】

1.神经根型颈椎病　临床上最常见,主要因椎间盘向后外侧突出,钩椎关节或关节突增生、肥大,压迫或刺激神经根,引起颈部疼痛及僵硬。表现为颈肩痛、颈项僵直,不能做点头运动、仰头及转头活动,疼痛沿神经根支配区放射至上臂、前臂、手及手指,伴有上肢麻木、活动不灵活,X 线片可显示椎间隙狭窄,椎间孔变窄,后缘骨质增生,钩椎关节骨赘形成。压头试验:患者端坐,头后仰并偏向患侧,检查者用手掌在其头顶加压,可诱发颈痛及上肢放射痛。

2.脊髓型颈椎病　其致病原因为后突的髓核、椎体后缘骨赘、增生肥厚的黄韧带及钙化的后纵韧带压迫或刺激所致,多发生于 40~60 岁的中年人,早期表现为单侧或双侧下肢发紫发麻,步态不稳,有踩棉花样感觉。继而一侧或双侧上肢发麻,持物不稳,所持物容易坠落,严重时可发生四肢瘫痪,小便潴留,卧床不起,自下而上的上运动神经元性瘫痪。

X 线检查可显示颈椎间盘狭窄和骨赘形成。

3.椎动脉型颈椎病 因上行的椎动脉被压迫、扭曲,造成颅内一过性缺血所致。表现为头痛、头晕、颈后伸或侧弯时眩晕加重,视觉障碍,并可有恶心、耳鸣、耳聋,甚至突然摔倒等症状,X 线检查可见正位片钩椎关节模糊,骨质硬化并有骨赘形成。

4.交感型颈椎病 是颈椎旁的交感神经节后纤维被压迫或刺激所致。表现有头痛、头晕、耳鸣、枕部痛、视物模糊、流泪、眼窝胀痛、鼻塞、心律失常、血压升高或降低、皮肤瘙痒、麻木感、多汗或少汗。

5.混合型 临床上共存两型以上症状,则称为混合型。

【护理措施】

1.保守治疗 适用于神经根型、交感型颈椎病。

(1)头部牵引:用枕颌带坐位或卧位牵引,重量 4~6kg,每日 1~2 次,每次 20~30 分钟,连续牵引 3 个月后休息 2 周。脊髓型颈椎病不宜牵引治疗,以免加重症状。

(2)理疗、按摩:与牵引配合治疗,在牵引后进行。它可以改善局部供血,松弛肌肉痉挛,解除疼痛症状。

(3)局部制动:适用于症状较严重者。可以用颈托或支具制动。

(4)药物治疗:应用消炎镇痛药及舒筋活血药。

(5)加强颈部活动锻炼:疼痛好转后逐渐做颈部各方向活动,以增加颈部肌力。

(6)平时注意卧位的姿势和枕头的高度。

2.术前护理 手术治疗分为前路和后路两种方法。适用于长期非手术治疗无效、脊髓型有明显脊髓受压症状者。

(1)同骨科术前护理

(2)颈椎前路手术前 7~10 日,在护士的指导下进行手术体位和推拉气管的练习。方法是:仰卧位,将枕头放置在肩背部,头向后仰,颈部呈过伸位,每日 2 次,每次 15 分钟,逐渐达到每日 2 小时。推拉气管的方法是:并拢四指,将气管向左或右推(手术切口在右侧气管向左推,切口在左侧气管向右推),每日 1 次,每次 5~10 分钟。

(3)颈椎后路的患者因手术时采用俯卧位,应练习俯卧位及深呼吸,每日 2 次,每次 30~60 分钟,为手术做好准备。

(4)戒烟:烟客刺激气管,使痰量增加,术后易引起肺部并发症。

(5)为了保证手术后颈部的稳定,术前一般给患者做颈托。其材料为聚丙烯,分前后两片,用尼龙搭扣连接。

3.术后护理

(1)手术后返病室要保持脊柱水平位搬动患者,颈部制动两侧用沙袋固定。

(2)前路手术的患者可枕薄枕,使颈部呈轻度屈曲位,以防植骨滑脱。后路手术需去枕平卧或枕一薄棉垫。

(3)指导患者进行正确有效的咳嗽,痰液黏稠不易咳出时可做雾化吸入。

（4）由于手术过程中对咽喉和气管的牵拉，术后可出现咽部不适、吞咽和呼吸困难。症状轻的患者一般能自愈，有喉头水肿的患者可做雾化吸入，每日 2~3 次，以减轻水肿。

（5）前路手术术后备气管切开包，注意观察患者的呼吸频率和节律。

（6）翻身时一定要护士协助，保持头、颈鹤躯干在同一平面，维持颈部相对稳定。

（7）患者在颈部制动的同时应尽早进行四肢功能锻炼，每日数次地进行上肢、下肢和手的小关节活动。

（8）术后卧床 3~5 日后，佩戴颈托可下床活动。下床的方法是：先侧身坐起，逐渐将身体移至床旁，双足下垂，适应片刻，无头晕眼花感觉时再站立行走，避免长时间卧床后突然站立引起直立性低血压而摔倒。

（9）出院指导：①同骨科出院指导；②佩戴颈托 3 个月；③加强上肢、下肢的功能锻炼；④睡眠时注意枕头不可过高；⑤术后 1 个月复查。

第十一节　腰椎间盘突出症的护理

【概述】

腰椎间盘突出症是由于腰椎间盘突出、压迫相应神经根引起的以腰腿痛为主要症状的疾病。腰椎间盘突出症是骨科的常见病和多见病，是腰腿痛的最常见病因。好发于 20~50 岁，男女之比为 (4~6):1。腰椎间盘突出症是压迫马尾神经所造成。腰椎间盘突出症状主要发生于 L4~5 和 L5~S1，占腰椎间盘突出症的 90%~96%。

【临床特点】

1.腰痛伴下肢放射痛　下肢放射痛的特点：①疼痛沿神经根分布区放射；②疼痛与腹压有关；③疼痛与体位和活动有明显关系，一般与活动或劳累后疼痛加重，卧床休息后好转。

2.下肢运动、感觉异常，受累神经根所支配的区域产生肌力和感觉异常。早期感觉过敏，晚期感觉减退、消失。

3.马尾神经受压，产生大小便功能障碍，马鞍区感觉异常。

4.脊柱侧弯、腰部活动受限和骶棘肌痉挛。

【护理措施】

1.术前护理

（1）同骨科术前护理

（2）腰椎间盘突出患者早期采用保守治疗。可以卧硬板床，局部热敷、理疗。急性椎间盘突出的患者严格卧床 3 周，禁坐起和下床活动。

（3）可采用骨盆牵引治疗，重量为 7~10kg，利于髓核的回纳。牵引 3 周，每日 1~2 次，每次 1~2 小时。

（4）保守治疗无效,伴有神经根功能障碍者需手术治疗。

2.术后护理

（1）同骨科手术后护理

（2）术后平卧 6 小时,压迫伤口止血,轴型翻身,防止脊柱扭转。

（3）观察伤口引流同脊柱侧弯术后护理

（4）观察上下肢的感觉、活动,与术前作对比。

（5）术后 1 周卧床期间进行直腿抬高锻炼,预防神经根粘连。

（6）指导患者作腰背肌的锻炼:①挺胸:患者仰卧,以双肘支起胸部,使背部悬空;②五点支撑法(1 周后开始):患者仰卧,下肢屈膝屈髋,双足放置在床上,双肘支撑体侧,用头、双肘、双足撑起全身,使背部尽力腾空离床;③三点支撑法(2~3 周开始):让患者双臂置于胸前,用头及足部撑在床上,全身腾空后伸;④背伸法(5~6 周开始):患者俯卧,抬起头、胸部离开床面,双上肢向背后伸,双膝伸直,从床上抬起双腿。即身体的两头翘起,双肩后伸,腹部为支点,形如小燕子;⑤锻炼的方法应根据患者的病情决定。锻炼的幅度及次数应逐渐增加,在不疲劳无痛苦的情况下进行。

（7）单纯椎间盘切除的患者,术后 3 日即可下地佩戴支具行走。

（8）经皮穿刺腰椎间盘化学溶解术:用木瓜蛋白酶注射到椎间盘内,用药物的方法使髓核水解,治疗椎间盘突出、适用于单纯一个或两个椎间隙的椎间盘突出,直腿抬高试验机加强直腿抬高试验阳性、无神经源性损害的患者。此手术创伤小,恢复快。术后平卧 24 小时。注意观察患者是否有过敏反应,如皮疹、皮肤发痒等,预防过敏性休克。观察是否有神经根刺激征,术后口服地塞米松 3 日即抗过敏药物。如患者出现腰臀部疼痛,应考虑为腰肌血肿,通知医生及时处理。如无异常患者 3 日即可出院。

（9）出院指导:①同骨科出院指导;②卧硬板床休息,减少腰部疲劳;③行走时要佩戴支具,以防发生意外(如腰扭伤);④继续腰背肌锻炼;⑤佩戴支具 3 个月;⑥术后 1 个月门诊复查;⑦半年内不可提重物,不可急弯腰。

第十二节　股骨干骨折的护理

【概述】

股骨干骨折(fracture of shaft of the femur)是指转子下 2~5cm 的股骨折。青壮年和儿童常见,约占全身骨折的 6%。多由强大的直接暴力造成,直接暴力包括车辆撞击、机器挤压、重物击伤及火器伤等,引起股骨横断或粉碎骨折;间接暴力多是高处跌下,产伤等所产生的杠杆作用及扭曲作用所致,常引起股骨的斜形或螺旋骨折。

【临床表现】

成人股骨干骨折多由强大暴力引起,内出血可达 500~1000ml,出血多时,可引起休克,应注意及时诊治。患肢剧烈疼痛、肿胀、成角、短缩、旋转畸形,髋及膝关节活动障碍,可出现假关节活动和骨擦音。股骨干下 1/3 骨折时,骨折远端因受到腓肠肌的牵拉而向后移位,有压迫或损伤腘动脉、腘静脉和腓神经、腓总神经的危险。

【护理措施】

(一)非手术治疗及术前护理

1.心理护理 由于股骨干骨折多由强大的暴力所致,骨折时常伴有严重软组织损伤、大量出血、内脏损伤、颅脑损伤等可危及生命安全,患者多恐惧不安,应稳定患者的情绪,配合医生采取有效的抢救措施。

2.饮食 高蛋白、高钙、高维生素饮食,需急症手术者则禁食。

3.体位 抬高患肢。

4.保持牵引有效效能 不能随意增、减牵引重量,以免导致过度牵引或达不到牵引效果。小儿悬吊牵引时,牵引重量以能使臀部稍悬离床面为宜,且应适当约束躯干,防止牵引装置滑脱至膝下而压迫腓总神经。在牵引过程中,要定时测量肢体长度和进行床旁 X 检查,了解牵引重量是否合适。

5.病情观察

(1)全身情况:包括神志、瞳孔、脉搏、呼吸、腹部情况以及失血征象,创伤初期应警惕颅脑、内脏损伤及休克发生。

(2)肢体情况:观察患肢末梢血液循环、感觉和运动情况,尤其对于股骨下 1/3 骨折的患者,应注意有无刺伤或压迫腘动脉、静脉和神经征象。

6.指导、督促患者进行功能锻炼

(1)伤后 1~2 周内应练习患肢股四头肌等长收缩;同时被动活动髌骨(左右推动髌骨);还应练习踝关节和足部其他小关节,乃至全身其他关节活动。

(2)第 3 周健足踩床,双手撑床或吊架抬臀练习髋、膝关节活动,防止股间肌和膝关节粘连。

(二)术后护理

1.饮食 鼓励进食促进骨折愈合的饮食,如排骨汤、牛奶、鸡蛋等。

2.体位 抬高患肢。

3.病情观察 监测生命体征、患肢及伤口局部情况。

4.功能锻炼 方法参见术前。

(三)出院指导

1.体位 股骨中段以上骨折患者下床活动时,应始终保持患肢的外展位,以免因负重和内收肌的作用而发生继发性向外成角突起畸形。

2.扶拐锻炼 由于股骨干骨折后的愈合及重塑时间延长,因此需较长时间扶拐锻炼。扶拐方法的正确与否发生继发性畸形、再损伤,甚至臂丛神经损伤等有密切关系。因此,应教会患者正确使用双拐。

3.拐杖是辅助步行的一种工具,常用的有前臂拐和腋拐。前臂拐轻便,使用方便,拐的把手位置可依患者上肢长短调节;腋拐靠腋下支撑,应用普遍。用拐注意事项:①拐杖下端必须安装橡皮头,以免拐杖压在地上滑动而致不稳;拐杖上端的横梁上须垫软垫,以免使用时压迫腋下软组织;②腋拐高度:以患者直立时,拐从腋窝到地面并向身体两侧分开,橡皮头距足 20cm 为宜。过高,行走时拐杖将撑至腋下,引起疼痛不适,甚至难以行走;过低,则可发生驼背,感到疲劳;③单拐与双拐的选择与使用:腋拐可用单拐也可用双拐。单拐适用于因手术后恢复期、患肢不能完全负重、而需借助单拐来增加健侧对整个身体重量的支撑,大部分置于健侧。当一侧下肢完全不能负重时,必须使用双拐,这样可增加行走时的平衡,且省力。双腋拐使用方法:先将两拐同时稳放在两腿前方,然后提起健肢移到两拐的前方,再将两拐同时向前方移到健肢前方,如此反复,保持两拐及一健肢形成一个等边三角形;④防跌倒:患者初次下地时,应由护理人员在旁扶助,并及时给予帮助与鼓励,指导用拐,防止患者因不习惯而失去重心而跌倒及出现情绪低落。初次下地时间不可过长,以后逐渐延长下地时间。

4.2~3 个月后行 X 线片复查。若骨折已骨性愈合,可酌情使用单拐而后弃拐行走。

第十三节　化脓性骨髓炎的护理

急性血源性骨髓炎

【概述】

急性血源性骨髓炎(acute hematogenous ostemyelitis)是指骨组织受到细菌侵袭而引起的急性炎症。多见于 3~15 岁儿童、青少年,男、女之比为 4:1。发病部位以股骨、胫腓骨及肱骨多见,大约为 80%。最常见的致病菌为金黄色葡萄球菌,其次是乙型链球菌。本病多系血源性播散,致病菌主要来源于身体其他部位的痈、疖、皮肤脓肿、扁桃体炎和中耳炎等感染病灶,在患者全身或局部抵抗力下降时引起感染。由于小儿骨骼的血液供应比成人丰富,干骺端有许多终末动脉形成血管襻,致使该处血流缓慢,致病菌容易在此沉积,导致长骨干骺端易发生感染。另外,局部创伤后可诱发此病,是由于组织创面出血造成干骺端附近血肿,利于细菌生长。

【临床表现】

1.症状　以胫骨上段和股骨下段多见,其次为肱骨。发病前多有创伤史和感染灶、起病急,有明显中毒症状、寒战、高热、体温高达 39℃以上、食欲减退、烦躁不安、呕吐和惊厥,重者可发生感染性休克。

2.体征　患肢持续剧痛,附近肌肉挛缩。局部皮温增高,有深压痛,3~4 日后局部出现皮肤水肿,压痛明显,表示已形成骨膜下脓肿,脓肿穿破骨膜进入软组织,局部红、肿、热、痛更明显,并有波动感。3~4 周后,脓肿穿破皮肤,疼痛缓解,体温可随之下降,但局部经久不愈形成窦道,转入慢性骨髓炎阶段。

【护理措施】

(一)非手术治疗及术前护理

1.心理护理 由于本病起病急,全身中毒症状明显,患者多系儿童,家属紧张,患儿对环境不适应,易哭闹,不配合治疗。应亲切和蔼地对待患者,做护理评估时动作轻柔,做各种护理操作时耐心解释、技术娴熟,以取得患者及家属的配合。

2.饮食 给予高热量、高蛋白、富含维生素食物。但往往患儿厌食,鼓励喝酸奶和鲜奶,其中酸奶的凝块细小易于消化,可减少胃酸消耗,并有一定抑菌功能。少食多餐,注意色、香、味,以补充营养,增强抵抗力;并发心肌炎时宜低盐饮食,限制水的摄入,以免加重心脏负担。

3.体位 卧硬板床休息;并发肺部感染时半坐卧位,以利咳嗽排痰。

4.症状护理

(1)高热

1)配合医生积极查明发热原因,观察热型变化,以便有针对性地给予治疗。

2)减少体热产生及增加体热散失:置空调房间,保持室温 18~22℃,湿度 50%~70%,且通风透气。温水或乙醇擦浴、冰敷、冰盐水灌肠。遵医嘱使用退热剂,必要时人工冬眠疗法。

采取降温措施 30 分钟后应复查体温,并继续观察其变化:>37.5℃,每日测 3 次;>38.5℃,每日测 4 次;>39℃,每日测 6 次。

3)减少发热对身体造成的影响:高热时卧床休息,吸氧。给予清淡且易化的高能量、富含维生素的流质或半流饮食,保证营养剂水分的摄入。保持口腔清洁,口唇干燥时涂液状石蜡或护唇油,以防口腔炎及口唇干裂。保持皮肤清洁:沐浴、擦浴、更衣、换床单,避免着凉,预防压疮。

(2)疼痛:由于长骨的干骺端是一封闭的坚硬骨腔,炎性反应使髓腔压力急剧上升,引起剧烈的疼痛,需采取以下措施:①限制患肢活动:病变在四肢长骨常用石膏托固定,在髋部行皮牵引固定;②保护患肢:搬运时动作要轻稳,以减少刺激;③关心患者,耐心解释,稳定期情绪,以增加患者对疼痛的耐受力;④遵医嘱给予镇静剂、镇痛剂。

5.用药护理 ①在使用抗生素之前,采血送检作细菌培养及药物敏感试验。采血宜在高热、寒战时进行,以便获得阳性结果。②使用抗生素时,注意药物的配伍禁忌,了解药物在血中的浓度和半衰期,合理安排用药时间,观察疗效,慎防不良反应。值得注意的是:大剂量联合应用抗生素后,可能出现二重感染,如伪膜性肠炎,表现为腹泻,大便如泔水或蛋花汤样;真菌性口腔炎则表现为口腔黏膜溃疡。出现上述情况及时报告医生采取相应措施。

6.并发症的观察与处理 由于细菌毒素被吸收后易致败血症、脓肿转移,而可导致心肌炎(脉搏细速、心律失常、期前收缩等)、心包炎(血压下降,心包积液)、肺脓肿(咳嗽、咳脓痰、呼吸困难)。应密切观察有无上述症状,并及时做出相应处理,严格控制输液速度,谨防肺水肿的发生。

(二)术后护理

1.饮食、体位参见术前。

2.伤口护理 确保伤口灌洗引流通畅,防止逆行感染。

(1)向患者及其家属说明在钻孔或开窗引流术后,继续维持伤口灌洗和引流通畅的必要性:采用大量抗生素液持续灌洗,可以尽快控制炎症,防止死骨形成。

(2)骨髓腔灌洗:根据病灶及其髓腔大小,选用长为 60~90cm、内径为 0.3~0.4cm 的硅胶管或塑料管 2 根,分别作灌注管及引流管,对病灶范围大而深者用 4 根(2 套)管。置在骨髓腔的一段与骨髓腔等长的引流管剪 4~6 个侧孔,将灌注管自骨髓腔一端经肌肉、筋膜、皮下,在距切口缘 3~5cm 处斜行穿出皮肤,并将其牢靠地固定在皮肤戳口缘。依相同方法将引流管自骨髓腔另端引起至切口外,通过滴入大量抗菌药液,达到直接杀灭细胞,局部冲洗,引流脓液,减轻毒血症状的目的。

3.皮肤护理 由于患者体弱、营养不良、皮肤娇嫩、疼痛所致强迫体位、灌洗液外漏等因素易致皮肤破损,必须做好皮肤护理。

(1)保持灌洗引流通畅是关键。出现渗漏时及时报告医生酌情处理,并更换浸湿之敷料和床上用物,擦拭局部皮肤,保持床单整洁和皮肤清洁。

(2)每 2~3 小时翻身按摩 1 次。患儿用"尿不湿"接小便,并及时擦拭以保持干爽。

(3)加强营养,可经口进食和静脉营养。

4.预防病理性骨折 由于骨质受炎症侵犯后,髓腔破坏,骨质疏松,一旦局部缺乏保护,容易发生病理性骨折。预防:

(1)抬高患肢,有利于静脉回流,减轻肿胀。

(2)移动患肢时稳、准、轻。

(3)观察邻近关节是否出现红、肿、热、痛及身体其他部位有无病灶转移,警惕骨组织感染后发生骨质疏松及破坏而骨折。

(三)出院指导

由于机械骨髓炎治疗时间较长,治疗不彻底易转变为慢性炎症或病理骨折。向患者尤其是向家属提供出院指导显得尤为重要。

1.加强营养,改善卫生条件,增强机体抵抗力。

2.体位 患肢保持功能位,防止过早负重而致病理性骨折。需待 X 线检查显示病变已恢复正常时,才能开始负重。

3.药物 必须坚持使用抗生素至体温正常后 2 周,以巩固疗效。

4.复诊 若伤口愈合后又出现红、肿、热、痛、流脓等提示转为慢性,需及时诊治。

慢性血源性骨髓炎

【概述】

慢性血源性骨髓炎多因急性血源性骨髓炎诊断不及时或处理不当,或机体抵抗力低下的呢个因素导致病情继续发展演变而成。它是一个连续的过程,出现死骨、无效腔和窦道是慢性血源性骨髓炎的标志。80%致病菌为金黄色葡萄球菌,其次为溶血性链球菌,表皮葡萄球菌、绿铜假单胞菌等。

【临床表现】

绝大部分患者有急性骨髓炎病史。静息期可无全身症状,患肢局部增粗、变形,或与肢体不等长的畸形。皮肤色素沉着,间杂瘢痕,易形成慢性溃疡。窦道经久不愈,常有死骨排出,窦道口常有肉芽组织增生,流出恶臭脓液。急性发作时,局部有明显的红、肿、热、痛,体温可升高,原已闭合的窦道开放,流出大量脓液和死骨,之后炎症逐渐消退,窦道口再次闭合。慢性骨髓炎反复发作或长期流脓,可出现贫血、衰竭等慢性中毒性症状。

【护理措施】

1.营养护理

(1)慢性骨髓炎患者长期处于消耗状态,易致营养低下而消瘦、虚弱。应鼓励患者多食高蛋白、高热量、丰富维生素、易消化的食物。对于食欲差的患者,少食多餐,以利消化、吸收。加强口腔护理,适当给予消化酶制剂,可促进消化液的分泌,增加食欲。后期可鼓励患者多食一些滋补肝肾及补气养血食物,如鸡蛋、牛奶、瘦肉及动物肝肾等,忌食辛辣、生、冷、硬、腥等食物。制作时应注意营养素的搭配以及色、香、味,以增加食欲,增强机体抵抗力。

(2)静脉输入新鲜血液,也可输入人血蛋白、氨基酸、脂肪乳剂等营养物质,增强机体抵抗力。

2.心理护理 由于炎症反复发作,久治不愈,患者忧虑而致失眠。应经常与患者谈心,给予安慰和鼓励,使其树立战胜疾病的信心。同时帮助患者解决生活中的实际困难。向患者介绍病情及治疗方面的进展以及被治愈的病例,以减少疑虑,取得配合。

3.预防肌肉萎缩、关节挛缩 由于患者长期卧床,肢体缺乏活动可致肌肉失用性萎缩、关节挛缩甚至关节畸形,因此应重视功能锻炼。当肢体固定而不能进行活动时则应练习肌肉的等长收缩,每日100~500次,以感觉肌肉有轻微酸痛为度;按摩患肢;未固定的关节若无禁忌则应进行主动活动;做引体向上、抬臀和深呼吸活动,以促进血液循环,减少并发症。

4.出院指导 患者与家属应高度重视疾病的转归,预防复发。

(1)勇于面对现实,保持心情舒畅。

(2)加强营养。

(3)保证休息。

(4)坚持使用抗生素到临床症状消失2~4周,出现不适症状及时就诊。

(5)坚持功能锻炼。

第十四节 化脓性关节炎的护理

【概述】

化脓性关节炎(suppurative arthritis)是指细菌引起的关节内化脓性感染。多见于5

岁以下儿童,好发于髋关节和膝关节,以单侧多见。最常见的致病菌为金黄色葡萄球菌,占85%左右;其次白色葡萄球菌、链球菌、肺炎双球菌和肠道杆菌等。细菌侵入关节内的途径有:①血源性:身体其他部位的化脓性病灶内细菌通过血液循环传播至关节内;②邻近关节附近有化脓性病灶直接蔓延至关节腔内;③创伤性:细菌通过开放性创口直接进入关节引起感染;④医源性:关节手术或关节穿刺后发生的感染。

【临床表现】

1.症状 起病急骤,全身不适,乏力,食欲不振。寒战高热,体温高达39℃以上,全身毒血症症状,甚至出现谵妄与昏迷。

2.体征 病变关节剧烈疼痛。浅表关节局部红、肿、热、痛明显,功能障碍,关节处于屈位,使关节囊松弛,增大关节腔的容量,缓解疼痛;深部关节如髋关节有厚实的肌肉覆盖,局部红、肿、热不明显,关节常处于屈曲、外展、外旋位。任何方向的活动均使关节疼痛加重,患者常拒绝做检查。

【护理措施】

1.卧床休息 急性期患者应适当抬高患肢,限制活动;保持患肢功能位,以减轻疼痛,消除肿胀,并预防关节畸形。急性期过后,鼓励患者做主动活动。

2.高热护理 给予乙醇擦浴、温水擦浴、头置冰袋等方法进行物理降温,必要时遵医嘱行药物降温。

3.药物观察 根据细菌培养和药物敏感试验合理选用抗生素。注意用药浓度和药物滴速,观察药物的毒副反应。

4.病情观察 观察患者的生命体征,根据肢体局部的红肿、疼痛程度来判断感染的严重程度。观察脓液的颜色、气味、黏稠度来判断细菌的种类,为合理应用抗生素提供临床依据。

5.引流管的护理 经一般治疗效果不理想的患者,可行关节切开置管冲洗引流。保持冲洗管和引流管通畅,维持引流管呈负压状态。观察引流液的性质,有无渗漏,及时更换污染的敷料。每日更换负压吸引器,注意无菌操作。妥善固定引流管,避免堵塞、扭曲、脱落。

6.石膏固定的护理 临床上常采用石膏固定限制患肢活动,防止炎症扩散;减轻疼痛;防止肌肉萎缩。在石膏未干前减少搬动,勿使其折断,冬季可用电吹风吹干;从膝关节凹处将患肢抬高,观察末梢血液循环及有无石膏压迫症状;保持石膏清洁,尤其是女患者,教会其仰卧排便的方法,避免尿液、粪便污染;髋人字形石膏固定的患者,要观察臀部、骶尾部是否石膏过紧,以防压疮。有无恶心、呕吐、腹胀等石膏综合征的发生,给予对症处理,必要时,在腹部开窗,并在背部适当垫枕以减轻对腹部的压迫。

7.功能锻炼 急性期患者可做等长收缩和舒张运动;待炎症消退后,关节没有明显破坏者,应鼓励患者逐渐锻炼关节功能,并配合理疗和热敷,防止关节内粘连和强直;对正常的关节应该做主动功能训练,防止失用性萎缩。

【健康教育】

(1)向患者及家属介绍疾病的发生原因、治疗方法和愈后情况。

(2)讲解石膏护理的方法。

(3)强调功能锻炼的重要性和方法。

(4)介绍压疮产生的原因及预防压疮的方法。

(5)自我检测的方法及定期复查的意义,安排复查时间。

9.出院指导 教会患者带石膏活动方法。

(1)翻身法:必须待石膏干后进行。患者仰卧向患侧床边移动,然后伸直健腿,双手抓紧头侧栏杆,在护理人员协助下向健侧翻转,然后将身体移至床中央。

(2)坐起法:患者先向患侧移动,臀部抵达床沿,然后双手抓住固定的床尾的拉绳,用力坐起。

(3)下地法:将患肢用绷带在下面兜住患肢石膏足底部,上面挂在颈部,使患肢悬空不负重,借助双拐下地活动。

第十五节 人工膝关节置换术护理

【概述】

膝关节是下肢的主要关节,其结构和功能都是人体关节中最复杂的。随着人们对生活质量要求的不断提高,人工膝关节置换术同髋关节置换术一样,越来越引起人们的关注。由于新材料的出现,假体设计的不断改进,外科技术的不断提高,人工膝关节在更多疾病及更大年龄范围中得到推广应用,术后配合有计划的康复训练,能最大限度地改善关节功能,矫正畸形和缓解疼痛。将已经损坏的膝关节的致痛部分用设计好的人工关节组件取代,称为膝关节置换,此关节代用品称为假体。

【护理措施】

(一)术前护理

1.心理护理 由于长期的关节功能丧失,疼痛的折磨,生活不能自理,患者情绪不稳定,同时相当一部分患者对手术的期望值很高,但又怕手术效果不理想,术后可能发生严重并发症而产生焦虑、恐惧心理。应热情接待患者,耐心听取患者主诉、掌握其思想动态,针对不同个体采取积极的态度,耐心向患者解释有关知识,介绍手术的必要性和手术过程中如何配合,术后可能要注意的问题,介绍成功病例,消除患者的心理负担,同时要求患者要有能吃苦,接受术后严格的康复锻炼的思想准备。

2.饮食指导 长期疼痛的折磨,使患者情绪低落,均有不同程度的营养不良,应加强饮食护理,并说明营养对手术成败、术后伤口愈合均起着重要作用。必须给予患者高蛋白、高热量、高维生素、易消化的饮食,以增强机体抵抗力,耐受手术。

3.术前准备　主要包括:

(1)术前 1 日备皮,并用软肥皂清洗。更换消毒衣裤,备皮时一定不可损伤皮肤,这对预防伤口感染有重要意义。

(2)常规备血,完善各项检查。

(3)为预防感染,术前晚集手术过程中给予有效抗生素各 1 次。

(4)术前常规禁食水。

(5)术前适应性训练,术前指导患者做股四头肌及腘绳肌的等长收缩练习,并教会患者坐在床上练习患肢直腿抬高运动,使用手杖行走。练习床上排尿排便。

(二)术后护理

1.严密监测生命体征　给予心电监护,每 15~30 分钟观察并记录体温、脉搏、呼吸、血压、血氧饱和度 1 次。生命体征稳定后改为 1~2 小时监测 1 次。观察伤口渗血及负压引流通畅情况,引流液的量、性质,必要时挤压引流管,每小时 1 次。正常为每日引流量≤400ml,色淡红。若 24 小时引流量>400ml,应加强观察及处理。一般持续 2~3 日,引流液≤50ml 可考虑拔管。每日更换负压吸引器,操作中严格无菌操作,避免引流液逆流,防止引流管脱落,妥善固定。

2.患肢护理　该类患肢术后 24 小时易发生下肢静脉血栓,是术后早期的主要致死原因,应做好积极的预防性治疗。术后给予平卧位,抬高患肢略高于右心房水平,膝屈曲 15°~30°,患肢用弹性长袜,尽早做踝泵运动。拔除引流管后,下肢行持续被动活动(CPM机)。必要时给予抗凝剂,如服用小剂量华法林、阿司匹林或低分子肝素等。注意观察患肢肿胀情况及末梢血运情况。

3.疼痛的护理　疼痛是术后最常见的症状。除造成或者痛苦不安外,同时直接影响到手术关节的功能恢复,必须给予重视。积极采取有效镇痛措施。术后早期疼痛,多因手术创伤引起,可用哌替啶 50~100mg 肌注或曲马朵 100mg 肌注均可获得良好的镇痛效果。条件允许时可使用连续性镇痛泵,定时定量静脉均匀地注入镇痛剂。

4.生活护理　给予患者关怀,做好基础护理,协助患者家属做好饮食护理、排尿排便护理,尽量满足患者基本需要。保持病室环境和床单位清洁,空气清新,温湿度适宜。

5.术后早期并发症的观察及预防

(1)血栓形成和栓塞:下肢深静脉栓塞(DVT)和肺栓塞是术后常见的并发症,同时也是术后早期的主要致死原因。如不做预防性治疗,将有 40%~60%患者发生术后深静脉血栓,即使采用了预防措施,全膝关节置换术后下肢深静脉血栓发生率仍高达 11%~33%。因此,要加强预防,其方法有:患肢穿弹性长袜、足底静脉泵,下肢持续被动活动(CPM),术后早期活动及预防性用药,如服用小剂量华法林、阿司匹林或低分子肝素等。加强巡视,观察患肢有无肿胀。可用冰敷于局部,观察皮肤颜色改变、皮温是否升高,表浅静脉是否充盈,足背动脉搏动是否良好,早期诊断可借助多普勒超声检查,静脉血流图及静脉造影。

(2)感染:术后感染是一个灾难性并发症,常引起关节的疼痛和病变,以致有些病例最终需再次手术。因此,术前预防很重要,术前晚可给予预防性有效抗生素及术中给予有效抗生素以保证足量抗生素透入手术区域软组织,术中应减少人员流动,并使用层流手术室。术后保持敷料干燥,及时更换,提高机体抵抗力,防止血源性感染。加强巡视,观察伤口敷料渗血情况,负压引流是否通畅,有无局部血肿形成,观察患者体温变化,尽量缩短置管时间。

(3)假体松动:松动是人工膝关节返修术的主要原因。预防假体松动的措施除改进假体设计、手术医生提高手术精确性外,还要加强健康教育,告知患者术后 2 个月避免坐矮椅,体胖者劝其减肥。避免跑、跳、背重物等活动,防止膝关节假体受过度应力。

(4)骨折:术后可发生胫骨干、股骨干骨折,也可发生胫骨髁或股骨髁骨折。摔倒等轻微创伤常是诱发骨折的原因。要预防骨质疏松,功能锻炼期间用力要适当,不要穿拖鞋,要取得家属的积极配合,共同保护监督患者训练,循序渐进,防止创伤。

6.康复功能锻炼

(1)人工全膝关节置换术后(1~3 日):患者疼痛较重,一般不主张活动关节,患者可提高患肢,尽可能地主动伸屈踝关节和趾间关节,进行股四头肌、腘绳肌的等长收缩活动。每小时进行 3~5 分钟,以促进血液回流,防止血栓形成。

(2)人工全膝关节置换术后(4~14 日):患者的疼痛已明显减轻,负压引流管已拔除。此时,应继续练习早期功能锻炼,同时要加强膝关节屈伸活动范围,促进膝关节的活动,将膝关节置于外展位,在膝关节连续被动活动器(continue passive machine,CPM 机)上进行关节活动度的训练。建议使用 CPM 机的方法:术后 4 天开始每日连续使用 6~12 小时,开始伸屈范围在 0~45°,以后每日增加 10°,出院时应达到 95°以上。CPM 机训练强度和频率可逐渐增加,对早期迅速恢复关节功能有很大帮助。但不使用 CPM 机的患者,可在医生的指导下进行以下练习:床上膝关节的屈伸活动;床边膝关节的屈伸锻炼;床上侧身膝关节屈伸活动功能锻炼,必要时应在医生的指导下被动活动;下床站立下蹲锻炼。

(3)人工全膝关节置换术后(2~6 周):继续进行上述功能锻炼,并逐渐增加练习的时间和频率。要加强股四头肌和腘绳肌的力量训练。患者坐在床边,主动伸直小腿,反复多次,循序渐进,患者坐在床上,膝关节下垫一枕头,使膝关节屈伸,然后主动伸直,患者站立位,主动屈膝,练习腘绳肌;利用拐杖练习行走,加强步态行走训练,逐渐脱离拐杖行走,练习上、下楼梯活动。早期主要依靠拐杖,要求健腿先上,患腿先下,适应后脱离拐杖。完全康复后可进行适当的体育活动,如散步、打太极拳、骑自行车等。在日常生活中注意保持合适的体重,预防骨质疏松,避免过多剧烈运动,不要做剧烈的跳跃和急停急转运动。

第十六节　人工全髋关节置换术护理

【概述】

全髋关节置换术是关节重建手术中最为有效的手术,术后配合有计划的康复训练,能最大限度地改善关节功能,矫正畸形和缓解疼痛。把已经损坏的髋部的致痛部分用设计好的人工关节组件所取代,称为髋关节置换,此关节代用品称为假体。

【护理措施】

(一)术前护理

1.心理护理 行人工全髋关节置换的患者很多因髋关节骨病的病程长,或因骨折突然发生,无应急心理准备,手术创伤较大又会使患者产生心理负性刺激,均存在不同程度的紧张、恐惧心理,应根据患者的不同年龄、文化程度、职业,有针对性地耐心与患者交谈,用适当的语言向患者及家属介绍手术的必要性及术后康复程序,术前应做的准备、注意事项。对有吸烟或饮酒史的患者,应立即劝其在术前1周之内停止吸烟或饮酒,因为这会导致血红蛋白降低,从而使组织修复所需的供养减少,还会使血液黏滞性提高,增加血栓形成的概率,并介绍典型病例,打消其思想顾虑,积极配合治疗,树立战胜疾病、早日康复的信心。

2.饮食护理 髋关节骨病及创伤患者由于疼痛或卧床不起,导致情绪低落,食欲下降,饮食难进,这样会使患者体质每况愈下,影响预后,应调整患者心态,给予合理的饮食指导,根据患者的习惯,注意饮食的色、香、味极食物的多样性,给予并鼓励患者每日进食高蛋白、高钙质、高热量、易消化、富含维生素的食物,以利组织修复。

3.大小便护理 创伤及术后患者卧床不动,肠蠕动减慢,由于排尿排便不方便,患者有时拒绝饮水,这就会造成便秘,形成恶性循环,同时给术后的护理及伤口愈合带来负面影响,为促进肠蠕动,每日指导患者或家属对腹部行顺时针按摩数次,每日饮水量不少于2000ml,还应多吃蔬菜水果,有条件的每日早晚喝一杯蜂蜜水,以利于滋润肠道。排便时患者思想尽量放松,有便秘者可用开塞露润滑肠道或口服肠道缓泻剂,都可使排便顺利。

4.术前准备

(1)术前1日行皮肤准备,注意防止损伤皮肤,这对预防伤口感染有重要意义。

(2)备血,完善各项检查。

(3)为预防感染,术前晚及手术过程中给予有效抗生素各1次。

(4)术前常规禁食水。

(5)适应性锻炼:由于置换术后的患者,必须卧床一段时间,因此术前应指导患者练习床上排尿排便,使用便器,教会患者使用牵引床上的辅助工具,以免术后出现排便、排尿困难,避免大小便污染引起皮肤破溃或伤口感染,防止因体位不当引起人工关节脱位。

(二)术后护理

1.病情观察 给予心电监护,密切观察患者的体温、脉搏、呼吸、血压、血氧饱和度。观察伤口渗血及负压引流是否通畅,引流液的量、性质,经常挤压引流管,确保引流的通畅。正常50~400ml/d,色淡红,若每日引流量>400ml,色鲜红,应及时处理。术后24~72小时引流量≤50ml可考虑拔管。每日更换负压吸引器,操作中严格无菌操作,避免引流液逆流,防止引流管脱落,妥善固定。

2.体位护理 术后给予平卧位,患肢保持外展 15°~30°中立位,穿"丁"字鞋,防止髋关节脱位。人工髋关节脱位最容易发生在手术室回病房的搬运过程中、全身麻醉清醒过程的躁动状态下或卧床翻身操作中。准确地保持患肢外展位,是防止脱位的关键。无论是搬动患者还是护理操作、协助排尿排便,都要保持外展中立位。可在双腿间放置梯形枕,翻身时以患侧为主。

3.疼痛护理 手术后的伤口疼痛可影响患者生命体征的平稳、饮食、睡眠和休息,从而影响伤口愈合,同时也可影响患者功能康复锻炼。故应重视术后的疼痛控制,积极采取镇痛措施。护士首先要评估患者疼痛的性质、时间和程度,过程患者的面部表情、活动、睡眠,听取患者主诉,分散患者注意力,适当应用镇痛剂或术后使用镇痛泵。

4.生活护理 尽量满足患者的各种基本要求,做好基础护理协助患者家属做好饮食护理、大小便护理等。

5.术后早期并发症的观察及预防 术后早期并发症主要有出血、深静脉栓塞、感染、假体松动、假体脱位。因此,术后要动态观察患者生命体征变化及伤口渗血情况,患肢疼痛的性质、程度、部位。肿胀的程度,伤口局部状况(包括红、肿、热、痛等)。保持患肢外展中立位,屈髋屈膝不能超过 90°,患肢末梢血液循环情况。应及早向患者宣教预防并发症的重要性,告知具体的注意事项,以加强防范意识。

6.康复功能锻炼

(1)早期(术后 2~7 日):术后患肢保持外展 15°~30°中立位,穿"丁"字鞋,防止髋关节脱位,并开始下肢所有肌肉的等长收缩练习,所谓等长收缩就是肌肉的主动收缩但不引起关节运动。股四头肌等长收缩运动于术后第 2 日开始练习,其方法是:护理人员立于患者的患侧,将右手置于患侧肢体腘窝处,左手置膝关节,手掌相对。嘱患者膝关节伸直,患肢下压护理人员的右手后放松,护理人员的左手则明显感到髌骨上下抽动一次。如此反复进行下压—放松动作,股四头肌能得到较好的等长收缩。一般指导患者 2~3 次后就能很好掌握动作要领,然后进行主动的练习。重复 20 次(组),逐渐递增至 40 次(组),每日 2~3 组。脚趾屈曲与背伸运动:主要是最大限度屈伸患肢小关节,并带动小腿肌肉运动。避免髋关节内外旋。每个动作保持 10 秒,重复 20 次(组),每日 2~3 组。臀收缩运动:患者平卧,收缩臀肌保持 10 秒,放松;双手着力,做抬臀动作,保持 10 秒,重复 20 次(组),每天 2~3 组。直腿抬高运动(主动为主,被动为辅):抬高≤30°,保持时间 10 秒开始逐渐增加到 20 秒。同时进行深呼吸练习。练习的频率和强度一般为每间隔 1~2 小时,练习 5~10 分钟,以自己不感觉十分疲劳为度。术后第 3 日可以在医生的指导下坐起,进行轻度屈髋练习,时间不宜过长,一般限定在半小时之内。

(2)中期(术后 8~15 日):继续进行早期功能锻炼。仰卧屈髋屈膝运动:一手托膝,一手托足跟,在不引起异常疼痛的情况下屈髋(≤90°),禁止髋关节内收内旋,否则会导致髋关节脱位。卧位到坐位运动:用双手支撑于床上,屈健腿伸患腿,利用双手和健腿支撑力将患腿自然垂于床边,每日 2~3 次。坐位到站位点地训练:患者先在床上坐起,没有头晕等症状后,在床边坐下,先下健肢再下患肢,双手要把持床沿,逐渐下床。无头晕心悸等症状后再开始在床边扶双拐站立 10 秒(组),每日 2~3 次。扶拐床边站立练习行走:行走时应扶双拐不负重行走,健腿先迈,患腿跟进,拐杖随后。有人在旁边保护。每次 20 秒,每日 2~3 次。术后 6~8 周后可部分负重。

(3)后期(术后 3 周至 3 个月):继续进行中期功能锻炼,并逐渐增加练习的时间和频率。术后 6 周内"六不要":不要交叉双腿;不要卧于患侧,如卧患侧,双膝间放一软枕;不要坐沙发或矮椅;坐位时不要前倾;不要弯腰拾物;不要床上屈膝而坐。术后 6~8 周内避免性生活。弃拐时间因人而异,一般要在行走稳定并且无行走痛后。完全康复可进行适当的体育活动,如散步、跳舞、骑自行车,应避免重体力劳动和剧烈运动。排便不能采用蹲位。定期向医生随访至终身。

(刘海芹 孟洋 林继磊 李志丽)

第十三章 烧伤病人护理

第一节 烧伤感染期护理

【护理措施】

1.遵医嘱根据病情及时上翻身床或小儿"人"字形床，定时更换体位，防止创面受压加深。经常巡视，防止坠床。烦躁不安者不宜俯卧，必要时予以约束四肢和加用床栏保护。

2.加强全身营养支持，尽可能采用胃肠营养法。根据病情和饮食特点制定各阶段的饮食计划，使每日总摄入热量达到 10 465~16 744J（2500~4000cal）（碳水化合物、蛋白质和脂肪提供能量之比为 5:2:3）。胃肠道反应严重者应禁食，必要时遵医嘱行胃肠减压。

3.加强创面处理，保持创面敷料清洁，及时清除其分泌物。遵医嘱留取创面分泌物做细菌培养和抗生素敏感试验。

4.注意消毒隔离，合理使用抗生素，预防脓毒血症的发生。

5.坚持做好五官护理、健康皮肤清洁、会阴抹洗等基础护理，预防化脓性耳软骨炎、压疮等并发症的发生。

6.严密观察患者体温、脉搏、呼吸、意识、尿量和创面情况，准确、及时做好记录。

7.做好患者的心理护理。

【健康指导】

1.心理安慰

烧伤感染常伴持续不退的高热、腹胀、食欲缺乏等不适；加之创面频繁地换药，多次手术、重复繁多的治疗和护理，疼痛的刺激，昂贵的住院费用等均构成对病人心理压力源。病人心理行为的改变，护理人员要以平和的心态去接受、关心和理解他们，并尽量多与病人接触交流。如病人对持续高热的不理解，容易对医师的治疗产生怀疑，认为医师处理方法不对或者至少是处理效果不好，继而拒绝继续治疗。护士应耐心解释持续高热的可能原因，告知病人烧伤急性体液渗出期过后，组织水肿回吸收，创面坏死组织的溶解，致使大量的毒素和细菌随之进入血液，机体的免疫系统为拮抗毒素和细菌等异物的作用，而引发急性炎症反应，人体表现为发热。发热提示机体有较强的防御能力。随着创面坏死被逐次清除，如多次换药或手术清创植皮，创面慢慢地被封闭，炎症反应渐进消退，体温趋于正常。当病人及家属了解了换药、手术、植皮、发热等相互关系后，病人就会对治疗有信心，能够正确对待治疗中暂时出现的不适。此时护士应抓住机会，因势利导，如嘱病人多喝水、多进食、保持乐观情绪，增强机体抗能力，积极配合治疗。

2.饮食指导

烧伤病人应早期进食。病人早期冈烧伤疼痛、高热、过度精神紧张或沉于自责、自暴自弃的情绪之中，食欲缺乏或拒绝进食，护士应先向病人解释营养的重要性和必要性，进食补充营养是烧伤治疗的重要措施之一，使病人及家属主动积极配合。其次，护士根据病人的情况评估病人营养需要量、确定每日的热量及营养物的种类和给予途径，并定时对病人实际进食的量、种类和热量进行评价，确定病人是否按要求摄入了足够的热量。大面积烧伤病人因超高代谢、创面愈合的需要，应教育病人摄入高蛋白、高热量、高维生素的食物。注意荤素搭配，多食蛋类、鸡、鱼、鸭、动物肝脏及蔬菜水果、乳制品，保证饮食摄入热卡在3000kcal/d以上，有利于机体组织的修复，防止便秘、便结。

3.保持口腔清洁，预防口腔感染：进食后食物残渣、高热等因素，有利于口腔微生物的生长繁殖，应坚持进食后漱口。

第二节　头面部烧伤护理要点

（1）患者休克期过后取半坐卧位，以利头部水肿消退。

（2）剃除患者头发、清洁、保护创面，及时清除创面分泌物及痂皮。

（3）保持患者呼吸道通畅。疑有吸入性损伤者，应备气管切开包、中心负压吸引器或抽吸器、输氧装置与床旁。

（4）注意保护患者五官功能：做好五官护理，每日3~4次；遵医嘱按时使用滴耳液、眼药水和眼膏等。

（5）经常过后患者头部位置，可使用空心棉圈，防止枕部及耳郭受压而致压疮及化脓性耳软骨炎的发生。

【告知】

1.告知疾病知识

头面部烧伤是由于热力、某些化学物质、电流、放射线等作用于头面部引起的损伤。头面部皮下组织松弛、神经血管丰富，烧伤后容易引起水肿，导致呼吸道梗阻、休克、脑水肿；且食物及口腔分泌物、鼻腔分泌物易污染创面，引起感染，愈合后造成五官挛缩畸形；深度烧伤可累及颅骨、颅内，造成颅内感染。临床常采用创面暴露或半暴露疗法，配合药物及手术植皮治疗。

（1）头面部皮下组织松，血管丰富，烧伤后渗液多，水肿特别重，Ⅱ度烧伤头围可比正常大 2/3~1 倍，Ⅱ度水肿，焦痂的限制，外观肿胀不明显，但水肿向内扩张，如压迫上呼吸道或阻塞咽喉部至上呼吸道梗阻，如压迫舌根，使舌尖露出口外。

（2）头部除周围和横向神经外，还有脑神经，烧伤后全身反应较强烈，除休克外，易发生急性胃扩张、高热、脑水肿等并发症，小儿多见。

（3）头部烧伤焦痂分离早，愈合快，Ⅱ度焦痂比躯干、四肢分离早 3~4 天，Ⅲ度焦痂分离早 5~7 天，毛发区域毛囊深，有较强的愈合能力。

（4）五官分泌物和进食时食物的污染应及时去除污染物，避免创面加深。

（5）头面部深度烧伤愈合后疤痕挛缩，常发生小口、塌鼻、小耳、口唇、睑外翻畸形，严重影响自尊及头面部受损器官的功能。详细介绍烧伤深度及预后情况，以消除过分担心心理。面部血管丰富，无感染时，愈合较其他部位快，遗留的疤痕也较同等条件下的其他部位少，介绍已愈合病例，使其有信心战胜疾病。把配合治疗和不配合治疗的病例预后情况进行比较，使其了解配合治疗和护理的重要性，从而主动接受一切治疗和护理。

2.饮食指导

（1）头面部创面水肿，影响张口和咀嚼时，可用吸管吸入流汁饮食，待水肿减轻后，逐渐改为半流质、软食。

（2）保证营养供给，以促进创面愈合。

（3）取半坐卧位休息，以减轻创面水肿及创面渗出。

3.预防与保健知识教育

（1）保持呼吸道通畅。

（2）注意保护创面，每次进食后，清除嘴唇周围的食物残渣。及时清除五官分泌物及创面脓液，防止创面感染。

（3）眼部烧伤时，可造成眼睑严重水肿、外翻，不能闭眼。应随时清除创面分泌物，双眼滴眼药水，每天一次，晚上涂眼膏，避免强光直接照射，防止发生暴露性角膜炎。

（4）预防口腔炎还应还做以下教育：防止耳部感染；随时清除耳部脓液、分泌物、防止其流入耳内引起中耳炎；侧卧时，以棉圈悬空耳郭，防止耳软骨炎发生。

【健康指导】

（1）继续加强营养，增加机体抵抗力。

（2）深Ⅱ度、Ⅲ度创面愈合过程中，可导致眼裂、嘴角缩小，可做开大与缩小运动，必要时用扩张用具，以减轻疤痕挛缩。

（3）使用抑制疤痕增生的药物及弹力面罩半年到 1 年，以减少疤痕增生。

（4）功能锻炼。整个治疗过程中注意保持各关节功能位，先锋地各关节被动运动，逐步过渡到主动运动。初愈合创面皮肤弹性差、静脉回流障，进行功能锻炼时，应注意运动强度；待无静脉回流障碍后，练习下床站立、行走，以逐步恢复肢体功能。

（5）保护新生皮肤。新生皮肤薄、缺乏韧性、弹性，摩擦后易发生小水泡或造成水泡破溃，应避免摩擦、抓搔，每日清洗局部，防止感染。

（6）尽量避免日光照射，日光照射可促进皮肤黑色素合成而使皮肤色素沉着。

（7）减少疤痕挛缩畸形：深Ⅱ度、Ⅲ度创面愈合后，可形成疤痕，除功能锻炼外，应坚持外涂抑制疤痕增生药物、使用弹力绷带持续加压包扎局部等辅助措施半年到1年，以减少疤痕增生。遗留疤痕增生、挛缩畸形，影响功能和容貌时，可于6个月后行整形手术。

第三节　会阴部烧伤护理要点

【护理措施】

（1）剃尽患者阴毛。清创后采取暴露疗法，将双下肢分开，使创面充分暴露。注意保护创面，及时清除创面分泌物及痂皮，防止感染。

（2）加强会阴部护理。接触会阴部的容器应消毒，专人专用或使用一次性便器，大小便后用外用生理盐水棉球或0.1%苯扎溴铵（新洁尔灭）棉球彻底清洗会阴部及肛周皮肤，防止创面污染。

（3）烧伤面积较大者卧翻身床，小儿卧人字形床或双下肢悬吊。

（4）留置导尿期间，保持导尿管通畅，定时更换引流袋，每日消毒尿道口2次。

【告知】

1.疾病知识告知

会阴部比较隐蔽，一般不易烧伤，但站立时下肢火焰烧伤或臀部跌坐在高温热源上，也可烧伤会阴部。会阴部烧伤后，因部位特殊，往往不愿暴露创面，容易被大小便污染。治疗方法主要是创面暴露、换药和植皮。

2.心理护理

烧伤部位特殊，因羞怯心理，病人往往不愿暴露创面，应耐心解释，说明创面暴露的必要性及重要性，消除害羞心黑，主动配合换药及护理，以保证创面尽早愈合；由于会阴器官烧伤后畸形，可造成排尿、排便、性功能严重障碍，给患者肉体和精神上带来极大的痛苦。患者和家属很自然存在这方面的担心，特别是患者害怕影响家庭的维系，表现出焦虑、抑郁和恐惧。我们应理解、支持和同情患者，取得家属和社会的支持，帮助患者渡过难关。

3.饮食指导

进食高热量、高蛋白，富含维生素及含粗纤维的清淡食物，少吃辛辣刺激性食物，促使肠蠕动，防止便秘，补充营养，促进创面愈合。

4.体位要求

取仰卧位，两腿分开，小儿卧"大"字床，便于接大、小便，避免大小便污染创面。

5.创面护理

（1）教育病人积极预防烧伤的原因，改善工作和居住条件，避免不幸再次发生。

（2）详细介绍会阴部烧伤的愈合、治疗过程，以取得患者的配合。会阴部包扎不方便，且包扎后易使创面潮湿软化，大小便污染敷料，增加创面感染的机会，故一般采用暴露疗法。双下肢应外展，使会阴部能充分暴露。早期可保持干燥避免污染，后期可防止臀沟两侧的粘连愈合。

（3）保持会阴部清洁。大小便后应用0.1%新洁尔棉球清洁肛周、会阴部，再用吸水纱布拭干，以免大小便污染创面，造成感染影响创面愈合。为防止交叉感染，便器应专人专用，无破损，经常消毒，使用时勿拖、拉，以免损伤皮肤。

（4）大面积烧伤合并会阴烧伤的患者最好采用翻身床（小儿可卧"大"字床），使会阴暴露以便大小护理。

（刘海芹 司海英 李璇）

第十四章　妇产科疾病护理

第一节　妇产科手术护理

【术前护理】

1.做好心理护理，消除患者思想顾虑，向患者及家属讲解有关疾病的知识，术后可能出现的护理问题及处理方法，以取得患者及家属的合作。

2.术前做好各种化验检查及交叉配血试验并备血。

3.术前日15：00、19：00测体温、脉搏、呼吸，了解有无阴道流血、发热等不适宜手术的情况并报告医师。

4.术前日备皮做好全身卫生处置。

5.术前日按医嘱行药物过敏试验并做好记录。

6.遵医嘱更改饮食。

7.术前晚用1:2000苯扎溴铵（新洁尔灭）灌洗阴道；行子宫全切者，术前3日做阴道准备：每日冲洗阴道，每晚予以甲硝唑（灭滴灵）0.4g塞于阴道。

8.术前晚按医嘱给予肥皂水灌肠。

9.了解患者的睡眠情况，必要时遵医嘱使用镇静剂。

【术后护理】

1.迎接并安置患者，清点带回用物。与手术室的护士或麻醉复苏室的护士进行床旁交接班。

2.患者禁食6小时后予流质饮食，避免牛奶、糖类等，肛门排气后改半流质饮食。

3.详细了解术中情况，指导患者及家属使用术后镇痛泵，注意输液是否通畅。

4.按相应手术、麻醉护理常规护理，病情平稳24小时后可取半卧位。

5.术后遵医嘱监测患者生命体征，注意病情变化，预防并发症的发生。

6.停止一切术前医嘱，执行术后医嘱。

7.留置导尿管，保持导尿管通畅，注意观察尿量及尿色的改变。

8.测患者体温、脉搏、呼吸每日3次，1周后正常则每日1次。

9.保持患者外阴清洁，每日抹洗外阴1~2次，大便后随时抹洗。

10.腹部术后切口需压沙袋4~6小时，包扎腹带。

11.遵医嘱使用止痛剂。

12.观察伤口有无渗血，保持敷料清洁干燥及引流管通畅。

13.术后无禁忌者应鼓励早期下床活动，促进肠蠕动及血液循环，防止肠粘连。

【健康指导】

1.卧位：床上休息时宜左侧卧位或半坐卧位，有阴道流水者请将臀部抬高。

2.心情：保持心情愉快，消除紧张、焦虑的情绪，如听音乐、看书、谈天。

3.饮食：高营养、宜消化，多食水果。如有手术指征，须禁饮食6小时。

4.自计胎动：早、中、晚在固定的时间内各计一小时胎动数，将三次胎动的总和乘以4即得12小时的胎动数。每个孕妇的胎动各有其规律，一般12小时有30次胎动为正常。

5.如有自觉胎动减少或异常增多、大量阴道流水或腹痛难忍、有下坠欲大便感等症状，及时通知值班人员。

（六）胎儿出生后，产妇及家属要监管好初生的宝宝。

（七）请您准备好足够的入院费用，顺产交纳费用约1500元左右，剖宫产交纳费用约3000元左右，妇科疾病交纳费用约3500元左右。

（八）每日晨八时，责任护士将为您打出前一天的用药清单，不明白的地方可向值班人员询问。入院第二天晨六时左右不要进食，将为您做第二次抽血化验，同时留取尿液标本于晨七时左右交于护士。

（九）为了宝宝的健康，请坚持母乳喂养，做到在术后或分娩后半小时让宝宝早吸吮，以利于早下奶，避免乳头错觉。

第二节　妇科疾病一般护理要点

【护理措施】

一、术前护理

1.讲解有关疾病的知识、术前的注意事项，床上使用便器等，提供适合于病人所需的指导。

2.术前一天完成沐浴、更衣等个人卫生，行手术区域皮肤准备，并注意脐部的清洁。

3.术前一日行肠道准备，给予口服泻药、必要时遵医嘱给予灌肠。

4.遵医嘱给予阴道上药，术日给予阴道灌洗。

5.手术当日遵医嘱导尿。

6.指导病人进食高蛋白、高热量、高维生素等饮食，手术前一口晚10：00以后开始禁食，24：00后禁水，直至术晨。

7.保证充足的睡眠，手术前一日晚遵医嘱给予镇静剂。

8.保持室内空气清新，定时通风，手术当日铺好麻醉床，准备好吸氧、输液等装置。

9.术晨取下义齿、贵重物品交家属。

10.给予心理支持,减少病人紧张,焦虑情绪.

二、术后护理

1.根据麻醉方式的不同，应采取不同的卧位：全麻患者清醒前，应取去枕平卧位，头偏向一侧，及时清理呕吐及呼吸道分泌物，防止坠床。硬膜外麻醉患者去枕平卧6小时后置枕，呕吐时头偏向一侧。

2.监测生命体征，阴道出血及腹部切口有无渗血，并记录，发现异常及时通知医师处理。

3.固定尿管及引流管，观察其颜色和量并保持通畅。

4.排气前避免进食糖、产气食品：少量多餐半流食可促进肠蠕动，排气后可进普食。

5.切口疼痛遵医嘱给予镇痛剂。

6.术后康复知识、鼓励病人勤翻身，早下地活动，防止术后并发症。

【健康指导】

1.了解手术的必要性、安全性、消除不必要的焦虑恐惧心理。

2.积极配合做好各项检查，做好术后并发症预防：如术后深呼吸，怎样有效咳嗽及保护切口、翻身及上下床的方法，床上排便、四肢肌肉的功能锻炼等。

3.患者了解有关的术前准备知识，如：饮食、备皮、备血、皮试、阴道擦洗、保留导尿、肠道准备等。

4.患者术后去枕平卧六小时，六小时后加强床上翻身，次日晨采取半卧位。

5.患者肛门排气后指导进食流质，逐渐按医嘱过渡到普食。

6.保持导尿管通畅，掌握清洗外阴的方法和定时夹放导尿管，训练膀胱的方法。

第三节　子宫肌瘤

【护理措施】

一、术前护理

1.按妇科腹部手术术前护理。 、

2.阴道出血多者，观察阴道出血量，保留会阴垫，注意外阴清洁卫生。

3.浆膜下肌瘤的病人观察腹痛的部位、程度、性质，如出现剧烈腹痛，并立即通知医师做好手术准备。

二、术后护理

1.按妇科腹部手术术后护理

2.保留尿管48小时，遵医嘱会阴擦洗。

3.讲解疾病相关知识，树立战胜疾病的信心。

【健康指导】

1.根据不同的病情，进行饮食指导，如贫血病人应进食高蛋白含铁饮食。.加强营养,进食营养丰富,易消化食物,以增强体质.

2.指导切口护理。

3.通过术后复查全面评估病人身心状况后,指导病人的日常生活和术后性生活.

4.出院带药坚持服用。

第四节　卵巢囊肿

【护理措施】

一、术前护理

1.按妇科腹部手术术前护埋。

2.观察腹痛的部位、性质、持续时间。

3.监测病人的生命体征，及时发现感染征兆。

4.每 3~6 个月检查一次，观察肿瘤变化。

二、术后护理

按妇科腹部手术术后护理。

【健康指导】

1.讲解肿物的分类及预后等相关知识，以消除病人及家属的心理顾虑。

2.对妊娠合并卵巢肿物者讲清肿物必须切除的原理及对胎儿的影响。

3.术后 4 周复查。

4.进食营养丰富,易消化食物,加强高蛋白,富含维生素 A 的食物,避免高胆固醇饮食,多食蔬菜、水果，保持大便通畅。

5.保持心情舒畅,避免精神紧张,抑郁。

6.定期接受妇科检查。

第六节　宫颈癌

【护理措施】

一、术前护理

1.菜花型宫颈癌应注意防止发生阴道大出血，出血时应立即协助医师用纱条填塞止血。

2.保持外阴清洁，每天冲洗外阴。

3.晚期病人出现下肢、腹股沟、股及骶部疼痛和膀胱刺激征时，遵医嘱给予对症处理。

4.观察病人的生命体征及一般状况。

5.遵医嘱记录出入量、补液；高热时物理降温，预防并发症的发生。

6.按妇科腹部手术护理常规。

二、术后护理

1.保持引流通畅，观察引流液量、性质。

2，留置尿管期间保持通畅，外阴清洁 q 指导膀胱功能恢复练习。

3，按妇科腹部手术护理常规。

【健康指导】

1.膀胱功能的恢复，定时、间断改尿训练膀胱功能。

2.注意个人卫生，勤换内衣，保持外阴清洁。

3.注意室内空气流通。

4.化疗病人应少量多餐，进一些乳酸菌类的饮食。

5.节制性生活。指导术后 6 周复查，子宫残端愈合良好后可恢复性生活。

6.努力恢复正常的性生活。

7.病情允许，手术后半个月可接受化疗或放疗。

8.定期进行全身和妇科检查，如血、尿、肾功能、肝功能检查，了解有无癌细胞转移及复发。治疗后最初每月 1 次，连续 3 个月后每 3 个月 1 次，1 年后每半年 1 次，第 3 年后每年一次或函询，持续 5 年以上。治疗后如出现症状应及时到医院就诊。

9.加强营养,进食营养丰富,易消化食物,以增强体质。

第六节　子宫内膜癌

【护理措施】

一、术前护理

1.保持外阴清洁，晚期病人合并感染时，可能出现大量脓性或脓血性阴道排液，每天清洗外阴。

2.对症处理下肢、腰骶部疼痛和下腹胀痛及痉挛性子宫收缩。

3.遵医嘱给予物理降温，必要时给予静脉输液、输血治疗。

4.余同术前常规护理。

二、术后护理

1.每日擦洗会阴一次，及时更换会阴垫，保持阴部清洁。

2.与家属联系给病人更多的爱和关怀，鼓励病人树立战胜疾病的信心。

3.观察引流液的性状及量。

4.按妇科腹部手术护理常规；化疗按化疗护理常规。

【健康指导】

1.向病人讲解疾病知识,缓解焦虑.

2.指导病人放疗期间,卧床时间及活动方式.

3.保持个人卫生，勤换内衣，指导病人自我进行阴道冲洗。

4.鼓励病人进食，给予高蛋白、高维生素、易消化的饮食。化疗病人应少量多餐，进一些乳酸菌类的饮食。

5.保持外阴清洁，节制性生活。指导术后 6 周复查，子宫残端愈合良好后可恢复性生活。坚持定期复查。

第七节　异位妊娠

【护理措施】

一、术前护理

1.绝对卧床休启，协助完成日常生活，减少活动。

2.观察生命体征和病情变化，如腹痛突然加重，脸色苍白、脉搏加快等，应立即通知医师，作好抢救准备。

3.保持大便通畅，避免增加腹压。

4.阴道排出物，送病理检查。

5.手术治疗护理同妇科腹部手术护理常规。

二、术后护理

按妇科腹部手术护理。

【健康指导】

1.指导病人保持良好卫生习惯,防止发生盆腔炎。

2.告诉病人病情发展的一些指征,以便及时发现病人的病情变化。

3.注意外阴清洁，术后禁性生活 1 个月。采取有效的避孕措施。

第八节　功能性子宫出血护理要点

【护理措施】

1.按妇科一般护理常规护理。

2.对患者进行健康宣教，提高患者对疾病的认识，树立功能性疾患可以治愈的信心。

3.患者卧床休息，减少下床活动，防止因贫血儿晕厥。

4.加强营养，患者进食高蛋白、高维生素、富含铁质的食物。

5.密切观察患者阴道流血量、颜色、性质，阴道排出物要留取送检。流血多时，应注意血压、脉搏的变化，防止休克发生。

6.遵医嘱按时按量服用激素类药物，并注意观察用药后的反应，如有异常及时报告医师处理。

7.患者保持外阴清洁，勤换会阴垫。

8.对重度贫血患者，按贫血疾病护理常规护理。

【健康指导】

1.护士首先应热情接待病人，减轻患者不安心理，对医护人员产生信任感和认同感。调动患者的主观能动性，使其身心处于最佳状态，主动配合治疗和护理，促进康复。

2.疾病的基本知识的教育　向患者介绍有关功能性子宫出血的知识，主动介绍有关月经的生理卫生知识，包括何为功能失调性子宫出血，功能性子宫出血的表现，使患者对功能性子宫出血疾病有个基本的认识，让病人了解此病是可治之症，以有利于治疗。

3.治疗知识的教育　讲解应用性激素治疗的作用和机理，用药剂量，用药时间等注意事项及可能发生的不良反应，特别强调患者不要随便更改服药时间，更不能突然停药，以防撤退性出血，应用性激素治疗在服药方面要求严格，且疗效长，用药时间要准确，药物剂量必须按规定在止血后才开始，严格掌握维持量及服用时间。

4.饮食知识的教育　指导病人合理饮食，多吃高蛋白，高热量，高维生素及含矿物质铁钙的饮食，如奶制品，蛋，禽类，动物肝脏，菠菜，豆类食物等，以纠正贫血，改善体质。

5.活动与休息的教育　应嘱病人卧床休息，有充足的睡眠，防止体力消耗，减少出血量。指导患者坐起或站立时要缓慢，防止发生体位性低血压，活动后如有头晕，一定要扶物蹲下，以防摔伤。

6.出院前保健教育　月经期间避免剧烈活动，流血时间长者要保持会阴清洁，以防继发感染。已有贫血者要注意加强营养。测定基础体温，预测是否为排卵周期，如持续单相体温，提示无排卵，应及时治疗。

第九节　妇科腹腔镜手术护理

【术前准备】

1.按妇科腹部手术前护理常规护理。

2.术前日给予患者流质饮食，术前6小时禁食禁饮。

3.术前日下午给予甘露醇60g冲服，术日晨肥皂水灌肠。

4.术前3日每日阴道冲洗1次，术前晚1:2 000苯扎溴铵阴道冲洗。

【术后护理】

1.按妇科腹部手术后护理常规护理。

2.了解术中情况，观察患者清醒程度及输液情况。

3.严密观察患者生命体征及病情变化，防止并发症的发生。

4.注意伤口渗血及腹痛情况，观察有无内出血危险。

5.患者平卧6小时后改坐位，术后6小时无特殊情况可下床活动。

6.保持会阴清洁，鼓励患者多喝水，并在2~4小时自行排小便。

7.患者术后6小时后可进食流质，次日予半流质或普食。

8.遵医嘱术后吸氧4~6小时，防止高碳酸血症。

9.向患者术后可能出现剑突下、双肩胀痛及阴道少量出血等情况。嘱患者勿尽早，休息后会逐渐缓解。

【健康指导】

1. 腹腔镜手术属微创手术，由于疾病的原因，也有中转开腹的可能性，故病人对手术寄予很高的期望。因此，术前应告诉病人及家属腹腔镜手术过程、治疗目的，增加病人对腹腔镜的了解，以减轻病人紧张、焦虑情绪.

2.告知病人术前1d洗澡、更衣，注意个人卫生。

3.出院告知告知病人当出现异常症状，如不明原因的腹痛、腹胀、腰痛、恶心、呕吐、尿量减少以及发热等，应及时到医院就诊。指导病人注意个人卫生，保持腹部伤口皮肤清洁、干燥，勤换内衣裤。注意饮食及营养，充分休息，适当活动。给予高蛋白、高维生素、高热量饮食。术后3个月内禁止淋浴和性生活，避免重体力劳动，术后3个月复查。出院后定期对病人随访，如有不适随诊。

第十节　宫腔镜手术护理

【术前护理】

1.按妇科腹部手术护理常规护理。

2.了解患者月经情况，手术宜在月经干净3~7日进行。

3.术前3日每日阴道冲洗1次，术前晚行阴道冲洗。

4.术前禁食12小时、禁饮4小时，排空膀胱。

【术后护理】

1.按妇科腹部手术后护理常规护理。

2.患者去枕平卧6小时，6~8小时后可下床活动。

3.观察患者呕吐、腹痛及阴道流血情况。

4.注意患者排尿情况，防止并发症的发生。

5.患者术后6小时可进食半流质，术后次日普食。

6.患者注意休息及卫生，防止感染。

【健康指导】

1.由于病变在隐私部位会加重患者的心理负担。护士应理解患者，以亲切和蔼的语言耐心解答患者的疑问，在取得患者信任的基础上，让患者表达自己的感受，帮助患者选择积极的应对措施，讲解宫腔镜手术的特点，消除紧张情绪，主动配合手术。同时做好家属的工作，让其理解患者，配合治疗及护理过程。

2. 术前要特别注意个人卫生，每天清洗外阴。如外阴皮肤有炎症、溃疡，需治愈后手术。术前 1 d 行皮肤准备，备皮后洗净皮肤。

3.会阴护理:注意观察阴道分泌物的量、性质、颜色及有无异味，保持外阴清洁、干燥，勤换内衣内裤，术后可用 1:5000 高锰酸钾或 0.1% 氯己定溶液擦洗会阴， 2 次/d，以免造成置管期间宫腔逆行感染。

第十一节 胎儿宫内窘迫护理

【护理措施】

1.给予待产妇吸氧、左侧卧位，遵医嘱给予纠酸、补液处理。

2.查找胎儿窘迫原因，针对原因做出相应处理。

3.严密观察胎心音变化情况，必要时做好迅速终止妊娠准备。

4.宫口开全、行阴道助产；宫口未开的慢性缺氧者，或宫口已开单估计在短时间内不能经阴道分娩的急性严重缺氧者，应尽快做好剖宫产准备。

5.胎儿娩出前做好新生儿抢救准备。

【健康教育】

做好孕产妇及家属的心理护理，向他们提供包括医疗措施的目的、操作过程、预期结果及孕产妇需要配合等相关信息，减轻焦虑。

第十二节 前置胎盘护理

【护理措施】

1.指导患者进食高蛋白、高维生素、富含铁及粗纤维的食物，以改善贫血并保持大便通畅。

2.对期待疗法者，嘱其绝对卧床休息；严密观察出血情况，常规备血；注意观察有无宫缩，如有阴道出血增多或出现宫缩时，立即通知医师查看，遵医嘱给予止血、补血药及宫缩抑制剂。

3.加强胎儿监护，指导患者正确计数胎动，勤听胎心音。

4.严禁肛查、灌肠，慎做阴道检查，阴道检查必须在输液、输血及手术的条件下方可进行，诊断明确时不应做阴道检查。

5.保持外阴清洁。

6.对入院时已有出血性休克或期待疗法中发生大出血的患者，应立即开腹静脉通路并保持通畅，给予迅速输液或输血；给予持续吸氧；严密监测生命体征；尽快完善术前准备。

7.遵医嘱使用抗生素。

8.产后常规使用宫缩剂，预防产后出血。

【健康指导】

产前，注意营养，外阴清洁，防早产、感染；产后，注意休息、营养，纠正贫血，宣教产褥期知识，外阴清洁，防感染。指导避孕。

第十三节　妊娠高血压综合征

【护理措施】

一、症状护理

1.观察并记录病情变化，了解病人自觉症状。

2.对重度妊高征患者应准备好抢救物品。

3.遵医嘱给予解痉、降压、镇静药，并注意观察副反应及疗效。

4.嘱病人抬高下肢，并注意皮肤的护理。

5.遵医嘱给予低流量吸氧。

6.抽搐患者需专人护理，做好特护记录，详细记录病情变化、检查结果及治疗经过。

7.保持呼吸道通畅，将患者头偏向一侧。

8.观察腹痛性质，记录宫底高度及胎心变化。

9.在分娩过程中及产后48小时内仍可能发生子痫，应继续观察和护理。

10.如需剖宫产术按妇科腹部手术护理常规。

二、一般护理

1.保持病室安静，避免各种刺激。

2，协助病人生活护理，将日常生活用品及呼叫器放置方便处，满足病人需要。

3.床边加床挡，防止受伤。

4.指导摄取足够的蛋白质饮食，水肿严重时适当限制食盐。

【健康指导】

1.保持心情愉快，减少生活压力及刺激。

2.讲解镇静、解痉、降压等药物的作用及副作用，嘱孕妇有异常反应及时报告。

3.讲解控制体重及饮食治疗意义。

4.未终止妊娠者出院后：

（1）遵医嘱定期来门诊检查。

（2）出现不规则阴道流血、腹痛、头昏、视物模糊、呕吐等异常情况时及时就诊。

5.终止妊娠者：

（1）严格避孕 1~2 年。

（2）产褥期每周要测量一次血压和进行一次肾功能检查，以了解身体健康情况。

（3）饮食宜多样化，保证营养丰富。

（4）42 天内禁止性生活，不盆浴，以免引起产后感染。

（5）充分休息和睡眠，勿过度疲劳，以免影响泌乳。

（6）产后 42 天母婴一起来医院复查，了解母婴健康。

第十四节　胎膜早破

【护理措施】

1.按产科一般护理常规护理。

2.胎位正常，胎头已入盆者卧床休息；臀先露或头先露胎头尚未固定者，应绝对卧床休息，并抬高臀部。

3.密切注意产兆，孕周<35 周出现产兆者，应立即通知医师，遵医嘱给予保胎治疗，并观察其保胎效果；孕周>35 周而<37 周者不予保胎，顺其自然；孕周>37 周，观察 6~8 小时未临产者，遵医嘱静脉滴注缩宫素引产。

4.孕周<35 周者，遵医嘱给予地塞米松，促胎儿肺成熟。

5.严密观察孕妇胎心音的变化、定时监测胎心音，必要时行胎儿监护。

6.严密观察羊水性状有无改变，观察体温、脉搏、血常规的变化，发现异常及时报告医师。

7.遵医嘱给予间断或持续吸氧。

8.会阴抹洗每日 2 次。

9.破膜时间超过 12 小时者，遵医嘱常规给予抗生素预防感染。

10.有感染征象时报告医师及早终止妊娠。

【健康教育】

1.向病人讲解有关早破水知识。

2.指导监测胎动。

3.指导孕妇用消毒卫生巾。勤换内衣 内裤。

4.同分娩告知。

第十五节　剖宫产手术护理要点

【术前护理】

1.做好心理护理，消除孕妇思想顾虑，向孕妇及家属讲解手术的必要性，以取得合作。

2.备皮、交叉配血、备合血记账单、新生儿用物、写好手圈带、备新生儿病历。

3.做好抗生素皮试。

4.急诊手术患者禁食 4~6 小时，择期手术者 12 小时禁食，4~6 小时禁饮。

5.取下孕妇发夹、项链、手镯、戒指等装饰品，交家属保管，替其更换病服。

6.留置导尿管，术前 30 分钟执行术前用药。

7.准备病历夹，术中用药、合血单等带入手术室。

8.铺好麻醉床，备产后卫生用物。

【术后护理】

1.迎接并安置患者，清点带回用物，了解输液、尿管及皮肤情况。

2.患者术后 6 小时内禁止进食，6 小时后可进流质（肛门未排气禁止牛奶类饮食）肛门排气后进半流质，解大便后给普食或遵医嘱给饮食。

3.了解手术经过、麻醉方式、术中出血及输血、补液等情况，停止术前医嘱，执行术后医嘱。

4.注意阴道流血情况及腹部敷料是否干燥。

5.测患者血压、脉搏、呼吸每小时 1 次，连续 4 次平稳后改测体温、脉搏、呼吸每日 3 次，连续 7 日无异常改为每日 1 次。

6.鼓励患者床上多翻身活动，无异常者术后 2 天可下床活动。

7.会阴抹洗每日 2 次，至尿管拔除。

8.遵医嘱拔尿管，并指导和督促排尿。

9.回病房后进行母婴部分皮肤接触 30 分钟，并指导母乳喂养。

第十六节　新生儿一般护理要点

【护理措施】

1.婴儿出生后，即测体重，系好手圈带及写好母亲的姓名、床号、婴儿出生时间和性别，并以抗菌眼药水滴眼，肌内注射维生素 K1。

2.新生儿 APGar 评分在 7 分以上者实行母婴皮肤接触及早吸吮 30 分钟并记录。

3.注意保温及观察脐带残端有无渗血，如有渗血应重新进行烧灼并加压包扎。

4.仔细观察婴儿皮肤颜色、呼吸、黄疸出现时间及深浅程度、吸吮能力、大小便、脐部情况等，每 2~3 吸吮记录 1 次。

5.婴儿取侧卧位或平卧头偏向一侧，防止呕吐物吸入呼吸道。

6.每日测体温 2 次，异常者增加测量次数。

7.婴儿每次大便后用温水洗净臀部，并涂鞣酸软膏防止红臀。

8.婴儿每日沐浴 1 次，沐浴后行新生儿抚触和脐部护理。

9.出生后 24 小时内无禁忌证者接种卡介苗和乙肝疫苗。

【健康教育】

1.注意居住环境。新生儿卧室应安静清洁，布置优雅，阳光充足。有条件的话，宝宝内温度可控制在21~24℃之间，温度为60~65℃左右。

2.注意冷热护理。因为新生儿体温调节机能差，因此，冬天要保暖，夏天要防暑降温，平时要根据气温的变化及时增减衣服。

3.注意皮肤护理。新生儿皮肤娇嫩，容易损伤，因而接触动作要轻柔，衣着要宽松，质地要柔软，不宜钉扣子或用别针。要用温水擦洗皮肤皱折处，每次大小便后清洗，并用毛巾擦干。

4.注意脐带护理。在新脐带未脱落时，每天用75%的酒精擦洗脐部一次，然后用消毒纱布盖上，不要放盆内洗澡。脐带脱落后，可以不用纱布，但必须保持脐部干燥清洁。发现脐部有红或有脓性分泌物，则应进行消炎处理。

5.要保证充足睡眠。经常变换新生儿的睡姿，以防止头颅变形。

6.正确处理好特殊生理现象。如所谓的新生儿"马牙"、女婴出生后数天内阴道有黏液或血性分泌物，红尿、乳房肿大、红斑、色素斑以及生理性黄疸（出生后2-3天出现）等，这些过几天后就会自然消失，不必特殊处理。如果时间较长或有其他不良反映，则应去医院检查。

7.告知母乳喂养的好处：母乳含丰富的蛋白质、脂肪、糖、钙、磷、维生素、内分泌激素及免疫抗体等，它们的比例适宜，易于消化吸收和增加机体抵抗力。同时，母乳中各成分之间的比例能自然随婴儿生长发育的需要而改变；母乳喂养卫生、简便、经济和节省时间；母乳喂养能密切母婴关系，使婴儿在爱抚中捉进智力发育。母乳经常接触能使较早隐秘的小儿疾患及早发现和治疗；能够促进母体产后子宫收缩和恢复，并可减少乳腺癌的发生。

（李志丽　姜彦花）

第十五章　急诊科
常见常用急救技术与护理

第一节　通畅气道术

气道梗阻和缺氧是危重病人死亡的原因之一。因此，保持呼吸道通畅是抢救急诊病人的基本条件，是基础生命支持的首要措施。临床上常针对气道梗阻的原因进行有效的气道疏通。临床常见的气道梗阻原因有：舌根后坠、呼吸道异物如分泌物、血、呕吐物、喉头和支气管痉挛等。

一、手法开放气道

手法开放气道技术是临床上最常用、最简易的开放气道方法。但要达到有效，需要经过严格的训练和实践。

1.开放气道三步法若病人昏迷并且无呼吸时，应紧急采用三步气道开放方法，即：头后仰—张口—托下颌。

方法1 病人取仰卧位，去枕，双肩略垫高。操作者在病人头部一侧，用一手放于病人前额向下用力，另一手用力托起下颌，使头后仰，口微张。也可采用一手放在病人前额向下用力，另一手置于病人颈后向上用力，双手一上一下用力配合，使头后仰，口微张，此方法为最常用法。

方法2 托下颌法：病人体位同前，操作者在病人头顶侧，用双手第2~5指从耳垂前方抓住病人下颌骨向上提起，使下门齿反扣于上门齿前方，大拇指压在病人下唇，保持轻度张口。

方法3 病人体位同前，使其头后仰，然后直接将拇指伸进病人口中提起下颌，也可起到轻度张口的作用。

2.注意事项若病人有颈椎损伤，头不能过度后仰，以免加重脊椎损伤，可采用轻度头后仰。另外，过分张口会使颈部伸展度减小，下咽部反被阻塞，应引起注意。

二、手法清理气道

当手法开放气道后，仍不能有效地进行通气，如吹气时阻力大或胸廓不能隆起、病人呼吸粗响，应立即进行手法清理气道。

方法1操作者位于病人头顶侧，两食指分别从病人口角处插入口腔内顶住上牙齿，两拇指与食指交叉顶住下牙齿，打开口腔，然后将病人头转向一侧，利用重力作用，使异物或分泌物流出口腔。若病人有颈部损伤，则应保持头、颈、胸在一条轴线上转动。

方法 2 病人取俯侧位，脸向下，操作者用膝部顶住病人腹部以保持体位，在病人背部两肩胛间拍击。

方法 3 病人取仰卧位，操作者骑跨或跪于病人一侧，将一手掌根放于病人剑突和脐之间的腹中线上，另一手放在该手背上用力按压病人腹部 3~5 次，然后按照第一种方法清理异物，如此反复进行。

以上方法未见效时，可借用器械如喉镜、压舌板、开口器、手术钳、负压吸引装置等进行直视下取异物或吸引气道内分泌物。

三、特殊管道通气法

徒手开放气道在很多情况下能够迅速解除气道梗阻，但操作者易疲劳，可尽早借助器械控制气道通气，其中最常用的方法是咽道通气法。

1.鼻咽通气法选择型号适宜，质地柔软的塑料或橡胶管，外涂含利多卡因的润滑液。检查鼻腔，滴入 1%的麻黄素 1~2 滴。待鼻腔湿润后，从一侧鼻孔插入管道，并沿鼻腔中线，经舌根至咽后壁。导管不可插入过深，以免进入食管，出现胃胀气，或刺激喉部产生喉痉挛。操作时动作宜轻柔，减轻对鼻黏膜的损伤。此方法适用于浅昏迷病人。

2.口咽通气法选择适当大小的口咽导管，用左手或开口器打开病人口腔，吸净口腔及咽部分泌物，右手持口咽导管使口咽导管的凹面面向头部插入口腔，直至接近舌根时，将口咽导管旋转 180°，使口咽导管的凸面面向头部继续前进直达咽部。该方法不得用于意识清楚的病人。选择的导管不可过长，避免通气管抵达会厌，引起完全性喉梗阻。

四、环甲膜穿刺

本方法主要用于上呼吸道梗阻的现场急救。各种原因引起的上呼吸道梗阻，在短时间内不能建立其他人工通道时均可使用。它是临时应急措施，常能达到起死回生的效果，医护人员必须掌握。

1.用物 16 号注射针头 1~4 支或 10~12 号套管针 2 支、连接管、供氧装置、呼吸机、气管切开包。

2.进针点在甲状软骨与环状软骨之间凹陷处的正中线，沿环甲软骨的上缘进针，防止损伤环甲动脉吻合支。

3.穿刺方法

方法 1 病人取仰卧位，头尽量后仰。操作者打开切开包，戴好无菌手套，消毒局部皮肤，铺孔巾，用左手拇指、食指分别固定穿刺点两侧皮肤，右手持注射针头在左手拇指与食指之间垂直刺向环甲膜，有落空感提示已进入喉腔，病人可出现反射性咳嗽。若穿刺准确，立即有气流冲出，此时应立即停止进针，以免进针过深伤及喉后壁及其深部结构。若上呼吸道梗阻的症状不足以改善或解除，可再插 2~3 根穿刺针。

方法 2 病人体位同前。操作者戴无菌手套，消毒进针部位皮肤，铺好孔巾，左手固定皮肤，右手用一根长 5~10 cm 的外套管针，以 45°角进针，边进针，边抽气，抽气顺畅提示进入喉腔，再送入套管针少许，然后取出针芯，外套管继续向下置于气管腔内，外套管的外端接上连接管，并与呼吸机相连，进行高频通气。若上呼吸道完全阻塞难以排气，需再插一根粗针头进入气管腔，以便排气。

由于环甲膜穿刺会引起喉水肿、声带损伤而造成声门狭窄的严重后遗症。因此最好在 48 h 内排除气道梗阻或改换气管切开。

五、气管内插管

气管内插管是通畅气道的最有效方法，也是建立人工气道的可靠途径。它不仅便于清除呼吸道分泌物，维持气道通畅，还为给氧、人工通气、气管内给药等提供条件。因此，在危重病人的治疗和抢救中具有极其重要的作用。

（一）适应证

1.窒息或呼吸、心搏骤停者。

2.各种原因引起的呼吸衰竭。

3.上呼吸道分泌物过多，且不能自行咳出，需行气管内吸引术。

4.气道梗阻。

5.各种全麻或静脉复合麻醉者。

6.需经气管插管做呼吸道疾病的诊断和治疗者。

（二）禁忌证

1.喉头水肿、呼吸道急性炎症者。

2.咽喉部血肿或脓肿。

3.主动脉瘤压迫气管者，插管时易导致主动脉瘤破裂。

4.下呼吸道分泌物潴留所致的呼吸困难，一般情况下很难从插管内清除过多的分泌物，应作气管切开。

5.颈椎骨折脱位者。

（三）术前准备

1.用物准备 准备气管插管盘，其中放置以下物品。

（1）喉镜 有成人、儿童和幼儿三种规格。镜片有弯、直两种类型，弯喉镜多用于成人及年长儿，直喉镜多用于新生儿或幼儿。

（2）气管导管 分为有套导管和无套导管两种。应根据病人的具体情况选择合适的型号。一般情况下导管的型号就是管腔内径大小 (mm)，若导管采用 F 制编号，则 F/3=内径 (mm)。被选用的气管导管要检查其通畅情况，带有导管气囊的导管还要检查气囊膨胀是否均匀、导管末端是否居中，若导管末端不居中，导管不能使用。

（3）导管管芯 系铜质或铝质的细金属条，长度以插入导管后其远端距离导管开口 0.5~1 cm 为宜。

（4）其他包括开口器、压舌板、牙垫、喉头喷雾器（内装 1%地卡因）、插管钳、注射器、血管钳、胶布、吸痰管、听诊器等用物。

除准备用物以外，还应备有负压吸引器、给氧装置、呼吸机和气管切开包。

2.病人准备对意识清醒者，给予必要的解释、安慰和鼓励，取得病人的合作。对家属说明插管的必要性，履行签字手续。

（四）操作方法

根据插管的途径将气管插管分为经口腔插管和经鼻腔插管两种方法，还可根据插管时是否用喉镜暴露声门将气管插管分为明视插管和盲探插管两种方法。其中，经口明视插管法是目前临床应用最广泛的一种气管插管方法，下面以其为代表说明插管的步骤：

1.用吸引器吸净鼻、口、咽部的分泌物。

2.安装电池和喉镜片，检查喉镜各部位，确保其性能良好。

3.病人仰卧，肩下垫一薄枕，颈下枕一小枕，使头后仰，保持口、咽、气管位于一条轴线。

4.操作者站在病人头顶侧，用右手拇指推开病人下唇及下颌，食指顶住上门齿，打开口腔。意识清醒者需作咽喉部表面麻醉。

5.操作者左手拿咽喉镜，自口的右侧插入，同时将舌推向左侧，并缓慢向下推进，见到会咽壁（以悬雍垂为标志）后，镜叶移向正中线，继续前进至会厌窝处，可见到会厌边缘（为暴露声门的标志）。

6.见到会厌边缘后，继续向前至会厌的腹面，向上用力即可暴露声门。声门呈白色，透过声门可以看到暗黑的气管，声门下方是食管的黏膜，呈鲜红色，并关闭。在暴露声门时切忌不要以病人的门齿作为支点。

7.暴露声门后，右手持润滑过的气管导管尾端，紧贴镜叶顺其弧度在声门开放时轻轻插入，当导管进入声门 1 cm 左右，迅速拔除导管芯，将导管继续旋转深入气管，成人约 4 cm，小儿约 2 cm 左右。

8.放入牙垫，退出镜片，还原病人体位。

9.检查导管位置正确无误后，用注射器向导管气囊内注入约 5~7 mL 气体。检查方法采用双侧胸部听诊，若双侧呼吸音对称提示导管位置适当，否则说明插管过深，应拔出导管少许；若未闻及呼吸音，提示导管误入食管，应退出重插。

10.用"工"，字形胶布固定导管。其中一横条将气管导管和牙垫固定在一起，另一条贴在上唇和两侧颊部。

11.将气管插管与呼吸机连接起来，进行呼吸支持。

（五）护理

1.常规护理

（1）随时更换失效胶布，固定牢固，防止病人在躁动、翻身时牵拉脱出。

（2）及时吸净气道分泌物，保持气道通畅。

1）备无菌吸痰盘：为防止肺部感染，吸痰前应备无菌吸痰盘。其中的用物有吸痰管（口鼻腔吸痰管和气管内吸痰管分别备置）、治疗碗 2 个（一个盛有无菌生理盐水，另一个盛有消毒液）、无菌敷料、无菌止血钳 1 把、无菌镊 1 把。所有用物 24 h 更换一次。

2）严格无菌操作：吸痰时一定要严格无菌操作，操作前要洗手、戴口罩；吸痰管用无菌持物钳夹持操作，不得接触导管口边缘及其他物品；口鼻腔吸痰和气管内吸痰使用的吸痰管要严格分开，不可将已用于口鼻腔吸痰的导管再用于气管内吸痰。吸痰管应一次性使用，若需反复使用，应浸泡在消毒液中，严格消毒后方可再次使用。吸痰时负压不可太大，动作要轻柔，避免损伤气道黏膜。

3）加强湿化，保持呼吸道湿润：若病人分泌物黏稠，可先向导管内注入生理盐水 2~4 ml，继续通气待分泌物充分稀释后，迅速进行负压吸引，每次吸引的时间不可太长，通常为 10~15 s，如果一次不能吸引干净，应间隔一定时间再重复进行，如此反复多次，至吸净为止。

4）翻身、叩背：在病人生命体征稳定时，可以定时变换病人体位、叩背，以利彻底排痰。叩背方法：手掌呈杯状，2~3 次/s，沿背底部，从外向内自下而上叩击，时间大约 5 min。

5）注意观察痰液的性质、颜色和量，必要时定期痰液培养。

（3）严密观察病人的生命体征，包括神志、体温、脉搏、呼吸、血压。

（4）加强口腔护理，保持鼻腔和口腔的清洁 由于插管病人需经胃管进行管饲，进食和饮水不经过口腔，有利于口腔内细菌大量繁殖，易导致口腔疾病和肺部感染。因此，要注意对病人进行口腔护理，随时清除口、鼻的分泌物；用生理盐水、3%的过氧化氢和 20%碳酸氢钠溶液清理口腔卫生，以预防口腔溃烂，减少口腔异味；经常用温水棉签擦洗鼻腔，湿润黏膜；用液状石蜡涂于口唇和鼻前庭，防止干燥。

（5）检查气囊是否有故障检查方法总结为四句话，即一听有无漏气声，二看口鼻有无气体排出，三查套管位置有无改变，四试气囊放气量与充气量能否相等。

2.并发症的观察与护理

（1）窒息引起窒息的常见原因是脱管、导管堵塞、呼吸机功能障碍等。应加强护理和观察，出现问题及时处理。

（2）肺不张多因导管插入过深导致一侧肺通气、呼吸道分泌物堵塞细小支气管、肺功能残气量减少等原因所致。护理人员要随时清除呼吸道分泌物，减少分泌物潴留；监控气管导管，防止下滑或插入过深。

（3）气道黏膜损伤系长期气管插管，插管套囊压迫气管黏膜使其缺血引起溃疡或坏死性损伤。应定时为导管套囊放气，一般 4 h 放气一次，休息 5~10 min 后再充气。充气时可触摸导管体外气囊，保持适宜的张力。正常情况下放气量与充气量一致，放气期间要防止导管脱出。同时，留置导管时间不要超过一周，否则应考虑气管切开。

（4）继发肺部感染多因机体抵抗力下降、肺不张、呼吸道分泌物滞留、吸痰时不注意无菌操作等诸多原因所致。要积极预防，严密观察病人的全身表现和呼吸道表现，出现症状及时报告医生，配合处理。

（5）插管术后喉炎表现为拔管后声嘶和刺激性咳嗽，严重时出现吸气性呼吸困难。它的发生与插管时间呈正相关，处理方法可用1‰肾上腺素1 ml和地塞米松5 mg加入生理盐水10 ml内做超声雾化吸入，每日3~4次。有呼吸困难者可再作气管插管或气管切开。

3.拔管前后的护理

（1）拔管前应进行咳嗽、深呼吸训练，防止拔管后不能自行清理呼吸道，出现呼吸障碍。

（2）充分清理鼻腔、口咽部及气管内分泌物，松开气囊，以纯氧过度通气10 min。

（3）嘱病人深呼吸，在病人呼气末拔除导管。立即进行鼻导管给氧、口腔护理，必要时吸痰。

（4）观察病人有无声嘶、呼吸困难、喉头哮鸣，能否咳嗽。必要时立即再插管。

（5）拔管后禁食24 h，防止呛咳。

六、气管切开

（一）适应证

1.各种原因引起的喉梗阻。

2.各种原因引起的下呼吸道分泌物阻塞。

3.需要较长时间应用呼吸机辅助呼吸者。

4.需要行气管内麻醉而又不能经口鼻插管者。

5.气管异物不能经喉取出者。

（二）禁忌证

1.严重出血性疾病。

2.气管切开部位以下占位性病变引起的呼吸道梗阻。

（三）术前准备

1.用物准备

（1）气管切开包气管套管1套（小儿0~3号，成人4~6号）、剪刀2把（尖头、弯头各1把）、有齿镊1把、无齿镊1把、直头止血钳4把、弯盘1个、药杯1个、5 ml注射器1支、7号针头2根、3号刀柄2个、刀片2片、气管钩2个、拉钩4个、三角缝针2根、巾钳4把、导尿管2根、气管垫2块、治疗巾4块、纱布8块、缝线2卷。

（2）其他无菌手套、皮肤消毒用品、生理盐水、1%普鲁卡因、吸引器、吸痰管。

2.病人准备气管切开是创伤性手术，对病人打击较大，如果病人意识清醒，一定要注意鼓励和安慰病人，给予心理和行为支持；及时了解病人的心理状态，说明手术的必要性，介绍配合的经验和体会，以消除病人不良的心理反应，使病人处于接受手术的最佳心理状态，取得他们的主动合作。

（四）操作步骤

1.病人取仰卧位，肩背垫高，头后仰，使气管向前突出，暴露视野。如果病人不能平卧，可半卧位，头后仰。小儿要固定头部。

2.手术区常规消毒，戴无菌手套，铺孔巾。

3.局部浸润麻醉。成人上始甲状软骨，下止胸骨上切迹。小儿沿甲状软骨下缘和双侧胸锁乳突肌前缘作三角形麻醉。

4.用左手固定甲状软骨，右手持刀在环甲软骨与胸骨上凹上方 1~1.5 cm 处沿颈前正中线作一 3~5 cm 长的切口，逐层暴露气管。

5.切开第 3~4 气管软骨环或 4~5 气管软骨环，吸出气管内血液和分泌物。

6.插入气管套管，将气管套管的带子缚于颈后固定（打死结）。若切口过长可在切口上方缝 1~2 针，套管周围填塞引流纱布条，用中间剪开的纱布在套管下两侧覆盖切口。

（五）护理

1.固定牢固，防止脱出。术后要随时调节固定带的松紧，以在固定带与皮肤之间刚好容纳一指为适宜。过松套管易脱出，过紧影响血液循环。

2.气管切开使用的金属内套管，通常每 4~8 h 更换一次，并用清水清洗干净，煮沸消毒。内套管取出的时间不可超过 30 min，以免外套管管腔因分泌物干稠结痂而堵塞。

3.保持气管切开伤口周围皮肤的清洁、干燥，及时更换伤口敷料。更换敷料时应注意观察切口有无红、肿、热、痛、分泌物增多等感染征象，必要时局部应用抗生素。

4.保持气道湿润、通畅。清理气道时所用吸痰管管径不可太大，一般不超过金属内套管管径的 1/2，以免阻塞气道。若不进行机械通气，气管套管口可用 1~2 层湿润的无菌盐水纱布覆盖，一方面可以湿润吸入气体，另一方面可以防止异物进入。定期向气管套管内滴入 0.45% 的无菌生理盐水或 2% 的碳酸氢钠，以湿润气道、稀释痰液。气管切开的病人，如果突然出现呼吸困难、发绀、烦躁不安，应注意有气道堵塞的可能。

5.给氧时，不可将氧导管直接插入内套管，可用氧罩。

6.病情好转后，应先试行堵管，再正式拔管。堵管应逐步由 1/3 到 1/2 直至全堵。堵管时要严密观察病人的呼吸，若出现呼吸困难，应及时除去堵管栓子。若全堵 24~48 h 后病人呼吸平稳、发音正常，即可拔管。

拔管后，消毒伤口周围皮肤，用蝶形胶布拉拢黏合，不必缝合，其上盖以无菌纱布。

第二节　心肺脑复苏

一、心肺脑复苏的概念

早年所谓的"复苏"主要指"心肺复苏"，即针对呼吸和循环骤停所采取的抢救措施，以人工呼吸替代病人的自主呼吸，以心脏按压形成暂时的人工循环并诱发心脏的自主搏动。

现代的"复苏"则泛指挽救垂危生命所采取的紧急医疗措施，其重点是强调维持脑组织的灌流，抢救之始即应积极防治脑细胞的损伤，力争脑功能的完全恢复，因其包括心、肺、脑复苏三个主要环节，故称之为心肺脑复苏。

心肺脑复苏（cardicl-pulmonary-cerebral resuscitation，CPCR）为急诊医学的重要组成部分。随着医学的发展，复苏的概念发生着变化。心肺脑复苏学也像其他学科一样，经历了漫长的发展过程。我国古代在《金匮要略》中就曾有胸外心脏按压和人工呼吸的描述。20 世纪 50 年代，国内外陆续出现心搏骤停抢救成功的报道，并研究成功电休克除颤及心脏电复律法等技术，使胸外心脏按压、人工呼吸、电复律成为心脏复苏的三大要素。20 世纪 80 年代，人们进一步认识到脑复苏的重要性，并形成一门综合学科——心肺脑复苏学。

二、心肺脑复苏的适应证

心肺脑复苏的主要适应证是心搏骤停，心搏骤停指任何心脏疾病或非心脏疾病导致心脏突然停搏，有效泵血功能消失，引起全身严重缺血缺氧的临床急症。

1.导致心搏骤停的心脏疾病 心源性猝死、心律失常、心功能不全、急性心肌梗死、心血管肿瘤、心脏大血管损伤。

2.导致呼吸骤停的呼吸系统疾病 肺栓塞、成人呼吸窘迫综合征、呼吸衰竭、呼吸道异物、肺及呼吸道外伤。

3.导致心搏、呼吸骤停的其他疾病 脑、心、肺以外的其他系统、器官的任何疾病，达到一定严重程度时均可引起脑功能障碍或脑功能衰竭和心搏、呼吸骤停，这些疾病包括严重感染、损伤、肿瘤、内分泌紊乱、水电解质酸碱平衡失调、中毒、药物过敏、淹溺、电击、自缢、麻醉及手术意外等。

若属恶性肿瘤晚期消耗衰竭、其他严重慢性疾病病情恶化、高龄寿终正寝或生物死亡，则无复苏意义；临床所见复苏常为缺血性心脏病，但大多复苏困难；复苏效果较好者，首推各种意外事故的及时救治。

常温下，心脏停搏 3s 病人即感头晕，10~20 s 昏迷，30~40 s 瞳孔散大并出现抽搐，60 s 呼吸停止，伴大小便失禁，心搏、呼吸均停止称为临床死亡。人脑耐受完全缺血缺氧性损害的时限只有 4~6 min，超出此时限，大脑皮质细胞将发生不可逆性损害，即使心搏、呼吸恢复，亦因丧失大脑功能（脑死亡）而变为有心搏、有呼吸、能进食、能排泄、无意识、无表情的植物人。脑循环量若能保持在正常的 15% 以上，其缺氧性损害常是可逆的；临床上估计脑供血完全中断的时间往往不够精确，而国外亦曾有成功抢救心搏停止超过 6 min 的个例；故 CPCR 既要分秒必争，又不轻易放弃。一般直到无心搏、无呼吸、无意识、瞳孔散大固定，且对任何抢救都无反应已达 30 min 者，方可终止复苏。

三、心搏呼吸骤停的判断

意识突然丧失，大动脉搏动消失，呼吸运动停止，瞳孔散大，反射消失，心音消失，血压测不出，面色苍白兼有发绀，心电图呈直线或呈室颤、心电一机械分离的无效收缩波形。其中神志丧失、呼吸气流和动作停止、大动脉搏动不能扣及。临床上常称其为"三无"，是确诊心搏、呼吸骤停的主要标准。

各种原因引起的心搏、呼吸骤停的快速而有效的判断方法可概括为"呼、听、摸"三字。呼：以一定力量推动或摇动病人肩膀或躯体，并大声呼喊或问话，若无反应可初步判定为神志丧失。深昏迷者虽对语言、机械或疼痛刺激无反应，但可能暂无心搏、呼吸骤停，因此欲判明是否为心搏、呼吸骤停尚需快速进行后续两步诊断，判断有无呼吸和心搏的时间分别为 10 s。听：检查者以耳及面颊部贴近病人口鼻，以耳及面颊灵敏的感觉去判明病人有无呼吸音及呼吸气流，"听"的同时，双眼可注视病人胸腹观察有无呼吸动作。摸：以一手的食指和中指并拢并置于病人喉部，然后滑向颈外侧的气管与肌群间触摸颈动脉判断有无搏动。"呼、听、摸"三步骤可快速判断病人是否出现"三无"。至于看瞳孔、听心音、测血压等，则在有条件时由其他抢救人员在复苏的同时协助进行，切不可为了看瞳孔、听心音、测血压等而延误抢救时间；心电图（ECG）因可判明心搏骤停的类型，有条件时应及早监测。心搏骤停心电图常表现为三种类型：①心室停搏。又称心搏停止，心房、心室肌完全失去活动能力，ECG 表现为房室均无激动波，呈一直线或偶见 P 波。②心室颤动（VF）。又称室颤。心室各肌束纤维发生不规则、不协调、颤动样的活动，几乎完全没有心排血量。ECG 表现为 QRS 波群消失，代之以大小不等、形态各异的颤动波，频率为 150~500 次/min。③心电一机械分离（EMD）。心肌仍有生物电活动，而无有效的机械功能，断续出现慢而极微弱且不完整的"收缩"情况，ECG 表现为间断出现的宽而畸形、振幅较低的 QRS 波群，频率多在 20~30 次/min 以下。

四、心肺脑复苏程序

心肺脑复苏包括心、肺、脑复苏 3 个主要环节。完整的 CPCR 包括基础生命支持（basic life support，BLS）、进一步生命支持（advanced life support，ALs）和延续生命支持（prolonged life support，PLS）三部分。国际上通用的顺数英文字母 ABCDEFGHI 代表 9 个主要步骤，即畅通气道（air way，A）、人工呼吸（breathing，B）、人工循环或心脏按压（circulation，c）、药物使用（drugs，D）、心电图监测（electrocardiogram，E）、除颤或心室颤动治疗（fibrillation treatment，F）、病情估计（gauge，G）、恢复病人意识或脑复苏（human mentation，H）、重症监护治疗（intensiVe care，I）。

（一）基础生命支持

基础生命支持（BLs）又称初期复苏或现场急救。主要任务是迅速有效地恢复生命器官（特别是心和脑）的血液灌流和供氧。BLS 主要由 ABC 三个步骤构成，其中 A（畅通气道）是人工呼吸的先决条件，B（人工呼吸）和 C（心脏按压）是初期复苏的主要措施。一旦发现病人心搏、呼吸骤停及意识丧失，应立即实施初期复苏操作。在心脏停搏后 4 min 内开始初期复苏、8 min 内开始后期复苏者的恢复出院率最高。

1.畅通气道　心脏、呼吸骤停后病人神志丧失进入昏迷状态，常因为舌后坠和呼吸道内的分泌物、呕吐物及其他异物引起呼吸道梗阻。为保证人工呼吸的有效，必须先保持呼吸道通畅，因此，它是基础生命支持的前提或基础。其具体措施见本章第一节。

2005年国际心肺复苏指南建议要慎重采用手指清除异物法，最好在见到有液体、固体物阻塞病人气道时使用。而且应该用指套或纱布保护手指，清除固体物时可用另外一只手分开舌和下颌，避免损伤病人气道或损伤操作者手指。

2.人工呼吸　是指利用人工方法（手法或机械）借外力来推动肺、膈肌或胸廓的活动，使气体被动进入和排出肺脏，以保证机体氧的供应和二氧化碳排出。有效的人工呼吸，应能保证病人的PaO_2和$PaCO_2$接近正常。正常人深吸气后用力吹出的气体，其含氧量可达16%，以上，规律性地吹入病人气道，若病人原来肺功能正常，则可使病人$PaCO_2$达30~40 mmHg，$PaO_2 \geq 75$ mmHg，$SaO_2 \geq 90\%$。人工呼吸方法包括徒手人工呼吸和器械人工呼吸，后者主要用于后期复苏和复苏后处理，可取得最佳效果。现场复苏主要采用徒手人工呼吸，快速而有效，徒手人工呼吸可分为口对口、口对鼻和口对口鼻人工呼吸方法。心搏、呼吸骤停病人，在畅通气道（A）后即应立即进行人工呼吸。

（1）口对口人工呼吸解开衣领扣、领带、裤带，先行仰头抬颏，"仰头"之手压于病人额部保持头部后仰位置，拇、食指将病人鼻孔捏闭；"抬颏"之手将病人下颌向上、后方钩起以维持呼吸道通畅；深吸一口气，双唇紧贴病人口部，封住病人口唇，用力吹入，使病人胸廓升起；吹气毕将口稍移开并作下一次深吸气，同时松开病人鼻孔，让病人凭其胸肺弹性自动回缩呼出气体。2005年国际心肺复苏指南建议在10 s内完成对病人呼吸情况的检查后，应立即开放气道，进行口对口人工呼吸。并提出最初的口对口人工呼吸应缓慢吹气，时间应在2 s以上，为使吹气时间接近2 S，可默读"1001"或"1002"，让病人肺部充分扩张。吹气频率为：成人10~12次/min，儿童及婴儿12~20次/min。

（2）口对鼻人工呼吸适用于张口困难或口周外伤等病人。在维持气道通畅的前提下，救护者深吸气后以口唇封住病人鼻孔周围，用力向鼻孔内吹气；吹气时用手将病人颏部向上推，使上下唇合拢，呼气时放开。其他要领同口对口人工呼吸。

（3）注意事项　①吹气量适当，以病人胸廓明显升起为宜；因救护者吹出的气体其含氧量低于空气含氧量，吹气量过小不能满足病人血液氧合的需要；吹气过猛过大可因咽部气压高于食管开放压而使气体进入胃内而引起胃扩张；过度通气（呼吸过快或潮气量过大）会增加胸膜腔内压，减少静脉回心血量，减少心输出量。②吹气时间占一次呼吸周期的1/3。③吹气时若遇较大阻力，应立即重新调整气道位置或清除气道异物。④婴幼儿对口鼻同时吹气更易施行。⑤病人尚有微弱呼吸时，人工呼吸应与病人自主呼吸同步进行。⑥口对口人工呼吸操作者易疲劳，操作同时其他救护人员宜尽快准备好器械人工呼吸设备。⑦进行人工呼吸时，每2 min应检查一次脉搏，但检查脉搏时间不超过10 S。

（4）人工呼吸有效的主要指征①吹气时看到病人胸廓明显隆起，病人胸廓复原被动排气时吹气者应能感觉到呼出的气流；②与有效的胸外心脏按压配合，能看到病人面色、唇色由苍白、发绀转为接近正常。

3.人工循环 是指间接或直接按压心脏，有效维持心脏的被动充盈和搏出，并诱发心脏的自律性搏动的方法，其目的是预防重要生命器官因较长时间的缺血缺氧而导致的不可逆损害，并最终恢复心脏的自主搏动及机体循环功能。

心脏按压方法主要有胸外心脏按压和开胸心脏按压两种。另有经膈下心脏按压、插入式腹部加压心肺复苏（interposed abdominal counterpulsation，IAC-CPR）、主动按压、减压CPR（activecom Dression decom Pression CPR，ACD-CPR）等方法，各有其适应证、优缺点和技术要求。

（1）胸外心脏按压胸外心脏按压的机制是"胸泵"原理。即通过增高胸膜腔内压使肺循环血流进入左心，并射进主动脉，此时，由于肺动脉瓣和上腔静脉瓣关闭，阻止了上腔静脉及肺动脉血液反流；当胸骨反弹胸膜腔内压下降时，出现动静脉压差，有利于血流从外周动脉系统回到静脉系统，这时瓣膜开放，腔静脉及右心室血液分别流人右心房和肺动脉，形成人工循环。

胸外心脏按压方法是将病人平卧于硬板床或地上，抢救者站或跪在一侧，亦可跨跪或半蹲位骑跨于病人髋部，以一手之掌根部压于胸骨中下1/3交界处或胸骨下半部，另一手重叠按住前一手背，双肘伸直，对准病人脊柱方向，借双肩及上身力量垂直向下按压，使胸骨下陷3~5 cm，然后放松，任病人胸廓弹性复位，再接下一次按压，如此有节奏反复进行，按压与放松时间大致相等，频率为80~100次/min，2005年国际心肺复苏指南中专家们强调了按压频率最好要达到100次/min的规定目标。儿童及婴幼儿则可据其身体大小采用单手、手指按压，并酌情增加按压胸外心脏按压部位次数、减少胸骨下陷深度。

胸外心脏按压应注意：①严重的胸、心外伤者禁忌胸外心脏按压；②按压部位要正确，若按压部位错误易造成肋骨骨折等并发症；③根据病人体型、胸壁厚度或强健程度，按压的第1~2次先试探、适应，快速掌握要领，按压时力量宜适度、均匀而柔和，切不可作冲击式及暴力样按压，尤其老年人骨质较脆且胸廓缺乏弹性，更应防止因强力按压而造成的肋骨骨折；④按压时姿势要正确，按压时若双肘弯曲则仅上肢用力而无肩部及上身的力量，按压力度往往不够；⑤按压时为手掌根部用力，手掌不可触及肋骨和剑突；⑥按压间隙放松期，手掌根勿离开胸壁，因为拍击胸壁易使按压力量仅局限于胸壁而难使胸骨下陷，同时会改变正确的按压部位；⑦胸外心脏按压必须同时配合人工呼吸，其胸外心脏按压与人工呼吸的比例为30:2。

胸外心脏按压有效的主要指标是：①触及大动脉搏动，肱动脉收缩压≥60 mmHg；②口唇及皮肤的颜色转红；③有尿液流出或尿量增加；④自主呼吸恢复。有条件者监测呼气末CO_2分压，能更可靠地判断复苏的效果，分压升高表明心排出量增加、肺和组织的灌注改善。

（2）胸内心脏按压胸内心脏按压与胸外心脏按压相比较其优点在于更容易刺激自主心跳的恢复，且对中心静脉压和颅内压的影响较小，因而增加心肌和脑组织的灌注压和血流量，有利于自主循环的恢复和脑细胞的保护。临床资料表明胸外心脏按压的完全康复率为 10%~14%，而开胸心脏按压的长期存活率则高达 28%。尽管开胸心脏按压在条件和技术上的要求都较高，一般在后期复苏进行，但若有明确适应证，即应及早进行。

胸内心脏按压的适应证是：①胸廓严重畸形；②严重肺气肿；③多发性肋骨骨折；④张力性气胸；⑤心包填塞；⑥胸主动脉瘤破裂；⑦心脏停搏发生于已行开胸手术者；⑧胸外心脏按压 10~15 min 无效者；⑨动脉内测压条件下胸外心脏按压的舒张压小于 40 mmHg；⑩非开胸手术病人，发生在手术室内的心搏、呼吸骤停，在胸外心脏按压的同时应积极做好开胸按压的准备。

胸内心脏按压方法为：开胸的切口位于左侧第 4 肋间，起于距胸骨左缘 2~2.5 cm 处，止于左腋前线或腋中线，可切断切口上、下方各一根肋软骨，开胸后立即伸手入胸将心脏托于掌心，以除拇指以外的四指握住心脏对准大鱼际肌群部位进行按压，指端勿用力以免呈抓捏状而损伤心肌。遇心脏较大时.可置双手掌于左、右心室壁进行挤压。心包填塞者则需沿膈神经前 1 cm 处纵向剪开心包后进行按压。按压频率为 60~80 次/min。心脏复苏后作术野止血，循环功能基本稳定后作术野及皮肤无菌处理，安放胸腔闭式引流管，并缝合胸壁。

4.基础生命支持 操作流程根据 2005 年国际心肺复苏指南。

进一步生命支持（ALS）又称后期复苏，主要任务是在 BLS 的基础上，借助于器械和设备、先进的复苏技术和知识，以取得最佳的复苏效果。国际上常称为 DEFG 程序，即药物治疗（D）、心电图监测（E）、心室颤动治疗（F）、病情评估（G）；而国内常将此阶段的程序细化为：借助专用设备和专门技术建立和维持有效的呼吸和循环功能；识别和治疗心律失常；建立和维持静脉通路，以治疗水电解质酸碱平衡失调；原发病的治疗。其具体措施有：气管插管及机械通气、心电监护、电除颤、复苏药物应用、输液输血、其他特殊治疗等。ALS 一般在条件较好的医疗单位中进行，病人从发病现场到医院的转送最好在发病后的 5~10 min 内完成，若病人在医院内出现心搏呼吸骤停，则 ALS 与 BLS 应紧密衔接，ALS 越早越好。

1.病情监测

（1）心电图监测 三种类型的心搏骤停临床表现虽然相同，但治疗却不相同；复苏过程中还可能出现其他心律失常；心电图监测可以明确心搏骤停的类型和心律失常的性质，为治疗提供依据。

（2）呼吸、循环监测 ALS 时应密切监测血压，并维持其稳定；有条件者应监测直接动脉压，循环难以维持稳定者，应监测 CVP。监测动脉压时可同时采取动脉血样作血气分析，可对病人的呼吸状态做出全面而又精确的分析与判断，评价呼吸机治疗效果，及时调整呼吸机参数；人工呼吸或机械通气，都应维持 PaO_2 在正常范围，使其不低于 60 mmHg；$PaCO_2$ 在 36~40 mmHg；血压结合 CVP 进行分析，可了解并及时调整病人的心功能状态、血管舒缩状态、循环体液量。

（3）肾功能监测 留置导尿管监测病人尿量、尿质量密度，并留取尿样送镜检，有助于判断肾的灌注和肾功能改变，并可间接了解其他内脏血流灌注情况，也可为输液提供参考。

2.呼吸道管理

（1）放置口咽通气管或鼻咽通气管，能较方便而持久地维持呼吸道通畅。

（2）气管插管有条件时应尽早作气管插管，因其能保持呼吸道通畅，防止肺部吸入异物或呕吐物，便于清除气道分泌物，并可与简易呼吸器、麻醉机或呼吸机相接以行机械人工呼吸，可使病人获得最佳肺泡通气和供氧。

（3）环甲膜穿刺严重窒息而气管插管困难者，可用粗针头作环甲膜穿刺并接上"T"形管输氧，暂时缓解病人的严重缺氧情况后，仍考虑作气管插管或气管切开。

（4）气管切开对于不适宜作气管内插管者以及心肺复苏后仍长时间昏迷的病人，可施行

气管切开术，可较长时间保持呼吸道通畅，给以机械人工呼吸。

3.呼吸器应用

（1）简易呼吸器　简单而有效的人工呼吸器由呼吸气囊—单向活瓣—呼吸面罩构成，因携带方便而广泛应用于临床。呼吸气囊处于松开状态时空气经进气活瓣进入囊内，挤压气囊时囊内气体经排气活瓣—衔接管—呼吸面罩进入病人气道，气体进入肺内时病人胸廓被动升起；气囊挤压间歇期，胸廓弹性复原，因活瓣的单向作用，病人"呼"出的气体不会回到囊内。使用时一手将面罩紧扣于病人口鼻部，另一手以一定频率挤压气囊即可。呼吸气囊上附有供氧入口，可以连接氧气源，以提高病人吸入气体的含氧浓度。带有各种动力装置的简易呼吸器能进行自动机械通气，其通气和供氧效果亦更好，适合于有气管插管者及转送途中使用。

（2）呼吸机病人若被送入 ICU 或手术室作 ASL 救治，可使用呼吸机进行呼吸监测和治疗。呼吸机带有动力装置，能进行自动机械通气；又因其性能完善，故可进行呼吸参数的监测和调整，有利于维持病人的呼吸功能。必要时可作机器加压给氧，以保证重要器官氧的供应。

4.药物治疗

（1）用药目的在复苏的过程中药物治疗非常重要，其目的是：①激发心脏复跳，增强心脏收缩力，防治心律失常；增加心肌血液灌注量，增加脑血流量。②纠正水、电解质、酸碱平衡失调，使其他血管活性药物更能发挥效应。③提高室颤阈或心肌张力，为除颤创造条件。

（2）给药途径有静脉给药、骨髓内给药、中心静脉给药、气管内给药、心内注射五种给药途径，其中近心外周大静脉作为首选给药途径。要根据病情需要、技术条件限制、给药操作对 CPR 操作的妨碍等来考虑给药途径的选择。原则上在选择给药途径时要考虑给药的效果、给药方法的并发症。

（3）给药方法静脉给药需要迅速建立静脉通道，通过静脉推注，可使药物很快进入血液到达重要器官。常以上腔静脉系统给药为宜。较理想的途径为经肘静脉插管至中心静脉给药，其次为经肘静脉穿刺的输液通道给药。经锁骨下静脉或颈静脉插管对 CPR 操作有一定妨碍；手、腕及小腿部的外周静脉通道给药效果相对较差。

开放静脉有困难时，应由气管内给药。可经环甲膜穿刺给药，但以经气管导管内给药效果较好。肾上腺素、利多卡因、阿托品、纳洛酮等都可经气管内给药。常

规剂量药物以注射用水稀释到 10 ml，直接注入气管导管，并快速向肺内吹气几次，以使药液雾化、弥散到两侧支气管系而加快吸收，快速吹气时应停止胸部按压；以一根细长导管经气管内导管深入到气管隆突附近或支气管内用力推注，呈喷雾状给药效果更好。气管内给药的吸收速度与静脉注药相似，而维持作用时间为静脉给药的 2~5 倍。但药物可被气管内分泌物稀释或因气管黏膜血循环不足而吸收减慢，故有时气管内给药的药物剂量应比静脉给药用量大 2~2.5 倍。所以，2005 年国际心肺复苏指南中对气管内给药的疗效提出了质疑，认为气管内给药不仅可以影响复苏效果，而且还会引起不良反应。

尚未建立以上给药途径时，骨髓内给药是一种替代途径，特别适用于小儿病人；一般情况下，骨髓内给药与静脉给药剂量相同或稍增加，如经骨髓内给予肾上腺素。

胸外心脏按压时可经皮作心室穿刺注药，开胸心脏按压时则可直接作心室穿刺注药。前者有较多缺点，如用药时需中断 CPR，操作不当可造成气胸、血胸、冠状血管损伤、心肌损伤、心包积血等，且注药部位准确性差，若将肾上腺素等药注入心肌内，可造成顽固性室颤。因此只有当静脉或气管内给药途径仍未建立时才采用自胸外向心内注射肾上腺素，且必须注意选择适当的注射部位及方法。开胸心按压虽可直接作心室穿刺注药，但因其亦须暂停心按压，故在已建立其他给药途径的条件下也不应作为首选途径。

1）心内注射注药部位及方法：注药部位有三种，不同注药部位其方法不同。①心前区注射法。于左侧第 4 肋间胸骨旁 2.5 cm 处，常规消毒皮肤，右手持注射器，必要时以消毒的左手拇、食指扶持长针头头端 1~2 cm 处，用力将针垂直刺入皮肤并不断深入，边进针边试抽回血，达一定深度（成人 4~5cm，小儿不超过 3 cm）见大量回血时即可迅速注药；如进针较深仍无回血，可缓慢退针并持续抽吸回血，若仍无回血，可改变方向重新穿刺。②剑突下注射法。于剑突与左肋弓连接处下方 1 cm 处常规消毒皮肤，穿刺针刺入皮下后改变方向，使针头与腹壁呈 15°~30° 角，向心底部刺入，边进针边回抽，抽得大量回血即可注药。③直接心内注射法。对开胸心按压病人，在无菌条件下，用 7 号注射针头避开冠状血管直接向右心室穿刺注药。

2）注意事项：①胸外心按压经皮作心室穿刺注药时，宜选择合适的心内注射针，否则针头长度达不到心室腔可导致穿刺失败；②为避免损伤冠状血管，宜选择右心室进行穿刺；③穿刺部位要准确，穿刺时应暂停人工呼吸以避免刺破肺组织形成气胸；④进针后抽得大量回血时方可注药，切忌将药物注入心肌内，以免起心肌坏死或心律失常；⑤动作迅速，尽量缩短 CPR 中断时间。

5.电击除颤　动物实验和临床研究已证实，心脏电复律是终止心室颤动的一种最有效的方法。因此，心搏骤停后，有条件时应尽早实施电击除颤。室颤发生后 l min 内除颤的成功率最高，迟于 4 min 者抢救成活率仅 4%。电击除颤的次数目前并无规定，多主张反复多次电击除颤，直至除颤成功。2005 年国际心肺复苏指南建议使用双相波除颤，但对于双相波电除颤的最佳电击能量，以及如何重复使用等问题，指南中没有明确指出，要凭借抢救者的经验选择。

6.人工心脏起搏　复苏时所采用的人工起搏术必须满足的条件：起效快、效果好、损伤小、易操作、易监测。尽管目前起搏器种类和起搏方式较多，但要达到上述要求尚有一定难度，因此需根据心搏骤停病人的具体情况选用。

心搏、呼吸骤停病人可分为心脏无病变和有病变两大类，前者有电击伤、溺水、迷走神经反射引起的心搏骤停、麻醉意外、药物反应等，此类病人心脏的起搏或传导虽发生障碍，但心搏骤停后短时间内心肌仍保持着兴奋、收缩、心肌纤维间的传导功能，心肌有良好的电反应性和机械反应性，人工起搏术可使其建立起有效的血液循环；后者则多指心血管病史的病人，因其心肌和心脏传导系统存在严重的病变，对电刺激的反应较差或无反应，人工起搏术对此类病人往往效果不佳或无效。

(三) 复苏后处理

复苏后处理又称持续生命支持或延续生命支持（PLS），可归纳为 HI 步骤，即恢复病人的精神活动（H）、加强监护（I）。此阶段主要针对原发病或并发症进行处理，尽可能较为完全地恢复病人的脑功能，而当病人神志恢复后，又需加强对病人的心理护理，以使病人在身、心两方面都能得到较为全面的治疗与护理，从而提高病人在复苏成功后的生存、生活质量。这一阶段的基本内容有：脑复苏、心理治疗与护理、维持循环与呼吸功能稳定、纠正水电解质酸碱平衡紊乱、维护其他重要器官功能。

1.脑复苏　机体与外界环境之间气体交换的过程总称为呼吸，包括外呼吸（肺通气、肺换气）、气体在血液中的运输、内呼吸三个环节。广义的呼吸停止应包括此三个环节中 1~3 个环节的严重异常或明显中断；狭义的呼吸骤停则主要指肺通气功能的突然停止。

不同组织、器官对缺血缺氧的耐受时间不同，因此，不同器官的疾病对生命构成威胁的严重程度不一。CPCR 之所以成为急救医学的重要组成部分，就是因为脑、心、肺三大器官对缺血缺氧的耐受时间相对短暂。

需要进行 CPCR 处理的疾病可分为两大基本类型：即脑、心、肺本身的疾病和其他器官的疾病（所谓全身性疾病）。

易导致脑功能障碍或脑功能衰竭的颅脑疾病有：①颅脑损伤；②脑血管疾病；③颅内占位性病变；④颅内感染；⑤脱髓鞘性疾病；⑥其他疾病。

颅脑疾病，严重者可直接威胁病人生命，较轻者又可因颅脑病变使其他器官的功能发生障碍而进一步加重颅脑本身的疾病；尽管后者在临床上也需作 CPCR 处理，但此二者多直接由神经内科和神经外科处理，故临床所指的较为狭义的 CPCR，一般是指心、肺本身疾病及其他全身性疾病引起的心搏、呼吸骤停并因此进一步影响脑功能、威胁生命时的急救处理。

（1）脑损害的病理生理心搏骤停后，脑循环停止，脑内 ATP 和糖原储备很快耗竭；BLS、ALS 建立呼吸和循环功能后，脑循环虽有所恢复，但会出现脑的"再灌注损伤"；这种急性缺血—再灌注能引起脑细胞中毒、代谢紊乱、血脑屏障损害，导致体液中大量水分及某些电解质成分进入脑细胞和积聚于脑细胞外间隙，即引起脑水肿，导致脑的体积和重量增加，进一步引起颅内压增高，颅内压增高到某种程度时又明显影响脑血流量致使脑缺血脑缺氧，严重时可致脑疝而使脑干受压，导致脑功能障碍。

心搏、呼吸骤停后尽快实施 BLS 和 ALS 以恢复脑的血流灌注固然重要，但近年来对再灌注损伤的深入研究给脑功能衰竭的救治带来了新的认识。所谓再灌注损伤，是指机体或某一器官经数分钟乃至数小时缺血缺氧，重新获得氧合血液后所发生的一系列的缺血缺氧性损害。再灌注时脑循环改变可分三期：①充血期。恢复灌注后的 15~30 min 内，脑血流量高于正常水平，可能是代谢性扩血管物质的作用及药源性高血压的结果；②延迟性低灌流期。继充血期之后，脑血流逐渐减少，持续时间 18~24 h，可能与缺血组织释放出缩血管物质、血管内皮细胞肿胀、血液黏度增高易凝、血小板的聚集及释放出缩血管物质等有关；③恢复期。低灌期过后，脑循环逐渐恢复正常。脑再灌注损伤的确切机制尚不完全明了，目前主要有钙离子学说、自由基学说、细胞内酸中毒学说、兴奋性神经递质学说等几种学说，但都不能很好地解释其机制，现在一般认为，再灌注损伤是多因素作用的结果，其中钙离子内流是激活其他反应的始动因素，也是造成脑细胞死亡的最后途径。基于再灌注损伤的研究，认为，脑复苏时必须采取促进再灌注、应用巴比妥类药物、清除自由基、阻滞钙离子内流、对因治疗等综合治疗措施。

（2）脑复苏的治疗措施

1）低温疗法：低温疗法目的有：①降低脑代谢、减少 ATP 耗竭、减少酸性代谢产物在脑组织内堆积；②减轻脑水肿、降低颅内压；③减缓脑充血，减轻脑缺血后再灌注的程度；④减少脑细胞内外电解质离子的异常流动。

降温时间及方法：①头部降温开始时间越早越好，争取在抢救开始后 5 min 内即用冰帽作头部降温，最好在几小时内将头温降到预定的温度（肛温 30~32℃），但是体表降温则应在循环恢复之后才进行；②温度适宜，第一天使肛温降至 30℃左右，头温降至 28℃，以后维持体温在 32℃，体温过低易诱发心脏再次停搏；③低温维持时间，一般需 2~3 天，病人出现四肢运动和听觉初步恢复时即可中止降温，任其体温自然升高，1 周后仍无意识恢复，则无继续降温价值；④降温方法，以头部冰帽降温为主，大血管经过体表的部位可用冰袋降温；物理降温时若出现寒战或抽搐，可交替应用镇静剂和止痉剂，也可应用短效肌松剂。

值得强调的是 2005 年国际心肺复苏指南一方面对低温治疗的积极作用进行了肯定，另一方面又对低温治疗的负面影响提出了警告，认为低温治疗可以增加感染机会，使心血管系统不稳定，导致凝血功能障碍和高血糖等。建议使用中要积极预防并发症。

2）维持脑灌注压：在心肺复苏后，常有血压不稳或低血压状态存在，必须提高动脉压到正常水平以保证脑的灌注压，除用血管活性药物提高动脉压外，还必须降低血液黏度、扩充血容量。人造血氟碳液具有扩容、降低血液黏稠度、携氧三方面的功能，是一种比较理想的血液稀释扩容剂，但有一定毒性。另可根据病人情况，适当选用平衡液、低分子右旋糖酐、自体血浆等进行扩容。

3）控制脑水肿：①选用高渗脱水剂。首选 20%甘露醇，常用剂量为 0.5~1g/kg，静脉注射或快速静脉滴注，其脱水作用可持续 4~6 h；应用甘露醇时应注意防止急性肾衰竭和水电解质紊乱。也可用复方甘油注射液、高渗盐水等。②选用利尿剂。适用于肾功能良好、血压正常者。可用呋塞米 20~40 mg 肌内注射或静脉滴注，或用 250 mg 溶于 250 ml 林格液中 1 h 滴完，其利尿作用可持续 2~4 h，使用时应预防电解质紊乱，也可用利尿酸钠。③选用肾上腺皮质激素。常用地塞米松，首剂 10~15 mg 静脉注射或静脉滴注，以后每 4~6 h 给以 5 mg，至病情稳定脑水肿消除后逐渐减量至停药。使用时应注意防止消化道出血、低血钾、尿潴留、感染扩散等并发症。也可用氢化可的松。

4）应用巴比妥类药物：在局灶性脑缺血突触活动存在的情况下，可选择性降低突触活动，使氧仅用于维持细胞的基本活动，同时使脑血流重新分布流向缺血区，减少脑梗死面积。常用戊巴比妥钠和硫喷妥钠，首剂 3~5 mg/kg 缓慢静脉滴注，以后每 1~2 h 给 1~2 mg/kg 维持。

5）应用钙拮抗剂：①尼莫地平可透过血脑屏障，聚集于脑组织中，抑制脑细胞 Ca^+ 内流，缓解脑缺血的血管痉挛和抑制肾上腺素能受体介导的血管收缩，增加脑血流量，使梗死的大脑半球血流重新分布，缺血区血流增加，对脑组织起保护作用。常用剂量：30~40 ml（6~8 g）加入 5%葡萄糖注射液 500 ml 中静脉滴注，每日 1 次，7~14 天为一疗程。②尼卡地平可选择性作用于脑和冠状动脉，增加脑、心血流量。0.6~1.2 mg 加入 5%葡萄糖注射液 500 ml 中静脉滴注，每日 1 次，15~30 日为一疗程。

6）清除自由基：脑缺血后产生的自由基有超氧化物自由基（O_2^-）、过氧化氢（H_2O_2）和羟基，自由基易导致脂质过氧化而损害生物膜。自由基清除剂 VitE、甘露醇、中药制剂如丹参等，已广泛用于临床；尼莫地平、糖皮质激素亦有清除自由基的作用；超氧化物歧化酶（SOD）和过氧化氢酶（CAT）的应用正处于研究之中。

7）高压氧疗法：高压氧疗法可增加血氧含量、血氧张力和氧弥散率，有利于改善全身缺氧；脑组织氧供改善又可中断脑缺氧—脑水肿恶性循环；高压氧结合低温疗法可使循环阻断的安全时限明显延长，有利于防止急性脑缺氧；高氧压下椎动脉血流增加，网状激活系统和脑干处氧分压相对增高，有利于改善觉醒状态和生命功能活动，促进意识的恢复。心肺复苏后，呼吸循环不稳定、末梢发绀、全身缺氧明显、脑缺氧—脑水肿—颅内压增高的恶性循环不能阻断、缺氧性抽搐反复发作而止痉效果不好者，均可考虑应用高压氧治疗。

8）改善脑代谢、促苏醒：①三磷腺苷（ATP）。可直接作用于脑细胞，激化脑细胞的代谢。②辅酶 A（CoA）。对维持脑内胆碱能神经元的兴奋性起重要作用。③细胞色素 c。脑缺氧时脑细胞的通透性增高，细胞色素 c 可进入脑细胞内，起到纠正细胞呼吸与促进物质代谢的作用，同时对其他组织的缺氧也有较好的改善作用。④脑活素。含有人体必需的多肽及氨基酸，含有神经递质、肽类激素等，可活化腺苷酸环化酶及催化其他激素代谢，增加脑内氨基酸代谢及葡萄糖的转运，有改善脑功能的作用。⑤其他如氨乙异硫脲、甲氯芬酯、二甲弗林等，可通过促进脑代谢或促进细胞氧化还原过程，直接对大脑起兴奋作用，促进病人意识苏醒。

2.复苏后监测与护理　与普通病人相比，心肺脑复苏病人的循环、呼吸、中枢神经、营养代谢及肝肾功能等非常脆弱，有时甚至出现功能衰竭，严密的监测可全面地掌握病人重要器官的功能状况、及时发现病情变化、直接为治疗及护理提供依据。复苏病人的监测内容涉及心、肺、脑及全身其他各重要器官，监测仪器要求安全、实用、简便，不得过多过滥，监测指标亦不宜过于复杂，不可片面追求监测仪器的高档化、不得过分依赖仪器设备。最好的监测应来自于医护人员本身，应根据病人的实际情况与临床需要选用恰当的监护手段，并结合临床经验做出综合判断与处置。复苏病人的护理虽要强调系统化及整体化，但更应强调护理措施的快捷性、实用性及有效性。

(1) 循环监测与护理

1) 一般监护：脉搏监测是最简便的指标，其频率、节律、强弱的综合分析可判断病人心排血量的大小及有无心律失常。皮肤色泽则可反映末梢循环状态。护理时应注意触诊脉搏的部位首选颈总动脉，复苏病人因外周循环差，末梢的常规触诊部位往往触诊不满意；脉搏应每 15 min 测量一次，必要时随时测量，发现有明显异常时应及时处理，直至循环平稳为止。循环不稳或休克时，皮肤血管常最先出现代偿性收缩，故当发现病人皮肤苍白、湿冷、毛细血管充盈时间延长时，应考虑及时应用血管活性药物并适当或快速补充血容量。

2) 心电监护：CPCR 病人应常规行心电图监测，有条件时最好选用电脑智能化多功能组合型心电图监测仪，其在监测 ECG 同时还可监测其他多种循环、呼吸指标，甚或兼有除颤、起搏功能，但应注意用于连续监测的监测仪与临床用于检查和诊断的心电图仪在使用方法和波型观察上的区别。监护时应根据病人具体情况选用恰当的导联，一般采用 2 或 3 只电极导线，且仅监测一个导联的心电图；Ⅱ 导联最常用，需监测心肌缺血或传导阻滞时可选择其他相应导联；监测程序上应设置好恰当的报警参数，但又不能仅仅依赖于仪器的报警才对病人做出处理，应随时观察监视屏上的变化，出现异常时应尽快用记录纸记录并及时进行处理。因心电图只能反映心脏的电活动而不能准确反应心脏的机械活动能力，故应结合其他血流动力学指标进行综合分析，还应注意与病人活动、肌电活动、导线脱落、起搏器的干扰等进行鉴别。

3) 动脉压监测：临床上常用的方法是手动无创间断测压法，即通过缚于四肢的袖带间断加压一放气一听诊的方法来测定收缩压和舒张压；近年来电脑智能化多功能组合型监测仪上的自动无创间断测压装置已成为重症监测治疗时必不可少的基本设备，但在血流动力学变化急剧或长时间使用自动测压装置者，应间断用手动法进行校对。CPCR 病人原则上应行有创动脉直接测压，即以动脉内留置套管针作左侧桡动脉直接穿刺进行测压。动脉压监测的数据有收缩压、舒张压、平均压和脉压，这些数据与病人的心排血量、循环血容量、外周血管阻力和血液黏稠度有关，与其他指标及病人的全身状况综合分析，以判断病人的循环功能；心肺复苏后应维持较高的血压（平均动脉压>90 mmHg），以维持充分的脑灌注压。

4）中心静脉压（CVP）监测：CPCR病人应常规作中心静脉置管以监测CVP。穿刺部位首选右颈内静脉或右锁骨下静脉，置管后应明确判断导管是否在中心静脉内，并注意防止穿刺及置管的并发症；CVP测定方法有水柱法及压力换能器自动测量法，有条件的医院应尽量采用后者，CVP与血压结合分析、CVP的动态改变、输液负荷试验时CVP的变化等综合分析，能准确判断心功能、循环血量和周围血管舒缩状态。

5）其他循环监测方法：有条件的医院可置入漂浮导管（Swan-Ganz导管）监测肺小动脉压、应用心脏超声技术作无创心功能监测。

（2）呼吸监测与护理可根据病人情况及医院条件，选用适当的呼吸监测方法，避免繁杂的监测方法，而应重视监测的简便、实用、监测数据的临床意义。监测的目的是保持呼吸道通畅、防止肺部并发症、指导正确使用呼吸机、保证病人氧的供应、维持正常的呼吸功能。

1）一般监测：包括呼吸运动的幅度、节律、呼吸周期比值、胸腹式呼吸活动、呼吸音、呼吸频率等，最常用的监测指标是呼吸频率。

2）肺容量监测：包括肺容量、用力呼出曲线、流量—容积曲线、最大通气量、药物吸入试验等。

3）呼吸力学监测：包括胸廓与肺的顺应性、呼吸道阻力、气道压力、呼吸做功量、压力—容量环等。

4）肺气体交换功能监测：包括血气监测、二氧化碳分压监测、肺气体交换率监测等。

5）呼吸机监测：监测内容包括通气量、气道压力、氧浓度、肺通气模式等。

（3）脑功能监护：CPCR病人循环和呼吸功能监护是最基本的监护，但脑组织在一定时间缺血缺氧后即可发生明显的不可逆性损害，因此脑功能的监测与处理应视为更重要的措施。

1）一般监测：包括意识水平、瞳孔及眼底的改变、神经反射、全身状态等。

2）颅内压监测：重症脑外伤、颅内出血、脑梗死、脑水肿、颅内感染、代谢性脑病导致心搏呼吸骤停者应及时行颅内压监测，可用脑室内置管、蛛网膜下腔置管、硬膜外置管等方法进行监测，其中蛛网膜下腔置管法较为常用。

3）其他监测：包括脑血流监测、脑代谢监测、脑电图监测、诱发电位监测等。

3.复苏后的心理护理复苏后病人一般都害怕再次心搏骤停，特别是周围无人时，怕发生意外，心情焦虑而紧张。因此，护士不仅要继续严密监测其病情变化，而且还要关注其心理动态并给予相应的心理护理，使病情平稳康复。

（1）护士应以熟练的护理技术，诚恳的服务态度，热情稳定的情绪去服务病人，给病人以信赖感和安全感。

（2）主动与病人交谈，耐心细致地倾听病人的心声，了解病人对疾病的认识、对治疗和护理的要求，消除病人对疾病的忧虑和对死亡的恐惧。

（3）做好解释工作，指导病人如何配合治疗和护理，调动其主观能动性，帮其树立战胜疾病的信心。

（4）理解病人的心境，尽量满足病人的特殊要求和期望，如家人陪护、人际交往、受尊重等需要，使病人逐渐恢复正常生活能力。

五、特殊人群的复苏问题

（一）婴幼儿复苏

1.婴幼儿心肺脑解剖生理特点 婴幼儿心脏体积相对较成人大、重量相对比成人重；婴儿心脏呈球形或椭圆形，2 岁以内心脏呈横位，6 岁后接近成人形态；动脉相对较成人粗；年龄越小，心率越快；迷走神经对心脏抑制能力弱；鼻腔相对短小、狭窄，咽部相对垂直、喉相对较长，喉位置较高，最狭部在环状软骨处而不在声门处；气管支气管腔相对较小，气管位置较高，右支气管更直，细支气管无软骨；肺发育差，呼吸储备能力较少；呼吸肌发育差、易疲劳，主要靠膈作腹式呼吸，腹内气体增加更易影响呼吸功能；年龄越小，呼吸频率越快；囟门未闭的婴儿，对颅高压的缓冲能力较强。婴幼儿脑缺氧的耐受时限较成人大。

2.婴幼儿心搏骤停的病因和诊断 婴儿心搏骤停多见于窒息、呼吸道感染、呼吸功能不全、婴儿猝死综合征（主要原因为呼吸暂停，多在睡眠中发生，可能与心、肺、脑功能异常有关或与睡姿及体位有关）等，幼儿心搏骤停多由心脏疾患、呼吸系统疾患或中枢神经系统疾患引起。其他原因及诊断类似于成人。

3.婴幼儿复苏特点 保持气道通畅的方法基本同成人，但因其呼吸心搏骤停常由呼吸道异物堵塞所引起，故可采用俯卧头低位（可让患儿卧于术者大腿或手臂上）行背部叩打加胸部压迫法让其胸内气流冲出呼吸道异物。有呕吐兼舌根后坠者可取去枕的俯卧体位。口对口或口对鼻人工呼吸频率：婴儿 40 次/min，幼儿 20~30 次/min，吹气末用手掌轻压患儿上腹助其呼气。需作气管插管或气管切开时应根据年龄大小选择相应型号用具、注意插管深度。需作机械辅助呼吸时亦应据年龄调整参数。胸外心脏按压部位过低易致肝破裂，婴儿在胸骨中点处用 2~3 指头按压，或两手将胸部呈钳夹样，用两拇指压迫胸骨中点，幼儿则在剑突上两横指处用三根指头或单手掌根按压胸骨；按压深度：婴儿 1.5~2.5 cm，幼儿 2.5~3.5 cm；频率：婴儿 100~120 次/min，幼儿 80~100 次/min；人工呼吸与心按压次数之比：婴、幼儿均为 2:30；人工呼吸时应瞬间暂停心脏按压以确保通气效果，按压时可轻压腹部升高腹压以提高按压效果，手掌按压心脏时手指不应附在胸壁上。需作电除颤时注意选用小儿电极，据小儿体重选择除颤能量。复苏药物剂量应据小儿体重进行计算。

（二）孕妇复苏

孕妇的循环系统、呼吸系统、母儿的气体交换与非孕期相比，发生了解剖和生理上的变化，导致孕妇对心搏、呼吸骤停的反应与非孕期不同。孕妇复苏时，还要同时考虑到胎儿的问题。因此，孕妇的复苏，除具有一般 CPCR 的共性外，另具有因妊娠而带来的特殊性。其特点如下：

1.血容量增大（主要是血浆容量增加、血液生理性稀释）、心率的增快、心搏量的增多，使孕期心脏的负荷明显加大，因此当孕妇遇有任何意外情况使心肌供血供氧不足或被骤然阻断，则更易发生心搏骤停。

2.孕妇发生缺血缺氧和低血压，或注射过缩血管药物，必将使胎盘血流减少，故孕妇复苏时，缩血管药物的应用必须慎重，必须用肾上腺素时，首量以 1 mg 为稳妥，若首量失败，3~5 min 后可重复 1~3 mg。

3.血容量的增加，使孕妇对血容量丢失的耐受性加大，一定量的血容量丢失孕妇不会出现相应的反应，但孕妇血容量丢失会使胎盘血供明显减少而出现胎心胎动的变化，故胎心胎动的变化可作为孕妇血容量丢失的前兆，以此可提前掌握孕妇循环骤停的时机。

4.妊娠子宫体积和重量的增加，可对孕妇腹主动脉和下腔静脉造成机械性压迫，因此孕妇复苏时不宜经下肢血管进行给药、输液输血和循环监测；孕妇复苏时采用半左侧卧位（垫高孕妇右侧臀部，使其胸以下呈半左侧卧式）或将子宫尽量向左推移，有利于减轻血管压迫、有利于孕妇复苏、还可减少胎儿宫内窘迫。

5.子宫向上的推移使孕妇心脏向左上移位，仰卧胸外心脏按压时到达心脏的力量会减弱。孕妇的腹式呼吸减弱胸式呼吸增强，肺通气量增加；孕激素的过度肺通气作用，使孕妇在低血压或心搏骤停时处于低缓冲肺容量状态，孕晚期对缺氧特别敏感，心搏骤停后呼吸很快停止。横膈的上移以及心胸比的改变，又可降低心、肺对人工呼吸和胸外心脏按压的顺应性，因此在做口对口人工呼吸及胸外心脏按压时一定要注意其有效性。

6.胎儿的血红蛋白高、并有很高的氧亲和力，孕妇心搏、呼吸骤停后短时间内胎儿能适应缺氧的变化，孕妇心搏呼吸骤停后 5 min 内娩出的胎儿，不但能存活，并可不出现神经方面的异常，故孕妇复苏困难时可考虑及时娩出胎儿，既可解除子宫对孕妇腹内血管的压迫、又可使横膈复位，有利于孕妇复苏，因此，可在孕妇半左侧卧位下心肺复苏的同时，作好开胸心脏按压准备和剖宫产准备。

7.孕妇心搏呼吸骤停，孕 24 周以前，复苏的目标是救活孕妇，同时也为宫内胎儿提供存活机会；孕 24 周以后，胎儿已达娩出后可能存活期，复苏目标是母儿兼救，但孕妇复苏仍是首位，两者不可兼得时一般原则是弃儿保母。母儿兼救的主要措施是及时剖宫产，术前术中术后，孕妇的复苏操作均须连续进行。

（三）传染病病人复苏

传染病病人的复苏方法、步骤、措施基本与非传染病病人相同，但应做好消毒、隔离措施，其注意点如下：

1.事故现场就地抢救病人时，若确定或高度怀疑为传染病病人，即应树立消毒、隔离观念，既要保证病人的抢救，又要尽量减少普通人群或无关人员与病人的接触；操作者尽量避免与病人及病人的分泌物、排泄物等直接接触，同时注意避免病人分泌物、排泄物等污染周围环境；病人转运后，事故现场应作终末消毒。

2.现场抢救病人时，因病情紧急或条件所限，抢救者未能较好地采取隔离措施，在抢救结束后，抢救者应采取预防性治疗，如给予主动或被动免疫注射，或进行隔离观察。

3.现场抢救时未发现病人为传染病病人，而转送到上级医疗单位后诊断为传染病病人时，抢救现场应及时作终末消毒，抢救人员应作预防性治疗和隔离观察。

4.传染病病人心搏、呼吸骤停在事故现场初步救治后，转送途中应注意消毒隔离，转送到上级医疗单位后，严格按传染科规则进行处理。

5.病人在医院传染科诊疗期间发生心搏、呼吸骤停，在传染科实施 cPcR 操作时，应严格按照传染科消毒、隔离原则进行，避免因抢救的紧张忙乱而导致或增加其他病人及医务人员被传染。

6.传染科住院病人，若因病情需要而转至手术室或其他特殊科室进行 CPCR 抢救时，亦应严格进行消毒和隔离；抢救完毕转回传染科后，手术室内的手术器械等均应进行严格消毒。

六、终止 CPCR 的指征

"心脏死亡"、"呼吸死亡"、"临床死亡"、"脑死亡"、"生物学死亡"等的诊断和宣布，均是较复杂的医学、伦理、法律问题，目前争议较多。国内众多专家学者曾于 1996 年 4 月共同提出了"植物状态"的诊断标准，但目前尚无正式的脑死亡的标准。国内对"死亡"的宣布、对 CPCR 终止指征的确定，一方面可按传统的观念进行，另一方面又可参照国外不断更新的"标准"进行改进。

国外多种"脑死亡"的标准可概括为：一定时间内、经一定救治后的"五无"，即无心跳、无呼吸、无反应、无反射、无脑电。

国内目前终止 CPCR 的指征：有效指征：心搏、呼吸骤停后 4 min 内施行 BLS、8 min 内施行 ALS，各项生命指征很快恢复平稳，即可终止 CPCR。

无效指征：①CPCR 已历时 1 h，心或脑死亡的征象仍持续存在；②确知在开始 CPCR 前心搏、呼吸停止已超过 15 min 以上者。

第三节　心脏电复律

临床上有许多原因会导致心搏骤停，它是一种常见的临床急症，如果不能及时抢救，其死亡率很高。据资料显示，在美国每年有 45 万人死于心搏骤停，占所有死亡人数的 36%。心脏电复律是借用除颤器向病人胸廓放电或直接作用于心脏，达到有效抢救心搏骤停病人目的方法之一。它的问世大大提高了心搏骤停病人的生存率，是临床上非常重要的抢救技术。

世界上最早是使用交流电除颤器在胸腔内放电，用于抢救室颤病人。因该技术对操作者的要求比较高，安全性能较差而受到限制。直流电形式的除颤器问世之后，心脏电复律在临床上的应用得到了进一步发展，但仍然有操作较复杂、安全性不高的问题存在。目前，体外自动除颤器已从欧美等发达国家传入我国，使心脏电复律技术更简单、安全、应用广泛。

由于除颤器的不断更新，如今的心脏电复律技术不仅可以进行体内、外两种形式的电复律，还能将房颤、房扑、室上性心动过速、室性心动过速等快速心律失常转复。

一、基本原理

所有心肌细胞在受到适宜的外界刺激时均会产生兴奋，这是心脏的电生理特征所决定的，也是心脏电复律的理论基础。

心脏电复律要向病人心脏发放一定强度的电脉冲，其发放的形式有两种，同步电复律是在病人自身心律的有效不应期中传递电脉冲；非同步电除颤是在整个室颤期间的任意时刻传递电脉冲。强大的电流可使心肌细胞在短时间内同时除极，然后进入静息期，从而打断了心律失常的折返环，造成了心脏短暂静止，窦房结便可乘机重新控制和主导心脏的活动，恢复窦性心律。

二、适应证

（一）非同步电复律

1.室颤、室扑。

2.心脏停搏。

3.心电一机械分离。

（二）同步电复律

1.房颤发病的时间在一年以内，药物治疗无效，无明显心脏扩大，出现生命体征改变者。

2.心室率较快的房扑，应首选同步电复律。

3.药物和其他治疗无效，且出现明显血流动力学改变的室上性心动过速和室性心动过速者。

4.合并有预激综合征的异位快速心律失常，在诊断和选药较困难的情况下，亦可用同步电复律治疗。

三、禁忌证

1.病史较长，反复发作而药物难以维持疗效的房颤、室上性心动过速等。

2.伴有高度或完全性房室传导阻滞的异位性快速心律失常。

3.伴有病态窦房结综合征的快速心律失常。

4.洋地黄中毒所致的快速心律失常。

5.低血钾者。

四、除颤前准备

这里值得指出来的是，面对心搏骤停这种紧急情况我们一定要争分夺秒，抢在病人的心脏还处于应激性较高的最佳时期除颤，以提高除颤的效果，抢救病人的生命。因此往往来不及准备病人。除此以外对于选择性同步电复律者要做好以下准备：

（一）病人准备

1.病人心理准备　向病人和家属说明电复律的目的、意义，给予病人心理上的支持和安慰，取得病人合作，家属签字同意。

2.复律前12 h禁食，防止复律中出现呕吐，引起窒息。

3.充分吸氧电击前面罩给氧15~20 min，以防在除颤中发生短暂心搏骤停时保证脑组织供氧。

4.建立静脉通道，为电复律过程中用药做好准备。

5.排空大小便，除去假牙，测血压，记录全导心电图。

6.复律前给予镇静和麻醉处理。可缓慢静脉推注安定15~20 mg，并嘱病人数数，观察其入睡情况。在病人入睡后方可开始复律。

7.计划选择电能量在心脏电复律的过程中，能量的选择非常重要。一方面作用于心脏的电能量越大，取得成功的可能性就越大。另一方面电能量太大会导致心肌细胞的损伤。因此，一定要合理选择电能量。

一般情况下，同步电复律可以从小能量开始逐渐递增，首次用量50~100 W·s，如未成功，以后每次递增50~100 W·s，最高能量不超过300 W·s；非同步电除颤则主张一开始就在较高的能量水平上进行，起步能量多为200 W·s。

（二）用物准备

1.电复律用物，包括除颤器、电极膏或盐水纱布套。

2.抢救药物及用品。

五、电复律的方法

（一）根据电极板作用的部位分类

1.体内电复律　是将电极板直接放在病人心脏的前、后壁，电极板的体积小，呈"匙"状，便于操作。常用于开胸手术中出现恶性心律失常者。

2.体外电复律　是临床上最常用的一种方法。是将两个电极板分别放于病人的胸壁上放电。体外电复律要求电极板体积较大，多呈圆盘状或矩形。

（二）按发放电脉冲的形式分类

1.非同步电除颤　是由医护人员手控放电完成，按下电钮，除颤器将立即放电，电流会落入心动周期的任何时间，如果病人有自主心律，电脉冲落到了自主心律的易损期，就会造成心室颤动，应注意回避。

2.同步电复律　适用于有自身心律的病人，如房颤、房扑、室上速、室速者。当心肌细胞兴奋进入相对不应期时，心脏处于易损期，在心电图上与T波相一致，在此期间如果发放强大的电脉冲，有诱发室颤的极大危险。因此，为了避开易损期放电，保证病人的安全，除颤器在探测到QRS波时，才形成放电回路，放出的电流与R波同步，抢在易损期前完成放电，从而安全复律。

（三）按自动化程度分类

1.手动电复律　手动电复律是医护人员在对病人的病情进行判断后，选择适宜病人的复律方式，进行人工放电，是临床上应用比较广泛的电复律方法。

2.自动电复律　由于自动除颤器可以自动识别，判断心律失常的类型，当出现室颤、室性心动过速等恶性心律失常，它会按预先设置的程序自动释放预定的电脉冲，进行电复律。

（四）操作步骤

1.病人卧于绝缘的木板床上，取仰卧位或右侧卧位。

2.操作者站在病人右侧，打开除颤器电源开关，并启动心电监测，了解病人心电图情况。

3.根据病人情况选择心脏电复律的方式。一般情况下心搏骤停选用非同步电除颤，房扑、室上性心动过速等心律失常选用同步电复律。

4.在电极板表面涂上适量导电糊或加用盐水浸湿的纱布垫，以保证电极板与病人皮肤之间有良好的接触。据悉目前临床上已经开始使用凝胶状垫片，其作用与导电糊相同。另外，还有一种新型的柔软自动黏附式一次性电极板也出现在临床。

5.充电，即根据不同病情，设置复律电能量。

6.正确放置电极板，电极板放置的位置有两种：

（1）常规位置：左手电极板放置于病人右侧锁骨下方，右手电极板放置于病人左侧腋前线5~6肋间。

（2）后前位置：左手电极板放置于病人左侧肩胛骨下方，右手电极板放置于心前区，即左侧乳头下方。

7.在核实无任何人与病人和电极有直接或间接接触的情况下实施放电。此时，如果见到病人的身体和四肢发生抽动，说明放电成功。否则，应检查原因。

8.观察病人的心律转复情况，如果未成功，可重复进行。

六、注意事项

1.注意安全 除颤器工作时输出的电压可达数千伏之高，即使一个小的疏忽也将会造成很大的危险。因此，操作者一定要沉着冷静，保证安全。具体做法如下：

（1）充电不应过早，最好在放置电极板的前一步完成。否则，如果误碰放电开关，会随时放电。

（2）充电后，两个电极板不应该相互接触，用双手分别持握，保持一定距离。避免误放电损坏仪器。

（3）电极板盐水纱布以浸湿而不滴水为宜，防止将大量的水带到病人皮肤上，引起电能的流失或灼烧病人皮肤。

（4）在允许的情况下，要停止吸氧，以防引起爆炸。

（5）有必要的情况下，要暂时断开或取下病人的电子仪器，避免损坏。

2.提高复律效果，减少复律次数心脏电复律的成功与否，一方面取决于心脏的自身条件，另一方面与复律的时间、所用电能量大小以及胸壁阻抗等因素有很大的关系。因此，在电复律的过程中要注意这些问题。

（1）积极改善心脏的自身条件，对于非同步电除颤者在电除颤的同时一定要积极给予有效的气道给氧、胸外心脏按压等基础生命支持，纠正酸中毒和电解质紊乱。对于同步电复律者术前要给予相应的药物治疗，充分吸氧，尽量改善心脏的自身状态。

（2）两个电极板放置的位置距离不要太近，要让整个心脏刚好位于其中，使流经两个电极板之间的电流准确通过心脏。

（3）为了减小病人胸壁的阻抗，要使两电极板与病人皮肤紧密接触，除了在电极板上涂导电糊等措施以外，还应将电极板放置平稳，分别加上 2~5 kg 的压力，然后放电。

（4）把握好复律的最佳时间和电能量。

3.同步电复律时应特别注意以下几点

（1）同步电复律必须选择 QRS 波直立，R 波幅较大的导联。如果 QRS 波过小或倒立，不易被除颤器识别，将会出现易损期放电，诱发室颤。

（2）在按下放电开关的瞬间，除颤器不会立即放电，要延迟到 R 波出现并予识别才能放电。因此，操作者不要过早松开按键，要严阵以待，等待放电。

（3）如果同步电复律之后出现心室颤动，应立即将除颤器调到非同步电除颤状态，给予电除颤。

七、电复律的并发症及其防护

1.诱发各种心律失常 心脏电复律后可见到多种心律失常，其中室颤最为严重，可以按室颤处理。另一种严重的心律失常就是窦性停搏、房室传导阻滞以及心脏停搏等，可采用药物治疗和临时心脏起搏。此外，还可能出现房性期前收缩、室性期前收缩和新的室性心动过速，这些往往是一过性的，不会造成严重的血流动力学的改变。

2.心肌损伤 心脏电复律引起心肌损伤的情况较少见，可能与电能量选择过大或反复多次电击有关，临床上可能出现心肌酶增高、急性左心衰、肺水肿以及低血压等，要积极按照有关原则进行处理。

3.栓塞 心脏电复律后栓塞的发生率仅有 1%~2%，多与心房内血栓脱落有关。因此，对于有栓塞史者，要重视电复律前的抗凝或溶栓治疗。

4.皮肤灼伤 心脏电复律后常有皮肤灼伤，轻者病人皮肤局部出现红斑，不予处理可自行好转。如果灼伤严重，应按烫伤处理。

第四节 紧急人工心脏起搏

紧急人工心脏起搏属一种暂时性或过渡性的人工心脏起搏，是用体外携带式起搏器向病人心脏发放一定能量和形式的电脉冲，刺激心肌细胞产生兴奋，以代替窦房结的功能，达到抢救心搏骤停、治疗心律失常和检查心脏电生理的目的。

人工心脏起搏技术已经历了 200 多年的探索和研究，是集抢救、治疗和诊断为一体的临床重要措施，在临床

上广泛应用，从事急重症护理工作的医护人员应对其有充分的认识和了解。

一、基本原理

人工心脏起搏的基本原理是在心脏的不同位置建立一个人造的异位兴奋灶，替

代窦房结的作用。生理状态下，心脏的激动是由窦房结产生，并沿着心脏传导系统传至整个心脏，引起心肌细胞兴奋，来维持心脏的活动。当窦房结的起搏功能或传导系统的传导功能出现障碍时，就会影响激动的产生或传导，发生缓慢性心律失常，甚至心脏停搏。此时，需要立即在心脏的适当部位安放电极，用起搏器的脉冲发生器通过电极向心肌细胞放电，使局部的心肌细胞产生兴奋，并通过心肌细胞间的传导向周围扩散，激动整个心脏。

二、适应证

1.心搏骤停者。

2.严重的缓慢心律失常病人在植入或更换永久性起搏器之前的过渡性保护起搏。

3.快速心律失常，不宜用药物治疗或电复律者，包括电刺激或超速抑制中止折返。

4.大手术和心血管检查前后的病人。

5.各种原因引起的一过性缓慢心律失常，如窦性心动过缓、窦性停搏、Ⅲ度房室传导阻滞等。

6.需进行窦房结功能检查和房室传导功能检查者。

三、术前准备

（一）病人准备

需要进行紧急人工心脏起搏的病人常常病情较重，护理人员要严密观察病人生命体征和心电图变化，积极做好病人的心理和生理准备。在病人意识清醒时主动向病人及家属介绍手术目的、方法以及配合的知识，取得他们的同意和合作。要协助病人做好术前各种常规检查，如血常规、血型、出凝血时间、血糖、血脂、超声心动图、心脏 x 线检查等。在时间允许的情况下，要对病人的手术区皮肤进行充分的清洁。

（二）用物准备

1.临时起搏器 1 个临时起搏器是由脉冲发生器、电极及其导线、电源三部分组成。

（1）脉冲发生器脉冲发生器由输出量控制装置、频率调控装置、跟踪并感知心电变化的装置和体外程控装置等部分组成。它可根据不同病人的需要在不同时机发出不同能量、不同频率的电脉冲，引起心肌细胞的兴奋，是电脉冲发放的控制中心。

（2）电极和导线 电极质量的优劣直接影响起搏器的功能，它与心脏相接触，是刺激和感知心脏最关键的部分，常制成箭头状、螺旋状、带钩状等。导线是位于电极和脉冲发生器之间的线路，多采用低电阻的铂铱合金为原料，具有传导和连接作用。电极在使用前要消毒，常备无菌电极 1 根（线形或尖头形或柔软"J"形金属丝），导线 2 根。

（3）电源临时起搏器使用的电源是锌—汞电池，可以在起搏器停止工作的状态下随时更换。但是，每一位病人开始应准备新电池。

（4）连接器 1 套。

2.无菌手术包 1 个（孔巾、纱布、治疗碗、棉球、小药杯）、套管针 1 根、5 ml 注射器 2 具、无菌手套 1 双。

3.心电图机 1 台。

四、操作方法

（一）根据起搏方式安放电极

起搏方式的分类如下：

1.根据电极放置的部位可分为经皮起搏、经食道起搏、经静脉插管心内膜起搏、经皮穿刺心内膜起搏等方式。

2.根据病人自身心搏与起搏之间的关系分为以下两种：

（1）非同步起搏是一种按照预先设定的起搏频率进行起搏的方式，不会因为心脏的自发心搏而改变起搏频率。因此，在病人有自发心搏时会产生起搏心律与自身心律相互竞争，特别是在急性心肌缺血等病情时能够引起心肌细胞兴奋性增高，室颤发生的阈值降低的情况，极易发生室颤。该起搏方式只适用于无自发心搏病人的抢救。

（2）同步起搏是指起搏器感 emmA.自发心搏后自动调整发放电脉冲的方式，起搏心律不影响自身心搏，适用于有自发心搏的病人。

（二）电极安装方法

体外携带式起搏器安装的关键是安放好起搏电极，起搏电极的安装有以下几种途径：

1.经皮肤安放　将电极片粘贴在病人的胸壁皮肤上，阳极放在左肩胛下角与脊柱之间，阴极放于心前区或乳房下。

2.经食管插入　起搏电极方法与下鼻胃管相同。

3.经静脉插入　起搏电极　该方法是临时起搏常用的方法，多选用锁骨下静脉和颈内静脉穿刺置管。程序如下：常规皮肤消毒一铺巾一局部麻醉一静脉穿刺一见回血退出针芯一插入引导钢丝一退出穿刺针一插入静脉导管鞘一退出引导钢丝一通过导管鞘将起搏电极导线送入心腔一确定合适的位置一妥善固定。

4.手术中安放电极　通常是开胸手术或直视心脏手术中在病人心脏显露清楚的无脂肪区安放电极，并进行妥善处理和固定。

5.经胸壁插入法　该方法多用于紧急抢救，护理人员应对其熟悉。操作步骤如下：

（1）常规皮肤消毒、铺巾、戴无菌手套、局部麻醉。

（2）在胸骨左缘第四肋间或胸骨剑突左缘与左肋弓夹角处进行心内穿刺，针尖向右、上、后方向，见回血退出针芯。

（3）用电极上的小套将 J 型电极的尖端拉直，并通过套管针送入心脏，然后退出穿刺针头。

（4）使电极前端钩入心内膜或乳头肌内，固定妥善。

无论采用什么安放方法，电极安放妥善后，均要将电极与起搏器连接。若电极有正、负两极，可直接接于起搏器上。否则，先将电极外端接在连接器上，再将连接器上的两个接头分别与起搏器相连，打开起搏器电源开关，调整参数，观察起搏效果，必要时及时调整。

五、护理

（一）常规护理

1.无论是术中还是术后都需要严密观察病人神志、血压、心律、呼吸的变化，持续心电监护。发现异常及时向医生报告，并积极配合处理。

2.术中要协助医生测定有关起搏参数，传递各种所需用物，并做好一切抢救准备。

3.术后嘱病人绝对卧床休息 72 h；限制置管侧肢体的剧烈活动，以防止电极脱位。

4.保持穿刺局部或皮肤切口的干燥、清洁和无菌，防止局部感染。

（二）起搏器工作状态的监护

1.由于起搏器设置的参数直接影响到起搏效果，因此，术后要认真调节各种参数，使起搏能达到最佳效果。常用参数有以下几个：

（1）起搏频率根据病人病情不同，一般设在 60~100 次/min。目前新一代频率程序方式起搏器，可在病人的活动时自动调整起搏频率，以适应病人的需要。

（2）起搏强度起搏强度的调节原则上要保证有效的起搏。一般情况下，设定在起搏阈值的 2 倍或略高。

（3）起搏阈值能引起心肌细胞有效兴奋的最小起搏强度称起搏阈值。其测量方法有两种：一是借助起搏分析仪测定，二是通过调整电流输出强度，观察心电图的方法进行测试。通常的起搏阈值≤1.5 V。

（4）感知灵敏度是起搏器能够感觉到来自心脏本身的电生理活动的能力，常以能探测到除极特征电位的最小值为适宜。心房追踪时，主要感知 P 波电位，心室追踪是感知 QRS 波电位。调节时既不能使灵敏度过低，引起感知不足或失去感知，也不能使灵敏度过高导致误感知。

（5）房室间期使用双心腔起搏器时，要保证心房起搏和心室起搏不会同步进行，它们之间需要有延迟时间，一般设在 150~200ms 之间。

2.加强对起搏功能的观察，严防起搏器失灵。观察的方法有两种：

（1）触摸病人的脉搏如果脉搏弱或脉搏数减少，是起搏功能差的表现。应检查有无起搏器故障、电极移位、电极导线断裂、电池耗尽、起搏强度是否过小等情况，并给予及时处理。

（2）观察起搏心电图如果每次起搏标记后均出现一次 QRS 波，表示起搏功能良好。

（三）并发症的观察及处理

1.与手术有关的并发症

（1）电极脱位 电极脱位是较常见的并发症，主要与电极固定不牢，早期没有限制活动有关。预防的方法除了手术中要妥善固定电极外，更主要是严格术后制动。

（2）感染 感染的出现多因护理不当或安放起搏器的过程中没有无菌操作等原因造成，术后护理人员要精心护理局部伤口，保持其无菌状态。一旦出现感染先兆，要及时给予抗生素治疗，必要时更换新的起搏器电极。

（3）心脏穿孔 多因电极头太硬、操作鲁莽、电极放置时将心肌顶得太紧或术前使用较大量激素等因素造成。要尽量避免以上问题，防止心脏穿孔发生。

（4）其他 电极的置入会诱发心房血栓的形成，易出现栓子脱落，导致肺栓塞，可酌情服用小剂量肠溶阿司匹林等抗凝剂。另外，锁骨下静脉穿刺可引起气胸、空气栓塞等并发症，手术中要细心操作。

2.与起搏器有关的并发症

（1）起搏综合征主要发生在单心腔心室起搏，由于激动传导的顺序因起搏而发生改变，引起心室先收缩，心房后收缩。若心房收缩发生在房室瓣开放之前，则会引起右房压增高，心排血量减少，轻者出现头晕、头胀、心悸、气短，重者可致血压下降，甚至休克。因此，护理人员要多关心病人，询问病人的不适，一旦确诊为起搏综合征，唯一的处理方法是更换心房起搏或房室顺序起搏方式。

（2）起搏器失灵包括完全性起搏衰竭、夺获失败、起搏频率减慢、感知不良、起搏器介导的心动过速等。要注意积极作出判断，明确失灵原因，给予及时纠正。

（3）意外微电流产生意外漏电对心脏会造成严重的影响，甚至会诱发室颤。护理中必须保护好起搏电极末端导线以及接头，保持其绝缘性，切不可用手接触或与其他任何带电装置接触。

第五节 动、静脉插管术

一、深静脉穿刺插管

深静脉穿刺插管术是指经皮肤直接穿刺锁骨下静脉、颈内静脉和股静脉等深静脉，并插入导管的置管方法。它在急危重病人的抢救、治疗和监测中起着非常重要的作用，所有医护人员均应熟悉和掌握。

（一）适应证

1.血流动力学监测，包括测定中心静脉压、血流导向气囊导管（Swan-Ganz漂浮导管）监测等。

2.需快速输液或者四肢静脉输液困难者。

3.全胃肠外营养，或者需要输入浓度较高、有刺激性液体时应用。

4.心导管检查。

5.安装心脏起搏器。

（二）术前准备

1.病人准备

（1）心理准备　良好的心理状态和积极、健康的情绪，对于血管插管手术中和手术后病人的配合有不可估量的作用。因此，病人的心理准备非常重要。护理人员要认真分析和了解病人不同的心理状态，采取积极的护理措施，如：说明手术的重要性和必要性，介绍手术者的工作业绩和技术水平，教会配合的方法，以减轻病人思想负担，增强安全感和信心。

（2）皮肤准备皮肤准备是术前的重要护理内容，其准备是否充分直接影响到导管感染的发生率，是预防导管感染的重要环节。因此，应认真准备。传统的备皮方法是用肥皂和温水清洗手术区域的皮肤，然后剃去毛发。备皮范围参见《外科护理学》相关章节内容。

2.物品准备

（1）带鞘的穿刺针或者长约6~10 cm薄壁穿刺针。

（2）血管扩张器为质地较硬的中空导管，用米扩张皮肤与血管穿刺口。

（3）金属引导丝为不锈钢合金细丝。

（4）皮肤消毒用物及无菌手套1双。

（5）无菌包（缝线1卷、缝合针1根、无菌纱布2~3块、手术刀片1把）。

（6）三通、连接管及其他用物。

（三）操作方法

由于锁骨下静脉穿刺插管不会影响人工呼吸、气管插管和病人的活动，因此是临床上较常用的方法之一。下面以其为例介绍深静脉穿刺插管的方法。

1.锁骨下静脉的解剖位置锁骨下静脉起自腋静脉，与颈内静脉汇合形成无名静脉进入胸腔。它跨行于第一肋骨上方，行走在锁骨中段的下方。

2.穿刺点定位

（1）第一进针点锁骨中点内侧1~2 cm或者锁骨中点与中、内1/3交点之间，是最常用的穿刺点，一般在锁骨下缘进针，多选右侧。

（2）第二进针点　在胸锁乳突肌锁骨端外侧缘与锁骨上缘所形成的夹角的平分线顶端外0.5 cm处，沿锁骨上缘进针，针头指向胸锁关节。

3.操作步骤

（1）行右侧锁骨下静脉插管时，病人仰卧位，头偏向左侧，右肩部垫高。

（2）操作者站在病人右侧，定位穿刺点，用甲紫作标记。

（3）常规皮肤消毒，铺孔巾，戴无菌手套，必要时穿无菌手术衣。

（4）用1%~2%普鲁卡因局部浸润麻醉，取装有肝素盐水的注射器，接18号穿刺针，或者取带有导管鞘的套管针。

（5）第一进针点穿刺时，针头与颌面成30°~35°角，针尖指向胸骨上凹处进针，在针头触及锁骨下缘时，转向深部避开锁骨，然后转至与胸壁平行的角度，继续向胸骨上凹推进。见回血再继续前进2~3 mm。

（6）左手固定穿刺针，右手取下注射器，若用套管针穿刺应左手固定外套管，右手退出针芯。然后，通过针头或者套管插入引导丝，退出针头或套管，保留引导丝。

（7）用血管扩张器经引导丝插入皮肤和皮下，进入血管。再将导管通过其中空插入血管内，退出血管扩张器。或者在引导丝处作一皮肤切口，通过引导丝将导管以旋转方式送入血管预期位置，退出引导丝。

（8）固定导管，接上输液装置或测压装置。

二、动脉穿刺插管

（一）适应证

1.需要准确监测动脉血压者，如休克、心脏大手术、正在使用血管活性药物等。

2.需反复采取动脉血标本者。

3.交换输血。

（二）禁忌证

1.桡动脉侧支循环试验（Alien）实验阳性。

2.处于高凝状态者。

3.有出血倾向者。

4.正在进行抗凝治疗的病人。

（三）术前准备

1.病人准备

（1）选择插管动脉最常用的插管部位有桡动脉、尺动脉、足背动脉和股动脉，新生儿则常用脐动脉。其中桡动脉解剖部位表浅，便于穿刺和固定，并有良好的侧支循环，是首选插管动脉。股动脉是全身最大的表浅动脉，在周围动脉搏动消失时，是唯一能触及、可行的插管动脉。

（2）桡动脉插管前应先做 Allen 试验，在证实其侧支循环良好时才能插管。若病人出现休克，常使这项试验变得难以观察，此时可用多普勒探查。

（3）向病人说明插管的目的、必要性，尊重病人的意见，取得病人的合作。

（4）介绍插管的简单步骤、持续的时间、术中可能出现的感觉、术中术后如何配合等知识，使病人了解插管的全部经过，以减轻病人的担心和恐惧。

2.物品准备

（1）16~18 号带套管的动脉穿刺针 2 根。

（2）皮肤消毒用物、无菌手套 1 双。

（3）无菌包（无菌针头 1 个、缝线 1 卷、缝合针 1 根、无菌纱布 2~3 块）、三通、连接管及其他用物。

（四）操作步骤

1.选择桡动脉穿刺时，病人仰卧，手臂外展，腕背曲。

2.适当固定穿刺部位，触摸动脉搏动，以动脉搏动最明显处为穿刺点。

3.常规用碘酒、酒精消毒皮肤、铺巾、戴手套。

4.用无菌针头刺破局部皮肤，以防穿刺针的套管外翻，再用适宜型号的套管穿刺针穿刺动脉。进针时，针头与皮肤成 20°~30°角，见回血，继续将导管送入血管深部，同时退出针芯。

5.立即将导管与其他装置相连。

6.妥善固定导管，可用胶布固定，还可缝一针于皮肤上。

三、动、静脉插管术后的护理

（一）常规护理

1.固定妥善，防止脱出。严密观察插管局部有无渗血、渗液。

2.保持导管的通畅，防止受压、扭曲和堵塞。

3.加强心理护理，在整个检查、治疗、监护的过程中要有专人护理，随时询问病人的感觉，帮助病人分析其原因，教给病人解决问题的办法，给予精神鼓励、心理支持和生活的全面照顾。

（二）并发症的预防及护理

1.血栓形成 血栓栓塞是动静脉插管术后最常见的并发症，造成的原因较多，主要与病人的防御反应加强、血液循环的速度减慢、血容量不足和血液黏稠度增高等因素有关。护理中要重视预防血栓的形成，减少栓塞的发生。其预防措施如下：

（1）为减小血栓形成的概率，应选择管径适宜、管腔粗细一致、质地较柔软的导管进行插管。

（2）导管要固定牢固，减少移动，从而减轻血管壁的损伤，防止血栓形成。

（3）用肝素溶液冲洗导管，以维护导管通畅和预防血栓形成。一般情况下在0.9%生理盐水 500 ml 中加入肝素 50~100 mg，用持续冲洗器、微量泵或输液器持续缓慢滴注，进行冲洗；也可用 1%肝素盐水 0.5~1 ml 定时或根据需要从输液器莫非氏滴管中加入导管或直接经导管口注入导管，在推注时，一旦遇到阻力切不可强行注入，以免引起血栓脱落，造成人为血栓栓塞。

（4）尽量缩短导管留置的时间，一般不超过 72 h，因为最安全的留置时间应该是 48~72 h，时间再长血栓发生的概率将成倍增加。

（5）加强置管侧肢体的观察与护理。一方面要严密观察肢体的温度、皮肤颜色、肢体的感觉以及有无肿胀和疼痛等情况，以了解肢体供血情况，有助于及早发现栓塞的迹象，迅速加以纠正。另一方面，要帮助病人按摩肢体肌肉，活动关节，以促进肢体血液循环，减少血栓形成。

2.感染 导管感染在动静脉插管术后的发生率也较高，感染与许多因素有关，如机体抵抗力下降、用物的污染、无菌操作不严格以及置管时间过长等，要加强护理。

（1）慎重选择置管部位，一般情况下要尽量避开会阴部、焦痂及创面等处，以减少感染机会。

（2）术前要认真准备皮肤，术中要严格无菌操作，术后要减少污染。

（3）加强导管入口处及周围皮肤的护理，保持其干燥、无菌。每 24 h 更换敷料一次，若有污染，应随时更换。在更换敷料时，要观察伤口有无红、肿、热、痛等炎症反应，有无出血倾向，一切正常，可用碘附消毒，用无菌敷料重新敷盖伤口。

（4）所有用物均应保持无菌状态，每 24 h 更换一次。

（5）若发现导管少量脱出，不可随手送入血管。要经消毒后方可重新送回血管。

（6）增强病人的抵抗力，必要时可用抗生素治疗，并争取尽早拔管。

3.出血 引起出血的原因有：插管时反复血管穿刺加重了血管壁损伤、插管后常规抗凝用药、护理不当致导管连接处松脱、拔管后按压血管时间过短等。针对这些原因可采取以下护理措施：

（1）插管时要求技术娴熟，动作轻柔、稳准，避免反复穿刺加重血管壁的损伤。

（2）所有的接头都要衔接紧密，"三通"开关的位置要正确，否则会导致快速出血。

（3）动脉插管后穿刺部位要加压包扎，必要时用 1 kg 沙袋压迫 6~12 h。

（4）插管后要严密观察出血倾向，如伤口有无渗血、牙龈有无出血，必要时进行凝血时间的监测。

（5）拔管后立即局部按压 10 min，以减少血肿的形成。

4.气胸 主要因为锁骨下静脉插管时伤及胸膜腔和肺尖所致。预防的关键是熟悉局部解剖，正确操作。术后要注意观察病人呼吸，一旦出现呼吸急促或呼吸困难，应及时与医生取得联系。

第六节 呼吸机的临床应用

呼吸机是利用机械的力量，将气体送入肺内，以改善肺通气和肺换气，防止缺氧和二氧化碳潴留，有效治疗呼吸衰竭和抢救呼吸停止病人的强有力工具。

呼吸机的治疗和抢救作用能否有效发挥，不仅与呼吸机本身的性能、质量密切相关，而且与医护人员的正确使用、精心护理有很大关系，如果使用和护理不当会造成不利后果。因此，熟悉和掌握呼吸机的应用知识非常必要。

一、呼吸机的作用

1.保持呼吸道通畅，改善通气功能 呼吸机在使用时必须建立人工气道，它能有效开放气道，维持气道通畅。同时，机械通气时送入气体的量较大，足以达到生理潮气量，保证机体的供氧。

2.提高肺通气量，改善肺换气功能 呼吸机有特殊的通气方式，如：呼吸末正压通气（positive end expiratory pressure，PEEP）、持续气道正压通气（Continuous positive airway pressure，CPAP）等，它们可以改变通气与血流比，有利于换气。

3.减小呼吸肌做功，有利于呼吸肌消除疲劳，减轻体力消耗。

二、呼吸机工作原理

(一) 呼吸机基本工作原理

机械通气的动力来源于气道与肺泡内压力的压差。送气时，呼吸机通过提高气道的压力，使气道压超过肺泡内压，气流进入肺泡内。继而呼吸机除去或减小对气道的压力，当肺泡内压力大于气道压时，开始排气，完成呼吸全过程。

（二）呼吸机的切换原理

呼吸机是如何自送气转为排气，这涉及呼吸机的切换原理，我们有必要作一个全面了解。切换方式有三种：

1.压力切换 采用压力切换原理的呼吸机被称为定压型呼吸机。其切换原理是以气道内预定的压力值为送气和排气的转换条件。在呼吸机开始工作之前，给呼吸机人为设定一个送气压力值，呼吸机送气时气道压力不断上升，达到规定预值后，送气终止或转为负压。此时，气道内压开始下降，出现排气，当排气时间达到预设值，送气再次发生开始下一次送气。

定压型呼吸机气道压力稳定，但潮气量不稳定，易受到气道痉挛、咳嗽、分泌物潴留等因素影响，使吸气阻抗增加，造成吸气过早终止，潮气量不足。该类呼吸机一般不用于肺实质病变的病人。

2.容量切换 以容量切换为主的呼吸机属定容型呼吸机。它是以预定潮气量为条件，只有在送气量达到预定潮气量时送气才可能停止，转为排气。

定容型呼吸机通气量比较稳定，不受肺部病变和气道阻力的影响，但是，当气道阻力较大时，为了保证有效潮气量，气道压力必须提高，易造成气压伤。

3.时间切换 定时型呼吸机采用时间切换原理，呼吸机送气和排气时间均预先设定，潮气量也可预先调定，但与吸气流速有关，当气道阻力增加时气流速度减慢，输入气量受到影响。

目前有许多先进的呼吸机具有多种功能，可将几种切换方式组合在同一台呼吸机中，医护人员可根据病人的需要预先选择或调整，或者由呼吸机自动转换。

三、呼吸机通气模式

（一）控制通气

控制通气（controlled ventilation，CV 或 controlled mode ventilation，CMV）是指完全由呼吸机来控制病人的呼吸频率、通气容量或气道压力的方法，适应自主呼吸完全停止或较微弱的病人。该通气方式在病人自主呼吸恢复或加强时易发生"人机对抗"，即呼吸机的送气和排气与病人的自主呼吸不同步。控制通气的具体模式如下：

1.容量控制通气（volume controlled ventilation，VCV） 是以容量切换为基础的控制通气方法，呼吸机在容量切换的前提下控制病人的通气频率和通气量，以维持病人的呼吸，保证有效的通气量。

2.压力控制通气（pressure controlled ventilation，PCV） 是在压力切换的条件下，呼吸机控制病人的呼吸，具有气道压力恒定的优点。

3.间歇指令通气（intermittent mandatory ventilation，IMV） 是一种在每分钟时间内既有自主呼吸，又加以强制性通气，两者交替进行，共同构成通气量的机械通气方法。

4.间歇正压通气（intermittent positive pressure ventilation，IPPV）　指呼吸机在吸气时相用正压将气体送入病人肺内，呼气时相将压力降为零，使病人排气的一种通气方法。

（二）辅助通气

辅助通气（assist ventilation，AV 或 assist mode ventilation，AMV）　是由病人控制呼吸频率，呼吸机控制吸气深度，当病人呼吸深度不够时呼吸机开始工作，呼吸机与病人的呼吸具有同步性的通气方式。其作用是为自主呼吸保驾护航，帮助病人恢复呼吸功能。常适用于有自主呼吸，但达不到足够通气量的病人。

1.容量辅助通气（volume supported ventilation,vsv）　其特点是通气容量恒定，但需要病人的自主呼吸触发呼吸机工作，目的是为了补充自主呼吸的不足。

2.压力辅助通气（pressure supported ventilation，PSV）　是在病人自主呼吸容量不足时呼吸机给予病人一定的压力辅助，使更多的气体进入病人肺内的通气方法。

3.同步间歇指令呼吸（synchronized intermittent mandatory Ventilation，SIMV）　是一种在间隔的时间里由病人自主呼吸触发呼吸机自动产生气流，补充病人呼吸的通气方法。其优点是：①在呼吸机工作以外的时间里，完全由病人自由呼吸，有利于呼吸肌的锻炼。因此，撤离呼吸机之前常常使用该通气方式。②SIMV 是在有自主呼吸的前提下进行的，只负担部分通气，从而减轻心血管负担，减少气道压力损伤。

4.持续正压呼吸（CPAP）　是建立在病人自主呼吸基础之上的一种通气方式。这种通气方式的特点是无论在病人的吸气相，还是在病人的呼气相，均给予一定的压力，为病人的自主呼吸提供一个较高压力的呼吸平台，让肺泡充分扩张。

5.指令性每分钟通气（min mandatory ventilation，MMV）　需要规定预定的每分通气量，呼吸机在工作中可根据病人实际情况自动调整以达到规定的每分通气量。如果病人自主呼吸微弱而低于规定的预定气量，呼吸机则提供不足部分。若自主呼吸大于或等于预订量时，呼吸机自动停止供气。这种通气方式的优点是：①医护人员不必顾虑病人自主呼吸恢复以后可能出现的人机对抗。②能应对病人突然出现的病情恶化。③不需担心因使用镇静剂、止痛药而发生的呼吸抑制和呼吸停止。

（三）辅助一控制通气

是在辅助通气和控制通气两种通气方式的基础上建立起来的特殊通气模式。最常用的通气模式是呼吸末正压通气（PEEP），其工作原理是：在呼气末或整个呼气期对病人气道施加一个高于大气压的压力，阻止肺泡内气体的排出，从而增加了功能残气量，使肺泡不易塌陷，同时也提高了动脉血氧分压。

四、呼吸机治疗的适应证

1.自主呼吸障碍如胸廓外伤、多发性肋骨骨折、反常运动等。

2.通气不足导致的低氧血症或二氧化碳潴留　包括急性呼吸衰竭、慢性呼吸衰竭、慢性阻塞性肺部疾患等。

3.严重的呼吸困难或呼吸停止者。

4.重大的手术病人如心脏直视手术、体外循环、开胸手术。

5.为降低颅内压需过度通气的颅内高压者。

6.严重的代谢性酸中毒需过度通气代偿时。

五、呼吸机治疗的禁忌证

1.急性大咯血发生窒息或呼吸衰竭气道未疏通前。

2.重症肺结核播散期。

3.急性心功能衰竭和急性心肌梗死。

4.低血容量性休克未纠正。

5.肺大泡、气胸、纵隔气肿未进行有效引流之前。

6.支气管异物取出之前。

六、呼吸机与病人的连接

1.面罩　面罩连接主要用于神志清楚的病人，缺点是容易漏气，不便于吸痰，气体易进入胃内，引起腹胀。

2.气管插管是最常用的连接方法，具有牢靠、效果好、维持时间长等特点。据报道：梭形乳胶高压气囊插管维持时间为 72 h，低压预成形气囊插管维持时间可达一周。

3.气管切开　长期需要进行呼吸机支持的病人应作气管切开。由于气管切开带来的并发症较多，要精心护理。

七、呼吸机参数设定

1.潮气量（tidal volume，VT）　指一次吸入或呼出的气体量。正常人生理潮气量为 6~8 ml/kg，使用呼吸机时预设潮气量要大于生理潮气量的 1.5~2 倍，通常成人设为 10~15 ml/kg，小儿设为 5~7 ml/kg。其原因是：①呼吸机的导管本身可容纳一定的气量，再加上导管有一定的顺应性，因此，大大增加了无效腔量。②气管插管与病人的气道之间存在着空隙。

2.呼吸频率（frequency，F）　呼吸机送气频率的设定应依病人的病情而定，如：在肺顺应性降低时或需要过度通气时可设定成较快的呼吸频率（16~20 次/min）；在气道阻力增加时或同步间歇强制通气时则应将呼吸频率设定为低值（10~15 次/min）。

3.每分通气量（minute ventilation，MV）　一般情况下，每分通气量成人设为 90~100 ml/(kg·min)，儿童设为 120 mL/(kg·min)。常用的公式：每分通气量=潮气量×呼吸频率。

4.呼/呼比值（inspiratory:expiratory ratio，I:E）　通常情况下吸气时间要短于呼气时间，在阻塞性通气障碍时吸/呼比值应设为 1:2 或 1:2.5，如支气管哮喘、慢性支气管炎、呼吸道分泌物多、肺水肿等；限制性通气障碍吸/呼比值应设为 1:1.5，临床上胸廓严重外伤、ARDs、呼吸肌麻痹、重症肌无力等常出现限制性通气障碍。

5.氧浓度（FiO_2）使用呼吸机时氧浓度应根据病人的病情而定，原则上长时间给氧时，FiO_2 不超过 40%；60% 以上的浓度氧吸入不超过 24 h；100% 纯氧吸入不超过 6 h，以免发生氧中毒。在进行吸痰操作的前后，可给予 1~2 min 的 100% 氧，以防止低氧血症。

6.通气压力（ventilation pressure，VP） 对于定压型呼吸机在使用时要预设通气压力，一般情况下无呼吸道疾病的病人，通气压力设为 10~20 cmH_2O（1.0~2.0 kPa，1 kPa=0.09 cmH_2O），肺内轻度病变设为 20~25 cmH_2O，中度病变设为 25~30 cmH_2O，重度病变设为 30~35 cmH_2O，最高压力不超过 40 cmH_2O，压力过大会造成气压伤。

7.PEEP 通常情况 PEEP 设为 3~5 cmH_2O，不超过 10 cmH_2O。

8.叹息（sigh） 是呼吸机的一种特殊功能，它能定时、自动地将预设潮气量增加一倍，达到扩张肺泡，改善低氧血症的目的。一般情况下每 100 次呼吸周期中预设 1~2 次叹息。

八、应用呼吸机的护理

（一）病人的监护

1.常规护理

（1）密切观察病人的生命体征包括病人的神志、体温、脉搏、呼吸、血压、皮肤颜色和尿量等，其中血压的观察在呼吸机开始使用的 30 min 内显得非常重要。因为，机械通气可增加气道内压力，使回心血量和心排血量减少，导致血压下降，尤其在初次使用呼吸机时血压下降迅速，要严密监测，防止不良后果的发生。神志的改变可以反映缺氧和二氧化碳潴留对大脑皮质的影响，一旦改善提示缺氧和二氧化碳潴留得到缓解，病情得到控制。一般情况下病人体温的升高提示有合并感染的可能，体温不升意味着循环较差，此时若出现皮肤苍白湿冷、尿量减少，应考虑有休克的发生，要注意保暖，配合医生积极改善循环功能。呼吸的观察主要注意听诊双肺呼吸音，以判断有无气管插管移位、气胸、肺不张、肺炎等情况发生，观察呼吸动度以了解肺通气和肺扩张的程度，如果呼吸动度降低或消失，常提示有呼吸道堵塞和呼吸机故障。

（2）保持病人呼吸道的通畅保持病人呼吸道的通畅是使用呼吸机的首要环节，一旦气道

被堵塞，呼吸机的功能将无法发挥。充分吸痰是防止痰液淤积阻塞气道，提高通气效果的强有力措施。吸痰时要尽量深入病人气管的深部，采用旋转上提的方法进行，动作要轻、稳、快。吸痰的过程中要注意观察血压和心电图，尤其是老年病人、冠心病和心律失常等危重病人，应给予格外关注。

（3）加强口腔护理具体措施见第五章第一节相关内容。

（4）通常情况下机械通气的病人不能经口进食，需鼻饲增加其营养。鼻饲时病人头部抬高 30°~45° 或者取半卧位，给流质前要先抽胃液，观察消化情况证实确无消化不良后再注入流质，注入的速度要慢，首次剂量不可太多，一般情况下为 250~300 ml。鼻饲之后要注意观察病人的反应，30 min 以内不要吸痰，防止因刺激引起

胃内容物反流。

（5）心理护理用呼吸机治疗的病人在神志清醒后常因极度不适或不明真相而出现恐惧、焦虑、孤独感和情绪不稳定，出现躁动、"人机对抗"、不合作等反应，医护人员要格外关心病人，时刻守候在病人床前，体谅他们的痛苦，给予高度同情，向他们说明呼吸机治疗的原因，用言行表达和暗示有生存的希望，帮助他们树立战胜疾病的信心，指导他们配合治疗和护理。由于人工气道的存在，病人不能用语言表达心里的感受和需求，护理人员要仔细观察病人细微的眼神和表情，细心体会其含义，临床上常采取让病人用文字书写、选择图画纸板或词组卡片以及打手势的方法来表达和交流。

2.并发症的预防和护理

（1）通气不足造成通气不足的原因很多，如："人机对抗"、机械故障、气道阻力增加、管道漏气、气囊滑脱堵塞气道、呼吸机调节不当等。护理中要随时吸尽呼吸道分泌物；观察管道有无漏气、气道有无堵塞，发现问题及时纠正；及时调节各种参数和通气模式，以适应病人的需要。特别要重视有效通气量，防止气道压力过大，而导致动态无效腔量增大，引起的通气不足。

（2）呼吸性碱中毒引起呼吸性碱中毒的主要原因是过度通气，过度通气可以使CO_2排除过多，导致$PaCO_2$迅速降低而发生呼吸性碱中毒。预防和纠正的方法是合理调节潮气量和呼吸频率，一旦有通气过度的情况发生，应减小通气量。必要时可以在呼吸机与气管导管之间新增一条管道，达到加大无效腔、减少CO_2排除的目的。

（3）消化系统并发症常见的消化系统并发症有：胃肠胀气、消化道出血、黄疸、门静脉高压、肝功能损伤。其主要原因是静脉回流受阻，消化道淤血。应加强观察，并给予相应的处理。

（4）循环系统并发症使用呼吸机可引起低血压，诱发和导致心脏功能不全。因此，要积极补充血容量；在确保有效通气的前提下适当降低吸气峰压、缩短吸气时相；对心功能不全给予相应处理。

（5）呼吸系统并发症 以肺部感染最常见，它是导致呼吸机治疗失败的重要因素。应用呼吸机时，一定要严格无菌操作，注意呼吸机的消毒，积极抗感染治疗，加强营养支持，以控制和减少肺部感染。此外，自发性气胸、纵隔气肿、"呼吸机肺"也是机械通气的并发症，应积极预防。

（二）血气分析监测

血气分析不仅能诊断呼吸衰竭，判断其类型和程度，更是观察病情变化和机械通气效果的客观指标。它对于判断疾病的预后有着极其重要的意义，是机械通气中最常监测的指标。血气分析常用指标有酸碱度、动脉血氧分压、动脉血二氧化碳分压等，在以后的章节（常用监测技术）中会详细阐述。

（三）呼吸机的监护

1.工作运转的监护

（1）通过监听呼吸机运转声、报警声，随时判断机器有无机械故障，及时查明原因，及时排除，保证病人安全。临床上检查故障的规律是：首先根据报警内容进行寻找。若无报警故障，应先检查电源、气源，再查看管道及各衔接接头，最后观察呼吸机上各种参数是否符合要求，有无变化。

（2）定容型呼吸机在工作中要重点观察气道压力，如果气道压力增高，提示呼吸道分泌物较多、支气管痉挛、呼吸机道管堵塞、肺部病变加重；若气道压力降低，则可能有漏气、呼吸机送气不足、肺内病变好转。

（3）定压型呼吸机的送气压力一旦预定，就恒定不变，如果呼吸道阻力增加，则会引起通气量减少，在监测中要严密观察潮气量或每分通气量，若有减少，要积极清理气道分泌物，疏通呼吸机管道，治疗肺部病变，以保证病人的有效通气量。

（4）仔细观察呼吸机工作与病人自主呼吸是否同步，尤其对于无自主呼吸的病人，要密切观察病人自主呼吸恢复时间，一旦自主呼吸恢复，较易出现"人机对抗"。通常病人表现为自主呼吸加强、烦躁不安、口唇发绀，甚至有窒息样表现，应立即给予处理。首先要清理呼吸道分泌物，提高通气效果，改善病人缺氧和二氧化碳潴留；如果病人神志清醒，护理上可以通过指导病人与呼吸机同步呼吸来减轻或避免"人机对抗"；在病情允许的情况下可调整通气模式；必要时使用吗啡等镇静剂，暂时抑制自主呼吸。

2.工作参数的监测　呼吸机开机 30 min 后，作血气分析和 pH 测定，根据其结果调节通气量、通气压力、呼吸频率和氧浓度等工作参数，以后每天监测并调整一次，直至病情好转逐渐减少。

3.呼吸机湿化功能的监护　正常生理状态下，机体的上呼吸道黏膜具有强大的加温、湿化、过滤和清洁等防御保护功能，被吸入的气体经过上呼吸道黏膜的加温和湿化最终成为温暖而湿润的空气进入肺泡，它对肺组织有重要的保护作用。使用呼吸机时，需要建立人工气道，人工气道使呼吸道失去湿润和加温作用，造成气道分泌物干结，不宜排除，从而堵塞气道，影响通气功能；同时，过冷、干燥的气体对肺组织会产生强烈的刺激，导致肺部并发症。所以，进行呼吸道湿化非常有必要，一定要注意监护。

呼吸机的主要加温湿化装置是加热湿化器，其温度的调控范围在 30~35℃，湿化程度为 100%，它可使气体形成温度适中的饱和水蒸气。护理中要做到以下几点：

（1）加热湿化器中应加入无菌蒸馏水，不宜使用自来水和生理盐水。加入的剂量应在上、下水位线之间，并经常补充消耗量，使其保持在相对固定的水平面上。一般情况下成人每小时耗水量至少应在 10 ml 以上，若呼吸机湿化性能不好，应采取其他的湿化措施，给予弥补。如：静脉输液以保持充足的液体入量（成人每天2 500~3 000 ml）、气道内持续滴注湿化液、气道冲洗、雾化吸入等。同时，病室内湿度也应保持在 50%~70%。

（2）严密监控加热温度，避免水温过高，引起呼吸道烫伤。

（3）及时清理呼吸机道管和积水器中的积水，始终保持湿化瓶和呼吸机道管低于气管导管水平，防止管道中冷凝水灌入气道。

九、呼吸机的撤离

（一）撤离呼吸机的指征

1.病人的病情明显好转，原发病也得到了有效控制。

2.神志清楚，循环功能稳定，咳嗽反射良好。

3.自主呼吸恢复，并且呼吸频率<25 次/min、肺活量≥10 ml/kg、潮气量>5 ml/kg、每分通气量>10 L/分、最大吸气负压>20~25 cmH$_2$O。

4.吸入 40%的氧时，PaO$_2$>60 mmHg，PaCO$_2$<50 mmHg。

5.酸碱失衡基本纠正，pH 值接近正常。

6.无严重肺部及全身并发症。

（二）撤离呼吸机前的准备

1.心理准备 撤机会给病人带来心理负担，尤其是慢性疾患的病人，他们用机时间较长，常会对呼吸机产生依赖心理，造成脱机困难。护理人员要耐心做好心理护理，使病人了解撤机的重要性和必要性，让其明白万一撤机失败还可以再次上机，从而消除他们对撤机的顾虑，鼓励其主动配合撤机。

2.生理准备 撤机前积极进行生理准备非常重要，可为成功撤机打下良好的基础。如：①控制呼吸道感染，减少气道分泌物，解除呼吸道平滑肌痉挛和喉头水肿，保持呼吸道通畅，防止撤机后因气道堵塞而失败；②通过使用 AMV、CPAP、SIMV 等通气模式，锻炼病人的自发呼吸，保证安全有效的撤机。③积极纠正低血钾，适当补充氨基酸、白蛋白等营养物质，提高呼吸肌做功的能力，以助于撤机的成功。

（三）撤离呼吸机的方法

撤离呼吸机首先要脱机，然后才能除去人工气道，最终撤机。具体方法如下：

1.间断脱机 是指将呼吸机与气管插管接头分开一定时间，让病人自由呼吸的方法。每次脱机的时间应逐渐延长，直至脱机数小时后病情无特殊变化，方可考虑拔管。脱机应该在白天进行，以便观察病情。

2.除去人工气道 对气管插管的病人，在除去人工气道之前应进行咳嗽训练，然后充分清理口、口咽和鼻咽部分泌物，松开气囊，再彻底清理气管和支气管分泌物，嘱病人深呼吸，在病人呼气末拔除气管插管。对气管切开者，首先逐步改换小号内套管，若无不适，可试行堵管。如果堵管 24 h 病人无呼吸困难、能有效咳嗽、病情稳定，则可拔管。拔管时，要充分吸痰，清洁伤口周围皮肤，拔除道管并处理创面。

（四）撤离呼吸机后的护理

1.除去人工气道后，立即进行鼻导管给氧，防止病人不适，甚至出现呼吸困难。

2.积极给予口腔护理，预防口腔感染和继发性肺部感染。

3.肺部物理疗法撤离呼吸机后要定时为病人翻身、叩背和雾化吸入，以协助病人排痰，防止肺部并发症。

十、呼吸机的消毒与保养

1.呼吸机是用于抢救和治疗危重病人的重要仪器，一定要专人管理，定期维护，保持其性能的完好，常备不懈。

2.使用中的呼吸机其管道和衔接管应定期更换，并清洗、消毒后待用。同时，要定期更换或消毒呼吸机上的过滤器、过滤管道和传感器。

3.由于病人的咳嗽常常会严重污染呼吸机，呼吸机停止使用后一定要彻底清理、消毒方可用于其他病人。

4.做到"五防"，即防尘、防水、防热、防震、防潮。保持各部件清洁无灰尘，外部可用湿纱布轻轻擦净后用紫外线消毒。主机上不能放置任何物品，备用期间罩好机罩，定期通风、通电，不随意搬动。

第七节　洗胃术

洗胃术是将洗胃液经口饮入或通过胃管注入胃内反复冲洗胃，以排除胃内容物，减轻或避免　吸收中毒的方法。对于急性中毒，如吞服巴比妥类药物、有机磷杀虫药物中毒等，洗胃是一项极　重要的抢救措施，一般服毒后6 h内均应洗胃。

一、目的

1.清除胃内毒物或刺激物，避免或减少毒物吸收。

2.抽取胃内容物进行毒物鉴定。

二、适应证和禁忌证

（一）适应证

口服毒物，无禁忌证者。

（二）禁忌证

1.强腐蚀性毒物（强酸、强碱）中毒者。

2.中毒所致的惊厥未控制者。

3.食管胃底静脉曲张、上消化道出血、胃癌病人。

4.严重心脏疾患。

三、方法

急救时根据病人情况、急救场所与设备条件采用不同的洗胃方法。常用的方法有口服催吐　洗胃法，胃管洗胃法。

（一）口服催吐洗胃法

此法常用于服毒量少清醒而能合作者，现场救护无胃管情况下。

1.用物 10 000~20 000 ml 洗胃液（温度为 25~38℃）、量杯、压舌板、毛巾、橡胶围裙、水　温计、盛水桶、标本瓶2个。

2.操作程序

（1）向病人解释，取得合作。

（2）病人取坐位，戴好橡胶围裙，置盛水桶于病人座位前。

（3）嘱病人自饮洗胃液约300~500 ml后引吐，不易吐出者，用压舌板压其舌根引起反射性呕吐，如此反复，直至呕吐液与洗胃液的颜色、气味、澄清度一致为止。

（4）协助病人漱口，擦脸，必要时更换衣服，卧床休息。

（5）记录洗胃液名称，液量以及呕吐物的颜色、气味和病人的一般情况等。必要时留标本送检。

（二）胃管洗胃法是将胃管由鼻腔或口腔插入胃内将大量洗胃液灌入或注入胃内以冲洗胃的方法。

1.自动洗胃机洗胃法 是利用电磁泵作为动力源，通过电路的控制，使电磁阀自动转换动作，分别完成向胃内冲洗药液和吸出胃内容物的洗胃过程。此法洗胃速度快，效率高，抢救及时。

（1）用物 自动洗胃机、洗胃管（用无菌巾包裹）、治疗碗1（内置纱布、镊子、压舌板、开口器、牙垫）、治疗碗2个（内盛清水）、20 ml注射器、听诊器、液状石蜡、胶布、标本瓶2个、弯盘、棉签、橡胶围裙、塑料桶2个（一个盛洗胃液，一个盛污水）。

（2）操作程序

1）通电检查自动洗胃机的性能。

2）向病人解释，以取得合作。病人取坐位或半坐位，中毒较重者取左侧卧位，昏迷病人去枕平卧头偏向一侧，将橡胶围裙围于胸前。如有活动义齿应取下。

3）用棉签蘸液状石蜡润滑胃管前端约15~20 cm，嘱病人张口，一手用纱布托住胃管，另一手持镊子夹住胃管前端自口腔轻轻插入，当胃管插入咽喉部时（约10~15 cm），嘱病人作舌咽动作，将胃管推进胃内，胃管插入的深度为45~55 cm，相当于前额发际至剑突的距离。

4）在插管过程中，如发现病人呛咳、呼吸困难、发绀等情况，表示误入气管，应立即拔出，休息片刻后重插。昏迷病人，需要时用张口器助其张口，因吞咽和咳嗽反射消失，不能合作，为提高插管的成功率，在插管前使病人头向后仰，当胃管插入会厌部时（约15 cm），左手将病人头部托起，使下颌靠近胸骨柄，以增大咽部通道的弧度，便于管端沿后壁滑行，缓缓插入至45~55 cm。

5）确定胃管在胃内：①用注射器抽出胃液；②用注射器快速通过胃管向胃内注入20 ml空气，同时用听诊器在胃部听诊有气过水声；③将胃管末端放人盛有清水的治疗碗内，无气泡冒出，则证明胃管在胃内。

6）用胶布固定胃管，必要时用注射器抽胃液送检。

7）将三根橡胶管分别和洗胃机的药管、胃管和污水管口连接，将药管的另一端放入盛洗胃液桶内（管口必须在液面以下），污水管另一端放人污水桶内，胃管的一端和病人的洗胃管连接，调节药量流速。

8）接通电源后按"手吸"键，吸出胃内容物，再按"自动"键，洗胃机开始对胃进行自动冲洗。冲洗时，"冲"红灯亮，吸引时，"吸"红灯亮。等冲洗干净至流出液与洗胃液相近为止，按"停机"键，机器停止工作。

9）洗胃完毕，根据医嘱通过胃管注入对抗剂或导泻剂。拔出胃管时，要反折胃管拔出。协助病人漱口，擦脸。

10）记录灌洗液名称、量，洗出液性质、颜色、气味、量及病人一般情况等。

2.电动吸引器洗胃法是利用负压吸引原理，用电动吸引器连接胃管进行冲洗胃的方法。

（1）用物电动吸引装置一套（电动吸引器、输液瓶、"Y"形三通管、贮液瓶）、洗胃液按需要准备、洗胃管、纱布、镊子、夹子、液状石蜡、棉签、胶布、弯盘、橡胶围裙、压舌板、张口器、输液架、标本瓶2个。

（2）操作程序

1）安装洗胃装置：输液瓶连接橡胶管，下接三通管的主干；洗胃管和三通管的一端相接；三通管的另一端和贮液瓶的橡胶管相接；吸引器连接5 000 ml的贮液瓶。

通电检查吸引器装置是否完好。

2）向病人解释，取得合作。病人取坐位或半坐卧位，中毒较重者取左侧卧位，昏迷病人去枕平卧头偏向一侧，将橡胶围裙围于胸前，如有活动义齿应取下。

3）将洗胃液倒入输液瓶内，然后挂于输液架上，用夹子夹住输液瓶上的橡胶管。接通电源，按"自动洗胃机洗胃法"插入胃管。

4）证实胃管在胃内后，用胶布固定，开动吸引器，使吸引器压力在13.3 kPa左右，将胃内容物吸出，必要时，留标本送检。

5）吸尽胃内容物后，将吸引器关闭。夹住引流管，开放输液管，让洗胃液流入胃内约300~500 ml，夹住输液管，开放引流管，开动吸引器，吸出胃内的洗胃液。如此反复，直至吸出的液体与灌入的液体颜色、气味一致为止。

6）洗胃完毕，应根据医嘱通过胃管注入对抗剂或导泻剂等。拔胃管时应反折胃管拔出。协助病人漱口，擦脸。

7）观察并记录洗胃液的名称，液量和吸出液的颜色、气味、量及病人一般情况。

3.漏斗胃管洗胃法是利用虹吸原理，将洗胃溶液灌入胃内后再吸出来的方法。

（1）用物按需要备洗胃溶液、漏斗胃管、量杯、纱布、镊子、液状石蜡、压舌板、张口器、棉签、弯盘、橡胶围裙、盛水桶。

（2）操作程序

1）向病人解释，以取得合作。病人取坐位或半坐位，中毒较重者取左侧卧位，昏迷病人去枕仰卧位，头偏向一侧。将橡胶围裙围于胸前，如有活动义齿应取下，盛水桶放在床边。

2）按"自动洗胃机洗胃法"插入胃管。

3）证实胃管在胃内后，即可洗胃，先将漏斗放置低于胃部的位置，挤压橡皮球，抽尽胃内容物，必要时留标本送检。

4）举漏斗高过病人头部30~50 cm，将洗胃液缓慢灌入漏斗约300~500 ml，当漏斗尚余少量溶液时迅速将漏斗降低至胃的位置，倒置于盛水桶内。利用虹吸作用吸出胃内洗胃液。若引流不畅，可挤压橡皮球，再高举漏斗灌入洗胃液，如此反复，灌洗，直至流出与灌入液颜色、气味一致为止。

5）洗胃完毕，根据医嘱通过胃管灌入对抗剂或导泻剂等。拔出胃管时，要反折胃管拔出协助病人漱口，擦脸。

6）观察并记录灌洗液名称、液量和吸出液的颜色、气味、量以及病人一般情况等。

四、护理

（一）术中护理

1.严格掌握洗胃的适应证、禁忌证及操作方法。

2.根据毒物种类不同正确选择洗胃液，当中毒物质不明时，可选用生理盐水或温开水，待物质明确后，再采用相应对抗剂洗胃。

3.插管动作要轻柔，避免损伤食管黏膜。

4.洗胃过程中，要观察病情变化，注意洗出液的颜色、气味，如出现血性洗出液，应立即停止洗胃，通知医生及时处理。

（二）心理护理

对于误服中毒的病人，因突然发病而精神紧张、恐惧或怨恨心理，对于自服中毒的病人，心情变化则更复杂，个别病人消极情绪极严重，有再自杀的可能。加上洗胃本身使病人很痛苦，有时难以忍受。因此，护士应评估病人的精神心理状态，了解中毒的原因、家庭、社会文化背景，病人对中毒的了解程度以及心理需要，做好心理护理。

1.向病人讲解洗胃的目的及重要性，以取得病人的主动配合。

2.鼓励安慰病人，为其提供感情的支持。

3.做好家属及其亲人的工作，消除病人的后顾之忧。

4.对消极情绪极严重的病人，选择对病人有感情的陪护，鼓励病人认识自身价值；保管好病房内危险物品，以免被病人利用，防范病人再度不测，严密观察病人的心理变化，发现异常及时给予引导，消除再轻生的念头。

5.在护理过程中，应注意保护病人的隐私权，不追问病人不愿谈及的问题。

第八节　闭式胸膜腔引流术

胸部损伤、感染及其他疾病，可使气体、液体进入或积聚于胸膜腔，导致气胸、血胸、脓胸等；根据伤侧胸膜腔积气或积液的量的不同，伤侧肺及健侧肺受压的严重度可以不同，胸膜腔的负压改变也不同；大量气体、液体积聚于一侧胸膜腔时，伤侧肺明显受压，呼吸功能明显受限，同时因纵隔被压向健侧，使健侧肺的功能亦部分受限；张力性气胸则使伤侧肺完全受压、健侧肺明显受压，呼吸受限更严重；胸内负压明显减小、消失或呈正压时，静脉回心血量和心搏出量亦下降；严重的呼吸、循环功能障碍或衰竭，有可能导致病人短时间内死亡。

因此，胸膜腔大量积气、积液时应行紧急闭式胸膜腔引流。引流时，借助水封瓶内的液体，使胸膜腔与外界大气隔绝，当胸膜腔积气、积液压力升高时，气、液即被排入瓶内，胸廓运动及肺膨胀可加速气、液向外引流；一旦胸膜腔恢复负压，瓶内液体将阻止外界空气经引流装置进入胸膜腔；由于引流管有足够的垂直长度，以及地心引力作用，使瓶内液体无法返流到胸膜腔，仅在引流管下端形成一定高度的水柱。

一、目的

1.排除胸腔内的气体和液体，使压缩的肺脏复张。

2.维持纵隔在固定的位置。

3.防止胸腔感染，减少胸膜粘连。

二、适应证

用于气胸、血胸或脓胸需要持续排气、排血或排脓者。

三、术前准备

（一）用物准备

1.无菌用物胸腔引流管、无菌水封瓶引流装置、5 ml 注射器及针头、孔巾、血管钳、持针器、缝合针线、手术刀、镊子、纱布、手套、棉球。

2.麻醉剂 1%普鲁卡因。

3.皮肤消毒剂碘附。

（二）病人准备

1.向病人解释，取得合作。

2.根据体征和胸部 X 线检查，明确脓胸、气胸的位置，选择插管的肋间隙。液体处于低位，一般选在腋中线和腋后线之间的第 6~8 肋间插管引流；气体多向上积聚，以在前上部胸腔引流为宜，常选锁骨中线第 2 肋间。

四、操作步骤

1.病人取半卧位，局部消毒，戴无菌手套，铺巾。

2.局部麻醉，在选定的肋间以 1%普鲁卡因 3~5 mL 浸润全层胸壁。

3.作一长约 2cm 小切口，插入血管钳分开肌层，再沿肋骨上缘分入胸膜腔，将胸腔引流管沿切口插入胸膜腔内 4~5 em。

4.缝合切口并固定胸腔引流管。

5.连接无菌水封瓶引流装置，连接时，水封瓶应放在低于胸腔的位置，胸腔引流管与水封瓶没水长玻璃管相连，长玻璃管没水深度为 1~2 cm，接通后，即见管内水柱上升，并随呼吸上下移动。无菌水封瓶引流装置有单瓶式和双瓶式两种。单瓶式设备简单，使用方便，其缺点是胸液与水相混，不易观察胸液性质，胸腔积液多时，引流入水封瓶内也多，使瓶中液平面不断升高，玻璃管浸水深度也随之升高，增加了排气阻力，要经常调节长玻璃管在水封瓶下的深度，否则会影响气体排出。双瓶式设备较复杂，但可纠正单瓶式引流的缺点，其效果与单瓶式相同。目前已有各种一次性塑料胸腔引流装置供临床应用，使用十分方便。

为了持续保持一定负压，排除胸腔内气体与液体，促使肺膨胀，可加用负压吸引水封瓶装置，即将水封瓶连接于一负压调节瓶。调节瓶的两根短玻璃管分别连接水封瓶上短玻璃管和负压吸引器，长玻璃上端与大气压相通，下端插入水面下 10~15 cm，按水柱深度来调节抽吸的负压。

五、护理

（一）术中护理

1.严格无菌操作规程。

2.长玻璃管插入水封瓶液面不宜过深，否则不利减压排气；胸腔插管进入 4~5 cm 即可，插管太深顶住肺组织，可引起气急、疼痛，不利肺复张。

3.导管连接必须牢固，必要时可用胶布固定或丝线结扎。

4.连接插管与水封瓶的导管应保持一定的长度，不影响病人的活动，如病人坐起，起床大、小便等。

（二）术后护理

1.严密观察 水封瓶长玻璃管水柱的波动情况，保持引流通畅，长玻璃管内的液面随呼吸上下移动是引流通畅的标志。如每次呼气时均有气泡排出，说明胸腔压力高，胸膜破口未闭；如玻璃管内液面升高，可随呼吸上下移动而无气泡排出，提示胸膜破口已闭，胸腔压力高；如呼吸时，水柱无波动，呈负压，用力咳嗽也不动，提示肺扩张或引流管阻塞；如水柱无波动，其液面与瓶内液面等高，提示引流管漏气或引流管脱出胸膜腔。

2.及时处理 引流不畅，不通畅的原因多系胸腔插管内端被纤维性渗出物或血液、脓液阻塞，可注入少量空气冲开；如胸腔插管脱出，应更换消毒管重插；如导管连接处堵塞，应立即更换；导管扭曲受压亦使引流不畅。

3.观察病人病情变化，注意呼吸、神志的变化。

4.导管水封瓶 1~2 天更换一次，详细记录引流量、颜色。

（三）心理护理

病人因气胸引起疼痛、呼吸困难而烦躁不安，产生焦虑与恐惧的紧张心理，闭式胸腔引流术因创伤对病人无疑是一种心理刺激，因此，护士在操作前向病人耐心解释闭式引流术的目的、操作要点，说明采取此治疗措施，可很快缓解病情，使病人心中有数；鼓励安慰病人，使其增强战胜疾病的信心，从而消除焦虑、恐瞑的紧张心理。在操作时，护士要保持镇静，态度诚恳，动作轻柔，技术熟练，给病人以安全感和信赖感，指导病人配合操作，争取最佳的治疗效果。操作完毕，给予解释，安抚病人。

第九节　创伤急救技术

一、止血术

（一）目的

防止伤口继续出血；防止急性大出血引起休克。

（二）适应证

各种类型的出血。

出血按其部位分为外出血和内出血。外出血见于身体各部位开放性损伤，不论伤口大小及深浅，均可从体表伤口处看见出血情况，但若伤口深创腔大而创口小，则出血可能主要积于创腔内，体表创口处出血情况并不能完全反映创腔内出血情况；另者，如头皮开放伤，伤口小而浅时外出血却可能较为凶猛。内出血见于闭合性损伤，包括表浅的闭合伤、深部组织或内脏闭合性损伤，所出血液积于组织间隙或体腔内，据受伤史、循环状态不稳定、穿刺及其他检查可诊断内出血，体表不能直接看到所出血液，但较浅的闭合伤内出血时，体表可发现血肿隆起、波动感等；有些内脏损伤的内出血可表现为咯血、呕血、便血、血尿等。

根据出血血管的性质，出血又可分为动脉、静脉、毛细血管出血。动脉出血时血色鲜红，呈喷射状，压力高、速度快；较大动脉出血可在短时间内造成大量失血，易危及生命。静脉出血时血色暗红，呈持续涌出状，速度相对较慢、危险性相对较小。毛细血管出血时血色较为鲜红，血液自创口渐渐流出，出血点多而小；出血有可能自行停止。

本节主要阐述外出血的止血。

（三）术前准备

1.用物准备　绷带、充气止血带、橡皮止血带、止血钳。紧急情况下可用干净的毛巾、布料、衣物代替。

2.病人准备　向病人解释止血的目的、操作要点，取得病人的合作。鼓励安慰病人，消除病人的紧张心理。

（四）止血方法

1.加压包扎止血　较小的伤口出血，先用消毒液涂擦创口周围皮肤，无菌敷料覆盖在伤口上，再用绷带或三角巾包扎，包扎的松紧度以能达到止血的目的为宜。适用于小动脉、中小静脉、毛细血管出血。此法是伤口出血的首选止血方法，既能止血，又包扎了伤口，可防止伤口进一步污染和损伤；伤口内有碎骨片时不宜用此法，绷带或三角巾打结勿打在伤口处。

2.指压止血　以一至数个手指、手掌或拳头压住经过骨骼表面的动脉破口或断裂处的近心端，适用于中等或较大的动脉出血；部位准确、用力适当时即可起到有效临时止血作用，因不能持久，仅可作为应急措施。

（1）头颈部出血 以拇指或食指在伤侧耳前正对下颌关节的颞浅动脉搏动处进行压迫，可用于颞部及头顶部的止血；头顶部因血循丰富，必要时可另加伤处敷料直接压迫。

（2）颜面部出血 拇指或食指在伤侧下颌角前方 1.2 cm 凹陷处压迫面动脉止血。

（3）头面部出血用拇指或其余四指在气管与胸锁乳突肌之间相当于甲状软骨的平面，将颈总动脉压向颈椎横突，一般用于头面颈部大出血，但不可同时压迫两侧颈总动脉，以免影响脑的供血。

（4）头后部出血可用拇指压迫同侧耳后乳突下稍往后的枕动脉搏动处止血。

（5）肩部、腋部、上臂上部出血拇指在锁骨上凹处向下向后摸到锁骨下动脉搏动点，其余四指放在病人颈后，将锁骨下动脉压向第一肋。

（6）上肢出血拇指或其余四指在上臂肱二头肌内侧沟处，将肱动脉压向肱骨，用于上臂下部、前臂、手部出血；两手拇指分别压迫腕横纹稍上方的内、外侧搏动点（尺、桡动脉），用于手部止血。

（7）下肢出血髋关节稍屈曲、外展、外旋，双手拇指或双手掌重叠用力压迫腹股沟韧带中点稍下方的股动脉搏动处，用于大腿、小腿、足部出血；在腘窝处双拇指摸住搏动的腘动脉，向下按压，可用于小腿、足部出血；双拇指或双食指分别压迫足背中部近脚腕处的胫前动脉和足跟内侧与内踝之间的胫后动脉，用于足部出血。

3.屈肢加垫止血法 肘、膝关节以下较大出血，上臂前臂、大腿小腿无骨关节损伤时使用。在肘窝或腋窝放纱布垫、绷带卷（或毛巾、衣物）等，然后屈曲关节，借衬垫物压迫动脉，用三角巾或绷带将肢体固定于屈曲位。此法可能压迫神经，且不便于搬运，故须谨慎使用。

4.止血带止血法 四肢大动脉出血而上述止血方法无效时可临时使用，因有一定危险性，只能作为应急措施。使用止血带不当可造成远端肢体组织缺血、坏死，严重者可导致急性肾衰竭而死亡。

（1）充气止血带压迫均匀、有效、安全，有压力表指示压力大小，方便调节。

（2）橡皮止血带松紧度不易准确掌握，有一定危险性，仅在十分必要时使用。

（3）无弹性止血带可使用绷带、三角巾等布类带，在肢体上缠绕后勒紧或绞紧，虽方法简便、止血较可靠，但因无弹性，危险性更大；更不可随意使用绳索、金属丝等进行勒、绞。

1）勒紧止血法：在伤口上部用绷带或三角巾叠成带状或用布料等勒紧止血，第一道绕扎为衬垫，第二道压在第一道上面，并适当勒紧。

2）绞紧止血法：将三角巾叠成带状，在伤口上方绕肢体一圈，两端拉紧打一活结，并在一头留一小套，取细杆状物作绞棒插进带圈内，提起绞棒绞紧，再将绞棒一头插入小套内，并拉紧小套固定绞棒。

（4）注意事项

1）衬垫：橡皮止血带不能直接扎在皮肤上，需用敷料或衣物等作衬垫。有条件者可使用带塑料槽板的橡皮止血带，效果更佳。

2）部位：止血带扎在伤口的上方，尽量靠近伤口，但上臂不可扎在中1/3处，以免损伤桡神经。

3）压力：充气止血带止血时的一般压力为：上肢 250~300 mmHg，下肢 400~500 mmHg；其他无压力表的止血带以刚好阻止动脉出血为宜。

4）标记：上止血带的伤员胸前挂红色布条标记，以便优先处理和后送。上止血带的伤口处亦应作好明确标记，记录好使用止血带的时间和部位，每小时松解 1~2 min，松解时伤口处用敷料加压以防大出血，若松解时发现伤口处出血已明显减轻或停止，可改用加压包扎或其他止血方法；松解后须再次绑扎时宜在另一稍高平面绑扎。若肢体严重毁损考虑已不能保留，在伤口上方扎止血带后中途可不必松解，直至手术截肢。

5.钳夹结扎止血 若能清楚看到伤口内出血的血管断端，可用简易现场急救箱（包）中的止血钳、结扎线进行钳夹结扎止血，其方法类似于后送到医院后清创时的操作。结扎止血后再包扎伤口。损伤组织辨认不清者不宜使用此法，随意钳夹有可能损伤重要血管和神经。

6.填塞止血 口腔、腋窝、大腿根等处的出血，用以上其他方法不易止血时，可用无菌敷料等填塞入伤口内，外盖敷料后再以绷带、三角巾等加压包扎。

二、包扎术

（一）目的

防止伤口进一步损伤、污染；固定敷料；压迫止血；减轻疼痛。

（二）适应证

重伤者在转送医院途中、轻伤者在继续工作劳动时，伤口有可能进一步遭到损伤、污染，或伤口有明显出血须加压包扎止血。部分伤口因部位特别或伤情、诊治需要，可采取暴露疗法而不需包扎。

（三）术前准备

1.用物准备

（1）无菌纱布用绷带等固定带进行包扎时伤口上均须覆盖无菌敷料，若无无菌用品，应急时可用干净的布类、毛巾等临时替代。

（2）绷带为较常用的包扎用物。石膏绷带（硬绷带）用于固定骨折；用于急救包扎的绷带常为软质纱布绷带，战地所用为橡皮布包好的消毒压缩绷带，非战地所用普通绷带并非严格无菌用品，长度一般为 6 m，宽度则有 3~10 cm 数种不同规格，可根据伤员伤口部位及大小进行选用。

（3）三角巾 标准制式三角巾由边长 1 m 的正方形白布对角剪为两块制成，顶角处有用于打结固定的细布带；使用时根据需要可折叠成宽条带、窄条带、燕尾巾等形状。

（4）丁字带、多头带等一般用于特殊部位的包扎。

2.病人准备 向病人解释包扎的目的、操作要点及注意事项，取得病人的合作。

（四）包扎方法

1.绷带包扎法

（1）环形法 下一圈完全压住前一圈绷带。为使固定更为牢固，可将始端稍呈斜状，斜角翻折压于2、3圈之间。尾端用胶布贴好固定或开叉打结固定。此法一般用于伤口处肢体周径相同的部位，亦用于其他包扎法的起始和终结部位。

（2）螺旋法每圈绷带压盖前一圈的1/3~1/2。用于上下周径相近的躯干、四肢伤口的包扎。

（3）蛇形法下一圈绷带与前一圈不重叠或有明显间隔，用于邻近两处伤口包扎的过渡，或用于固定敷料、夹板等。

（4）螺旋反折法基本同螺旋法，但每绕一圈绷带时以一定角度反折一次，每次反折的部位宜在同一方向（既美观又能可靠固定），反折处不要在伤口上或骨隆突处。此法主要用于上下周径明显不等的肢体部位如前臂或小腿等处。

（5）回返法用于包扎头部和残肢。

（6）8字法在关节的上下部作8字形来回缠绕，用于包扎屈曲的关节部位。

2.三角巾包扎法

（1）头顶部包扎三角巾底边中点放在额部，顶角经头顶拉到枕后，底边经耳上向后扎紧压住顶角，在颈后交叉再经耳上绕至额部打结；最后将枕后的顶角向上反折嵌入底边内。

（2）头部风帽式包扎三角巾顶角和底边中点各打结，顶角结放于额前，底边结放在枕后，两底角向下拉紧包住下颌部，交叉绕至枕部打结。

（3）面部包扎三角巾顶角打结套在下颌部，底边经面部、头顶部拉到枕后，底边两端在枕部拉紧交叉绕至额部打结，口、鼻、眼部开窗。

（4）单眼包扎三角巾折成4指宽带状，取1/3斜放在伤眼部，下侧长端经健侧耳上绕至伤侧耳上打结。

（5）双眼包扎4指宽带中央部盖住伤眼，一端经耳下、枕后、对侧耳上绕至额部压住上端，另一端经枕后绕至对侧耳下与反折的上端打结。

（6）下颌包扎4指宽带一端1/3放于下颌前，长端经耳前、头顶绕至对侧耳前与另一端交叉，两端分别经颌部、枕部在另一侧耳上打结。

（7）单肩包扎燕尾中夹角向上放于伤肩，燕尾底边包绕上臂上部打结，两燕尾角分别经胸、背拉到对侧腋下打结。

（8）胸、背包扎三角巾底边向下，围绕胸部于背后打结，顶角绕过肩部以顶角小带与底边打结。

（9）腹部包扎三角巾顶角向下底边横放腹部，拉紧底角至腰部打结，顶角绕过会阴以顶角小带与后方底角结再次打结，然后将会阴部三角巾剪一裂。

（10）臀部包扎燕尾夹角向上放于臀部，燕尾两底边在大腿根部打结，两燕尾分别经腹部和臀部拉至对侧髂骨上打结。

（11）上、下肢包扎三角巾折成带状，中段斜放伤部，两带端分别压在上、下两边绕肢体一周呈 8 字形包扎打结。

（12）手（足）包扎 手（足）放于三角巾中央，顶角朝向指（趾）端并经指（趾）端绕过，盖住手（足）背，两底角交叉压住顶角绕至腕（踝）部打结。

（五）注意事项

包扎时应做到：轻巧快捷，松紧适宜，牢固可靠，舒适美观。结打在不易受压部位，有出血的伤口应加压包扎，骨隆起或凹陷处宜加软垫。

三、固定术

（一）目的

伤肢伤处制动，减轻疼痛，防止骨折断端进一步损伤血管、神经以及重要脏器，利于防治休克，便于伤员搬运。

（二）适应证

现场明确诊断有骨折或高度怀疑有骨折者，急救时均须作临时外固定，四肢骨折应作可靠固定，脊柱损伤和骨盆骨折则可作相对固定。

（三）术前准备

1.用物准备 夹板、绷带、三角巾、敷料软垫等。夹板有木质夹板、金属夹板、可塑性或充气性塑料夹板。用作捆绑夹板的横带、悬吊肢体的吊带。敷料类软垫用于衬垫在夹板与伤肢骨隆突之间。抢救现场若无以上用物，可因地制宜用竹竿、木棒、农具、布带、毛巾等替代，亦可将受伤上肢固定于躯体、受伤下肢固定于对侧健肢上。

2.向病人解释固定的目的、操作要点及注意点，取得合作。先抗休克、止血、包扎，后固定。

（四）固定方法

1.锁骨骨折 用敷料垫于两腋下前上方，骨折处放一薄垫，绷带从健侧背部经腋下、肩前、肩上绕至背后，再经患侧腋下、肩前、肩上绕至背后，使绷带在背后交叉呈 8 字形，缠绕 2~3 周后绷带两端打结或用胶布粘贴好。

2.上臂骨折 用两块夹板分别置于上臂内外侧，夹板上下端用横带固定，屈肘 90°，用三角巾将前臂悬吊，并固定于胸前。

3.前臂骨折 用两块夹板分别置于前臂掌侧和背侧，夹板两端用横带固定，屈肘 90°用三角巾将前臂悬吊于胸前。

4.大腿骨折 两块夹板分别置于下肢内外侧，或仅置一从腋下至足跟的长夹板于伤肢外侧，用多根横带固定；病人平卧，踝关节 90°背屈，足尖向上。

5.小腿骨折 方法基本同大腿骨折固定，但应选用稍短的夹板。

6.脊柱骨折 以三人平托法或整体滚动法将病人平卧于木板上，躯体下方置软垫维持脊柱生理弯曲弧度，躯体两侧置软枕防止脊柱扭曲。

（五）护理

1.有明显骨折畸形时，可沿肢体正常轴线方向牵直后再固定。

2.夹板长度、宽度应与肢体相适应；现场临时固定所用夹板，其长度应超过骨折部的上下两个关节。

3.夹板与肢体皮肤之间应衬以软垫，骨突部位应加固定垫。

4.横带绑扎松紧应适度，过松起不到固定作用，过紧则阻碍肢体血液循环。肢体骨折固定时应将肢端外露以便观察末梢循环。

四、清创术

开放伤口一般分为三类。清洁伤口一般系指手术切口，手术完毕时直接缝合即可。污染伤口指受伤后 6~8 h 以内，伤口有细菌污染而尚未发展成感染，但伤口内存在细菌、失活组织、异物等，不利于伤口愈合；感染伤口指伤口已感染甚至化脓，包括延迟处理的开放伤口和继发感染的手术伤口，须经换药处理方能愈合。

污染的开放伤口通过处理使其变为清洁、闭合伤口，即为清创术。一般伤口的清创宜在伤后 6~8 h 内进行；血运丰富、污染轻、失活组织少的伤口，只要伤口的污染未发展为感染，均可考虑做清创处理。

（一）目的

经伤口清洗、清除伤口内异物、切除失活组织、止血、缝合伤口等处理，以促进伤口的愈合。

（二）适应证

各种污染伤口。

（三）术前准备

1.用物准备清创缝合包、麻醉剂、无菌注射器及针头、皮肤消毒液、伤口冲洗液、刀片、缝针、无菌手套等。

2.病人准备

（1）防治休克，全身情况平稳后方可清创。

（2）有活动性大出血时，在抗休克同时紧急清创止血。

（3）分析受伤史、临床表现、实验室检查等，明确诊断，作麻药过敏试验，然后进行清创，伤口情况难以确诊时边探查边清创。

（四）清创的基本原则

1.尽早清创，越早越好。

2.严格无菌操作。

3.清创必须彻底。

4.注意失活组织的判断。

5.尽量保持创伤局部形态及功能的完整，重要的血管、神经、肌腱、器官应尽可能保存；浅部的血管、神经、肌腱、骨、关节囊，应有皮下组织及皮肤的保护。

6.开放性骨折清创时一般不作内固定。

7.缝合时注意组织层次对合；力争一期缝合伤口。

（五）操作步骤

根据伤口部位、大小等，选择适当的体位和麻醉。

1.清洗消毒　创口局部毛发较多时先剃去毛发，以无菌敷料盖住伤口，根据伤口周围皮肤情况，采用擦洗、刷洗、冲洗等方法清洁伤口周围皮肤。揭去伤口上的敷料，以适量无菌生理盐水和刺激性小的无色消毒液反复冲洗伤口，冲走伤口内游离的异物、血块、失活组织。创口周围皮肤常规消毒铺巾。术者戴无菌手套；较大的清创，术者须常规刷手泡手穿无菌手术衣戴无菌手套后进行伤口清理。

2.清理伤口　由浅入深仔细检查伤口，创腔大创口小时需适当扩大创口后再检查，彻底去除伤口内异物及血块，切除失活组织，尚未失活但血循差、污染重的不重要组织亦应适当切除，创缘皮肤不规则不整齐且考虑缝合时张力不大时可适当修剪使之整齐，创腔内进行可靠止血。清理伤口时随时注意用刺激性小的无色消毒液冲洗创口。经以上处理，使伤口尽量类似于无菌手术伤口，简单伤口即可逐层缝合，复杂伤口则需作组织修复，作组织修复前应重新消毒铺巾、更换手套和器械。

3.组织修复

（1）骨直视下解剖复位，一般不作内固定，但若污染轻、清创早，可考虑作内固定。

（2）血管创口内明显出血的非重要血管在清创时均应可靠结扎或缝扎止血；重要的血管损伤时则应力争修补、吻合或移植以重建血循，修补、吻合时应在无张力情况下作外翻缝合。

（3）神经重要神经断裂时，须用锐刀片切齐断端，对准轴线（营养血管为标志）后以 5-0 丝线间断缝合神经鞘。若污染重、清创迟，则断裂的神经应留待二期修复。

（4）肌腱损伤严重的非重要肌腱应予切除；重要肌腱断裂时应行双垂直或双 8 字缝合、缺损过多时应行肌腱移植。污染重、清创迟，断裂的肌腱应留待二期修复。

（5）关节囊彻底清创后关节囊宜作一期缝合，囊外放乳胶片引流。

4.伤口缝合彻底清创、修复重要结构后，创口按组织层次一期缝合；缝合时皮肤有较大张力者应作减张缝合，估计减张缝合仍难缝闭皮肤者，则应作皮肤移植。考虑缝合后伤口内仍有渗液可能时，可留置乳胶片或乳胶管作预防性引流；估计清创后伤口仍有感染可能者，可只缝合深层组织，2~4 日后仍无感染发生再缝合皮下组织和皮肤。

（六）护理

1.清创前注意收集病史，作好护理检查，充分了解全身和局部的伤情。

2.伤情严重时主动配合医生作好病人抢救工作。

3.全身伤情严重、局部因创伤而导致形态和功能明显受损，病人因此而焦虑、恐惧时，应做好解释、安慰工作，争取病人术中的配合。

4.清创时做到认真、仔细、正确、快捷，严格无菌操作，尽可能保证创伤局部形态和功能的完整。

5.清创后注意适当固定和抬高患肢，并注意其血运情况。

6.术后遵医嘱给予抗生素预防感染，并作破伤风预防的常规处理。

7.密切观察伤口愈合情况，清创后的伤口仍发生感染者及时按感染伤口进行处理。

第十节　　体外循环技术

体外循环技术，又称心肺转流术，是将回心的静脉血经上、下腔静脉或右心房引出体外，通过人工心肺机的氧合，再回输体内动脉的一种人工肺循环技术。

一、目的

在一些特殊手术过程中确保重要组织器官的血液供应，维持血液的含氧量，使机体处于正常的生理环境，避免重要器官功能受损，并促进术后生理功能尽快恢复，防止并发症。心脏手术时通过体外循环技术可以创造一个无血手术视野，便于术者进行手术操作。

二、适应证

主要是心脏外科手术，也用于某些大血管手术及一些特殊的非心脏外科手术，如肺肝联合移术等。

三、禁忌证

机体严重感染致脓毒血症者为绝对禁忌证，除此之外，不能耐受低温或严重凝血功能障碍者也不宜进行。

四、装置

1.氧合器 在体外循环中发挥"肺"的功能作用。按照氧合原理可将氧合器分为鼓泡式氧合器与膜式氧合器两种类型。鼓泡式氧合器的氧合原理是气血的直接接触扩散，膜式氧合器氧合时气血不直接接触，而是通过透气性能较好的高分子膜进行氧合，目前在临床上膜式氧合器的应用更加广泛。

2.血泵 在体外循环中发挥"心脏"的功能作用，又称人工心脏，是体外循环的动力部分。

3.其他装置 除氧合器与血泵外，还需要过滤泵、热交换系统和各种管道等与机体的心血管系统共同建立起特殊的循环系统。

五、术前准备

1.加强心理护理，保持病人情绪稳定，缓解焦虑与恐惧。

2.指导病人进行有效咳嗽、深呼吸等术前训练，同时应改善病人的一般状况，加强营养，保证充足睡眠，预防呼吸道感染等。

3.测量病人的身高、体重，检查血常规、血浆蛋白浓度及凝血酶原激活时间（ACT），为灌注师制订体外循环手术方案提供依据。

4.桡动脉与中心静脉穿刺、置管测压及建立静脉输液通道。

5.安装人工心肺机，并进行管道预充，排净空气，调整泵压。

六、术中配合

为减少由于心肌缺血造成的损害，目前广泛应用全身中度低温、心脏局部深低温的方法使心肌得到妥善保护，维持机体温度在28℃左右，心肌温度在15~20℃。机体温度的维持常依赖于低温灌注来实现，心肌温度可由主动脉根部灌注配好的

4℃冷停跳液，使心肌迅速停止跳动，并每 20 min 灌注一次，同时用冰袋或冰泥于心脏外冷敷，或 4℃生理盐水循环灌注，以减少能量消耗。在体外循环开始时应注意先向体内注入一定量的液体，然后再进行静脉引流，以避免血压迅速下降，心脏在未达到预定温度时停跳。体外循环过程中应监测动、静脉压，尿量与体温的变化，观察静脉引流是否通畅，保持有效的灌注压，每 30 min 监测一次 ACT，维持 ACT 于 480~600 s，根据 ACT 的测试结果及时补充肝素量。停止体外循环前首先进行复温，复温时变温水箱内的水温与血温的温差不可过大，应小于 10℃以下，当复温达到一定程度时心脏可自然复苏或电击复苏。然后重新恢复体内肺循环，有效排出心腔内气体，待循环维持稳定后，拔除心内插管，使用鱼精蛋白中和肝素，使 ACT 恢复至 100~130 s，以减少术后伤口出血。

七、术后护理

1.病情监测 密切监测生命体征、心电图、动脉压、中心静脉压，定时听诊心音，并注意神志状态，肾脏功能，呼吸功能，出、凝血功能及血气分析与酸碱平衡状况，及时发现血容量不足、低心排血量、心律失常等异常情况。准确记录 24 h 出入量，术后 3 日内应测量并记录每小时尿量，注意观察尿色与性状。使用人工呼吸机过程中应注意观察病人双侧胸廓是否起伏一致及是否与呼吸机同步，有无人机对抗现象。

2.心包引流的护理 每 15~30 min 挤压 1 次引流管，保持引流通畅，详细记录引流液量的变化。成人术后若每小时引流量大于 100 ml，小儿大于 50 ml，引流液颜色鲜红，有较多血凝块，或伴有血压下降、脉搏增快等表现时，应考虑有活动性出血，立即通知医生采取紧急处理措施。

3.血流动力学监测护理 定时观察穿刺局部有无出血、肿胀、导管有无脱出，保持局部清洁干燥，防止污染，拔管后应加强局部压迫，防止出血。

4.呼吸道护理 保持呼吸道通畅，使用人工气道时应注意妥善固定，防止导管脱出或移位，定时吸痰，拔管后应加强雾化吸入，定时拍背，促进咳嗽排痰，并加强呼吸功能训练，防止发生呼吸道感染或肺不张。

八、并发症的防护

1.出血 体外循环后引起出血的原因常与止血不善、凝血机制紊乱有关。可采用手术止血和止血药止血，或者根据 AcT 检查结果给予鱼精蛋白治疗。

2.栓塞 气体栓塞多发生在脑部，常见的原因有：心内排气不彻底、人工心肺机排气不彻底、人工肺内血平面低于动脉输出口。处理的方法：将病人置于头低脚高位，给予头部低温保护，必要时采取脱水、镇静、解痉等对症治疗。

3.灌注 肺是体外循环术后较为常见的肺部并发症。包括：肺不张、肺炎、肺水肿、肺栓塞等。术后应立即行胸部 x 线检查，了解肺膨胀的情况，一般需使用人工呼吸机辅助通气 2~24 h。护理人员应注意观察双侧胸廓随呼吸运动的起伏状况，拔除气管插管前应及时吸痰，保持病人呼吸道通畅，拔管后要鼓励病人咳嗽，协助病人有效排痰。

4.低心排血量综合征 引起术后低心排血量的原因主要包括心肌损害、血容量不足、心脏压塞、心律失常、严重电解质紊乱等。术后应加强防护，以免影响手术效果，威胁病人生命安全。

（1）心脏功能监测 体外循环术后血流动力学监测应重点注意心率、心律、动脉压、中心静脉压、心排血量等变化，以便及早发现病情变化，及时根据原因进行抢救处理。

（2）合理补充血容量应根据液体出入量情况和血流动力学监测结果，结合病人的病情补充血容量，既要保证血容量充足，又要防止血容量过多造成的心脏损害，尤其对于心功能不全者，要严格控制液体入量，以减轻心脏负担，必要时应遵医嘱酌情使用利尿剂。

（3）尽量缩短人工呼吸机正压通气时间 由于机械通气时胸膜腔内压力增高，使回心血量减少，导致心排血量减少，因此，体外循环术后如病人自主呼吸恢复，应及时停止正压通气，及早撤除呼吸机。

5.心律失常 体外循环术后由于心脏组织受缺氧、酸中毒、电解质紊乱、机械刺激等影响，易发生心律失常。常见的心律失常有房室传导阻滞、室上性心动过速、心房纤颤、室性期前收缩，严重时可发生室性心动过速，甚至发生室颤。护理人员应注意监测心律变化，发现异常时应及时报告医生，采取有效的急救措施。

6.心脏压塞术 中止血不好或病人出现凝血功能障碍及心包引流不畅是导致心脏压塞的主要原因。心脏压塞时可表现为：心搏微弱，听诊心音遥远，静脉压增高，动脉压降低，脉压减小。护理人员应密切监测病人的病情变化，保持心包引流通畅，促进心包内积血排出。如心包内积血形成较大的血块而无法引流时，应报告医生，立即采取手术方法进行抢救。

第十一节 血液净化技术

血液净化技术是指将血液引流至体外，并通过净化装置来排除体内的代谢产物、毒物及过多的水分，调节机体内环境，从而达到抢救和治疗的目的。

一、血液透析

（一）目的
通过血泵将血液从体内引出进入透析器，使血液与透析液在半透膜两侧以相反的方向运动，利用弥散及超滤原理，使血液中的小分子物质与水分子能够通过半透膜进入对侧透析液，利于去除血液中多余的水分与溶质，达到清除体内代谢产物及毒性物质，纠正人体水、电解质平衡紊乱的目的。

（二）适应证
主要适用于急性肾功能衰竭、慢性肾功能衰竭、急性药物中毒及肾移植准备阶段的病人。

（三）禁忌证

严重低血压、休克、心肌梗死、心力衰竭、心律失常、出血或感染时不宜进行血液透析。

（四）装置

1.血液透析　机能按一定比例稀释透析液，使其达到治疗要求，并能控制透析液与血液的温度、流量、超滤量及肝素用量，同时还具有监测功能。

2.透析器主要由半透膜、支架与外壳组成，常用空心纤维型透析器。

（五）术前准备

1.透析器准备　仔细检查透析器的外包装有无破损，彻底冲洗透析器，连接透析装置与管道系统，以生理盐水进行预冲洗，排除其内空气。透析血液在体外进行循环，为避免发生凝血，透析前应用肝素盐水冲洗整个系统。

2.透析溶液准备　透析液的主要成分包括水、碳酸氢盐或醋酸盐、钠、钾、钙、镁、葡萄糖等。

3.病人准备　透析前应为病人补充适量蛋白质，控制水分的摄入，消除紧张心理，同时应称重并记录透析前体重。对于无出血倾向者常采用在透析前静脉内注入 15~20 mg 肝素的方法进行血液抗凝。

4.建立血液通路　即建立将血液从体内动脉引出至透析器，再经静脉系统回输体内的循环通路。常用临时性血液通路、动—静脉外瘘或内瘘及移植血管等方法建立血液通路。

（六）术中配合

1.病情观察　透析过程中应严密观察并记录病人的生命体征，对于急性透析者应每 15 min 测一次血压，以便调节脱水速度。观察穿刺局部有无渗血、血肿，倾听病人主诉，并监测透析液的温度、压力等，注意有无漏血及凝血现象。

2.透析血流速度调节　透析开始时应控制血流速度 50 ml/min，逐步根据病人情况将速度调至所需流量 200 ml/min。

3.透析时间控制　首次透析时间不宜过长，一般透析 2 h，第二次透析可增至 3 h，以后透析时间可延长至 4 h，但每次透析时间不应超过 4 h。

4.血液抗凝　对于无出血倾向者，可通过肝素泵每小时注入肝素 10 mg，于透析结束前 1 h 停用。

5.血液回输　透析结束时应将体外循环的血液回输体内，一种方法可以通过生理盐水回输，此法需输入生理盐水 100~200 ml；另一种方法是用空气回输血液，先断开动脉血管通道，通过血泵低速运行，利用空气将血液回输体内。

6.透析记录　透析结束后要记录透析时间、超滤量、肝素用量、体重等。

（七）术后护理

1.局部压迫止血　拔除动脉和静脉穿刺针时，应立即对血管穿刺点进行压迫止血，静脉穿刺点应压迫 10~15 min，动脉穿刺点压迫时间应至少 30 min，并辅以沙袋进行压迫 2~4 h。

2.病情观察与记录　密切观察病人的生命体征及血管穿刺处情况，留取血标本进行生化检查，了解血液净化效果。

（八）并发症的防护

1.低血压　与透析过程中血容量迅速减少有关。病人表现为恶心、呕吐、胸闷、面色苍白等。应严格掌握超滤量，避免超滤过多、过快，透析液可选用碳酸氢盐溶液，一旦出现明显的低血压症状时，应减慢血流速度，将容量超滤率调至零。

2.平衡失调综合征　与透析前后血液与脑脊液 pH 变化及血液与组织液中尿素、钠等含量变化有关。主要表现为恶心、呕吐、躁动不安、头痛、抽搐、甚至昏迷等神经系统症状。主要预防措施是避免低钠透析，一旦发生可输注高渗盐水或高渗糖，保持呼吸道通畅，给予吸氧等。

3.出血　与肝素使用不当、凝血功能障碍或高血压等有关。表现为鼻腔、牙龈、消化道、皮肤出血，甚至颅内出血。应合理使用肝素，避免过量，透析时一旦发生出血，应减少肝素用量，静脉注射鱼精蛋白中和肝素，如仍不能有效止血，应使用凝血酶及纤维蛋白原止血。

4.透析器反应　又称首次应用综合征，多发生于使用新透析器的过程中，分为过敏型与非特异型两类。过敏型反应主要表现为全身瘙痒、荨麻疹、咳嗽、腹部痉挛等，严重时可有呼吸困难、濒死感，甚至心跳停止，发生过敏型反应时应立即停止透析，关闭血流通道，弃去体外循环中的血液，给予心肺支持，并根据医嘱应用抗组胺药物。非特异型反应主要表现为胸痛，有时伴有背痛，发生非特异型反应时可继续透析，一般于透析结束后 1 h 内症状自然消失。为防止透析器反应，在透析前应彻底冲洗透析器。

二、血液滤过

（一）目的

依据超滤和对流原理，血液在跨膜压作用下，水和溶质滤出，同时补充所需液体，达到血液净化的目的。

（二）适应证

合并心功能不全的肾脏功能衰竭、难治性高血压、透析中低血压反应、体腔积液、多脏器衰竭等。

（三）禁忌证

无绝对禁忌证，但休克或低血压、严重感染、严重出血倾向者慎用。

（四）装置

1.滤过器主要部分为滤过膜，具有良好的生物相容性，能透过中小分子溶质，物理性质稳定。

2.血液滤过机　由体液平衡装置与加温装置两部分组成。

（五）术前准备

1.滤过机准备　连接滤过装置与管道系统，以生理盐水进行预冲洗，排除其内空气，然后用肝素盐水冲洗整个系统。

2.置换液准备　血液滤过过程中有大量超滤液滤出，每次所需的置换液可多达30L以上，根据补充置换液的输入途径分为前稀释法与后稀释法。

3.病人准备　调整病人一般状态，加强营养，保证充足的休息与睡眠，减轻心理压力。

4.动静脉穿刺置管建立　血液滤过通路并行肝素化。

（六）术中配合

将病人的动静脉分别与血液滤过器管道相连，依靠血泵和滤过器静脉管道夹使滤过器血液产生 100~200 mmHg 正压，调节滤过机负压装置，使负压达到 200 mmHg，滤过液排出量达到 60~100 ml/min，与此同时补充置换液。如每次要求去除体内 1500 ml 液体，则滤出液总量减去 1500 ml，即为置换液的补充量。血液滤过过程中应注意观察病人一般状态、生命体征等变化，合理使用肝素，并监测滤过压力，评价与记录滤过效果。一般一次滤过时间 4~5 h，根据病人具体情况，每周进行 2~3 次。

（七）术后护理

参见血液透析术后护理。

（八）并发症的防护

1.低血压参见血液透析并发症的防护措施。

2.血液凝固常见于后稀释法，此法虽然清除率较高，但由于大量超滤液滤出后再补充置换液，常因血液超浓缩而致凝固，因此，建议采用前稀释法。

三、血液灌流

（一）目的

将病人动脉血引入储有吸附材料的血液灌流装置，通过血液与灌流器内物质直接接触，使毒物、代谢产物被吸附，然后再通过静脉回输体内，能更有效地清除与蛋白结合的物质及脂溶性物质，从而达到血液净化的目的。

（二）适应证

主要适用于药物或毒物中毒、尿毒症及暴发性肝功能衰竭等。

（三）禁忌证

血小板减少、有出血倾向、休克、低血压病人禁忌使用。

（四）装置

1.灌流器　常用的血液灌流器为活性炭与高分子树脂两种类型。

2.血泵　用以控制血流量，流速越快，吸附率越低，灌流时间越长，但流速过慢，发生凝血的机会增多。

（五）术前准备

1.血液灌流装置准备　仔细检查灌流器的外包装有无破损，将灌流器垂直固定，与病人心脏处于同一水平。彻底冲洗灌流器，连接灌流装置与管道系统，以生理盐水进行预冲洗，排除其内空气，然后用肝素盐水冲洗整个系统。

2.病人准备　灌流前应检查血常规，了解血小板含量，以确保血液灌流安全进行。对清醒病人应加强心理护理，消除病人紧张情绪。

3.建立血液通路 动、静脉穿刺置管，建立将血液从体内引出至灌流器，再回输入体内的临时性血液循环通路。

（六）术中配合

将病人的动、静脉分别与血液灌流装置的管道相连接，利用血泵维持血液流速200 ml/min 左右。一般每次灌流 2~3 h，根据病人病情每日或隔日一次血液灌流，直至临床症状好转。灌流结束前以生理盐水回输血液，静脉缓慢推注 25~50 mg 鱼精蛋白以中和灌流过程中所用肝素。

（七）术后护理

参见血液透析术后护理。

（八）并发症的防护

1.血小板减少 由于灌流器对血小板的吸附作用所致。在灌流过程中常规 0.5~lh 测定一次血常规及出、凝血时间，随时调整肝素用量，并根据血小板的减少情况及时终止血液灌流。术后应注意观察出血倾向，必要时根据医嘱补充血小板。

2.低血压参见血液透析并发症的防护措施。

四、血浆置换

（一）目的

将病人血液引入血浆交换装置，将分离出的血浆弃去，并补回一定量的血浆，以清除病人血浆中抗体，激活免疫反应的介质和免疫复合物。

（二）适应证

主要包括自身免疫性疾病，如肾小球肾炎、风湿性疾病、系统性红斑狼疮、溶血性贫血等，还有重症肌无力、吉兰—巴雷综合征、血栓性血小板减少性紫癜、肝昏迷、毒蕈中毒、肾移植后急性排异反应、高脂血症等。

（三）禁忌证

无绝对禁忌证，但休克或低血压、严重感染、严重出血倾向者慎用。

（四）装置

1.血浆分离装置多采用醋酸纤维素膜、聚甲基丙烯酸甲酯膜或聚砜膜所制成的空心纤维型分离器。

2.血泵用以控制血液流速。

（五）术前准备

1.血浆置换装置准备 连接血浆置换装置与管道系统，以生理盐水进行预冲洗，排除其内空气，然后用抗凝剂冲洗整个系统。

2.病人准备 加强心理护理，消除病人紧张情绪。

3.建立血液通路 即通过动、静脉穿刺建立将血液从体内引出至血浆置换器，再回输体内的临时性血液循环通路。

（六）术中配合

将病人的动、静脉分别与血浆分离器管道连接，调整血泵速度与负压，维持血液流速 200 ml/min，控制超滤血浆量 30~60 mlMmin，每次总量为 4 L 左右。从血浆滤过器静脉端回输液体 3.8 L（其中 20%白蛋白 400~800 ml，其余为复方氯化钠溶液）。一般每次进行血浆置换的时间为 90~120 min，可根据病人病情每周进行 1~2 次。

（七）术后护理.

参见血液透析术后护理。

（八）并发症的防护

1.低钙血症　血浆置换中使用的抗凝剂中含有枸橼酸钠，可结合血液中的钙离子，若置换血浆量大，速度过快，常使血钙降低，出现低血钙症状。血浆置换过程中应监测血钙浓度，及时补充钙离子。一旦出现低血钙症状，应立即降低血流速度，并静脉注射葡萄糖酸钙溶液。

2.低血压　当血浆置换速度过快，血量减少过多时，可出现一系列低血容量症状，如头晕、胸闷、心慌、出冷汗、面色苍白、血压下降、晕厥或休克等，应合理控制置换速度，并监测血压变化，及时补充血容量。

3.过敏　多见于新鲜冰冻血浆做置换液及长期反复输血浆引起的过敏反应，病人常出现荨麻疹、发热、血管神经性水肿，重者可出现呼吸困难、血压下降，甚至休克。使用新鲜冰冻血浆者，应使用糖皮质激素及抗组胺药物，以防止发生过敏反应或控制过敏反应症状。一旦出现严重过敏反应，应及时抢救治疗。

五、腹膜透析

（一）目的

经腹腔内置管注入透析液，以腹膜作为半透膜，通过不断更换透析液，以达到清除体内代谢产物、毒性物质及纠正水、电解质平衡紊乱的目的。

（二）适应证

同血液透析，尤其更适合有出血倾向、心功能不稳定的高危病人及小儿需血液净化治疗者。

（三）禁忌证

广泛腹膜粘连、严重腹外伤或留置腹腔引流、腹壁广泛感染、膈疝、严重肺部病变伴呼吸困难及妊娠者不宜进行腹膜透析。

（四）装置

1.腹膜透析管常用的有单毛套、双毛套及无毛套等三种硅橡胶腹膜透析管。

2.腹膜透析机如需持续循环式腹膜透析、自动腹膜透析时常需使用腹膜透析机。

（五）术前准备

1.病人准备　术前应嘱病人排空大小便，必要时给予留置导尿或灌肠。做好心理护理，消除焦虑与恐惧情绪。

2.透析液准备　根据病人病情按医嘱合理配制透析液，透析前应将透析液加温至 37℃。

3.手术置管术前准备　同一般腹部外科手术前准备。

（六）术中配合

1.熟练掌握腹膜透析的操作方法，严格无菌技术，尤其分离或连接管道及更换透析液时，应避免发生医源性感染。

2.加强病情观察，尤其应注意观察流出液的色、质、量的变化及有无伤口渗漏，并做常规检查，如引流液细菌培养等，同时还应进行血糖、蛋白测定及水电解质与酸碱平衡监测。

3.记录透析液输入及流出量，如流出液量小于输入液量，应暂停透析，及时查找原因，采取有效措施加以纠正。

（七）术后护理

1.注意观察病人生命体征、腹部体征及伤口渗漏情况。当病人体温增高、腹痛，同时伴有腹肌紧张时应高度警惕急性腹膜炎。

2.加强导管护理，保持伤口局部清洁、干燥，每天进行换药处理。鼓励病人更换体位，置管术后 1 周应根据病情及早下床活动。

3.加强营养支持。腹膜透析使蛋白质、维生素等营养成分丢失过多，故应及时补充。

（八）并发症的防护

1.腹膜炎 以细菌性腹膜炎多见。感染可来自伤口、手术操作或透析液污染。主要表现为腹痛、高热、透析液混浊、血白细胞计数增高。腹膜炎时可引起蛋白质丢失，腹膜粘连，增厚，导管堵塞，使腹膜透析被迫停止。发生腹膜炎时应根据医嘱合理使用抗生素，同时应减少透析次数。如感染控制无效，病情日趋严重或合并腹腔真菌感染时，应拔除透析管，改用其他血液净化方法治疗。

2.腹痛 透析液渗透压过高、pH 不当、温度过低或过高、腹腔感染、导管移位刺激及腹腔注入液体量过多或进入空气过多等均可引起腹痛。应根据引起腹痛的原因采取有效措施，必要时酌减透析次数。

3.透析管引流不畅 常见于导管移位、扭曲、阻塞及肠粘连等，也可发生于腹腔内气体过多、透析管前端小孔部分暴露在腹腔内液面之上，使虹吸作用消失，无法正常引流。可通过按摩腹部、变换体位，如取半卧位，或用生理盐水、肝素、尿激酶等溶液注入透析管内，留置 30~60 min 后引出等方法恢复虹吸作用。如上述方法无效，可在严格无菌技术条件下，送入硬质透析管内芯疏通或重新植入透析管。

4.水潴留与肺水肿 连续使用高浓度葡萄糖透析液进行脱水，可使病人血浆渗透压高于透析液渗透压，一旦改为常规透析液，易致水潴留，甚至发生肺水肿。因此，应根据病人的病情合理调配透析液浓度与渗透压，高渗透析时应加强监护。

第十二节　抗休克裤的应用

抗休克裤也称复苏治疗裤，是专为紧急抢救各种原因所致的低血容量性休克病人而设计，它通过为休克病人的腹部和下肢施加可测量和控制的压力，使体内有限的血液实现最优分配，进而迅速改善心脑重要脏器供血，对心肺复苏有重要意义。

现场穿抗休克裤，只需 1~2 min，可使自身输血达 750~1500 ml，迅速纠正休克。复苏治疗裤特别适用于院前和住院期间使用。

一、结构

抗休克裤一般是用两层聚乙烯织物制成，囊内能耐受 100 mmHg 以上的压力，外包护套可供换洗。气囊有两种类型：①腹部及双下肢相通气囊；②腹部、双下肢共有 3 个气囊。可根据需要充放气。

二、作用机制

抗休克裤充气后，腹部及双下肢静脉血池受压，血液移至人体上半部，保障了心、脑、肺等重要脏器的血液灌注。其血液转移量约在 600~1000 ml 左右，有效指征是病人面色转红，颈静脉充盈，上肢血压迅速上升。其次，对减缓抗休克裤包裹范围内的创伤后活动性出血有一定作用，对其部位的骨折也起了固定作用。

三、适应证和禁忌证

（一）适应证

1.收缩压低于 80 mmHg 的各种休克患者。

2.腹部及股部以下出血需直接加压止血者。

3.骨盆及双下肢骨折的急救固定。

4.脑外科手术中预防低血压。

（二）禁忌证

1.心源性休克。

2.脑水肿或脑疝。

3.肺水肿者。

4.横膈以上出血。

四、方法

1.使用前检查抗休克裤及附件是否完好和齐全，根据病人情况选择适当的型号。

2.将患者外裤、鞋袜脱掉，留着贴身内衣。

3.使用时将抗休克裤打开，从患者的侧身垫人身后，将腹部片及双下肢片分别包裹腹部和双下肢。上缘必须达到剑突水平，以便充气发挥其作用，下缘可连踝部。

4.用脚踏气泵或高压气源充气，一般压力到 20~40 mmHg 即可获得良好的效果。囊内压超过 100 mmHg 时则自动减压阀开放。

5.撤除抗休克裤时，应先保障一条有效静脉通路，抢救工作就绪，在血压监护下缓慢放气，先从腹囊放气，如血压下降 5 mmHg，则应停止放气，及时补充血容量，注意避免放气过快至血压骤降。

五、并发症

1.通气功能受限，使潮气量增加，呼吸频率加快。

2.使肾血管收缩，出现尿少。

3.使横膈以上部位出血增加。

4.因回心血量增加和提高外周阻抗，使心脏负荷加大，故心功能不全者慎用。

六、注意事项

1.使用前应详细记录病人的生命体征。

2.熟悉创伤的病因，严格掌握使用的适应证和禁忌证。

3.使用时应迅速建立静脉通路，一面穿裤打气，一面输血、输液。

4.操作正确、熟练，穿着正确，充气压力部位不超过肋弓，以免呼吸受限。

5.严密观察病人的生命体征，每 30 min 监测一次，并及时记录，病情不稳定时，应随时监测记录。

6.严密监测抗休克裤囊内压的变化。长时间使用时，每隔 4h 适当降低充气压，以防受压部位因低灌注致代谢性酸中毒，并适量输入 5%碳酸氢钠以防止和纠正酸中毒。

7.注意观察病人下肢末梢循环，如发现异常情况，并且有颜色或温度异常等情况，应及时进行处理。

（姜彦花 刘海芹 姜冰青）

第十六章 内科
常见急性病症护理应急预案

第一节 急性心肌梗死的护理应急预案

1.协助取平卧位,通知医生。

2.吸氧 4~5L/min。

3.心电监护,做心电图。

4.迅速建立静脉通路,输液速度宜慢,剧烈疼痛烦躁不安者,遵医嘱肌注吗啡或哌替啶,监测体温、脉搏、呼吸、血压。

5.准备抢救药品及抢救用物。

6.发病在 6 小时之内,行尿激酶静脉溶栓治疗,做好溶栓前的准备工作,常规化验大小便、出凝血时间、血常规、凝血酶原时间、心肌酶,并做全导心电图。

7.溶栓后应定期做心电图、抽血查心肌酶,观察皮肤黏膜有无出血倾向。

8.注意观察有无心衰、心源性休克、急性肺水肿的表现,观察心率、呼吸、尿量的变化,严格记录出入液量。

9.持续心电监护,监测心电图的变化,室早或室速者可用利多卡因,缓慢心律失常可用阿托品,Ⅱ度或Ⅲ度房室传导阻滞可用阿托品、异丙肾上腺素或安装临时起搏器治疗,突发室颤的应尽快采用非同步直流电除颤。

10.绝对卧床休息 1 周,保持情绪稳定,减少探视,低脂易消化饮食,少量多餐,保持大便通畅。

11.做好相关护理记录。

第二节 急性左心衰竭的护理应急预案

1.取半卧位或端坐位,双下肢下垂,以减少回心血量。

2.给予高流量 (6~8L/min) 氧气吸入,并加入 30%~50%酒精湿化 (在湿化瓶上标注湿化液为 "酒精"),以降低肺泡内泡沫的表面张力。使用酒精湿化吸氧时间不超过 30 分钟,效果不好者可与蒸馏水交替使用。

4.迅速建立静脉通路,严格控制输液速度。

5.持续心电监护,严密观察心电图的变化。

6.协助咳嗽排痰，保持呼吸道通畅。

7.遵医嘱给药：强心、利尿、镇静、平喘、血管扩张剂及激素类药物，如吗啡、速尿、去乙酰毛花苷 (西地兰)、硝普钠、氨茶碱等。

8.必要时轮扎四肢，每侧肢体轮扎时间不超过 15 分钟。

9.严密观察生命体征、神志、发绀、出入液量及肺部体征的变化。

l0.必要时留置尿管，记 24 小时出入量。

11.详细做好抢救护理记录。

第三节　冠脉介入治疗后的护理应急预案

1.了解术中情况协助取平卧位，术肢伸直并制动。

2.指导多饮水，遵医嘱应用抗生素。

3.行心电监护，观察血压、心电图、穿刺处有无出血、渗血，足背动脉搏动及下肢皮肤温度、颜色的变化。

4.支架植入者，术后 6 小时协助医生拔出鞘管，遵医嘱应用抗凝剂。

5.拔出鞘管后及行冠脉造影、PTCA 者穿刺处沙袋压迫 6 小时，局部加压包扎 12 小时，卧床 24 小时。

6.逐渐增加活动量，以防止伤口出血。

7.严格交接病情变化，做好相关护理记录。

第四节　急性心绞痛的护理应急预案

1.立即停止活动，休息，通知医生。

2.做心电图，心电监护。

3.舌下含服硝酸甘油。

4.吸氧 3L/min。

5.舌下含服硝酸甘油无效，应迅速建立静脉通路，遵医嘱静脉滴注硝酸酯类药物，观察药物滴速和疗效。

6.严密观察疼痛的部位、性质、有无放射痛、疼痛程度、持续时间、缓解方式及心电图变化。

7.心理护理。

8.做好相关护理记录。

第五节　高血压危象的护理应急预案

1.卧床休息，备好抢救药品及器械，通知医生。

2.吸氧，持续心电监护、血压监测。急查血常规、肾功能及电解质等项目。

3.迅速建立静脉通路，根据医嘱应用降压药：

（1）硝普钠：10μg/min 开始，5~10 分钟增加 5μg 至血压降到目标水平。

（2）硝酸甘油：开始时以 5~l0μg/min 速度静脉滴注，然后每 5~10 分钟增加滴注速度至 20~50μg/min。

（3）尼卡地平：开始时从 0.5μg/kg.min 静脉滴注，逐步增加剂量到 0.6μg/kg·min。

4.使用降压药密切观察血压，根据血压水平调节输入速度并注意不良反应。

5.做好生活护理及健康教育指导，防止体位性低血压发生。

6.准确记录 24 小时出入液量。

7.做好心理护理及危重症护理记录。

第六节　癫痫持续状态时的护理应急预案

1.迅速解开衣领，平卧位，头偏向一侧，将压舌板、纱布垫置于上下白齿之间。

2.吸氧 4~6L/min。

3.保持呼吸道通畅，吸痰，痰液吸出困难者，行气管切开，发现换气不良时给予人工呼吸或机械通气辅助呼吸。

4.立即给予地西泮 10mg 静脉注射，10%葡萄糖+地西泮 20~40mg 静脉滴注，苯巴比妥 0.1~0.2g 肌内注射。

5.约束带约束肢体，加床档，防止意外受伤。

6.了解病史，密切观察血压、脉搏、呼吸、神志、瞳孔变化，观察发作过程、发作时间、持续时间，抽搐开始部位，向哪一侧扩展，抽搐后有无肢体瘫痪、大小便失禁等。

7.治疗脑水肿，改善脑代谢，20%甘露醇 250ml 快速静脉滴注。

8.纠正水、电解质平衡失常。

9.做好相关护理记录。

第七节　脑出血的护理应急预案

1.绝对卧床休息，头偏向一侧，清除口腔内分泌物及呕吐物，及时吸痰，保持呼吸道通畅。

2.吸氧 2~3L/min。

3.备好吸痰用具、气管插管、呼吸机等抢救设备及抢救药品。

4.迅速建立双静脉通路，遵医嘱快速应用脱水、降颅压、控制血压的药物，应用营养脑细胞药物治疗，躁动者给予镇静剂。

4.舌后坠时，置口咽通气道。

5.密切观察神志、瞳孔、体温、脉搏、呼吸、血压变化，并做好心电图，多功能心电监护观察。

6.抽搐者应加设床档，放置牙垫或压舌板，防止坠床和舌咬伤。

7.头置冰帽以减少脑耗氧量，出现中枢性高热时，给予物理降温。效果不佳时可根据病情遵医嘱冬眠疗法，密切观察血压变化。

8.观察脑疝先兆症状，瞳孔变化是判断脑疝是否发生的关键，一旦发生，应首先加压快速静点 20%甘露醇，应用呋塞米、地塞米松等药物治疗，积极术前准备，争取时间手术治疗。

9.记录 24 小时出入液量，必要时留置尿管，注意尿色、性质的变化。

10.不能经口进食者，给予鼻饲。注意观察有无消化道出血。

11.出现呼吸衰竭时遵医嘱使用呼吸兴奋剂，必要时呼吸气囊辅助呼吸或协助医生行气管插管呼吸机辅助呼吸。

12.做好抢救记录。

第八节　急性脑梗死的护理应急预案

1.卧床休息，保持情绪稳定。

2.评估意识状态、肢体活动、构音、吞咽有无障碍。

3.监测神志、瞳孔、体温、脉搏、呼吸、血压及心电图情况，必要时心电监护。

4.超早期溶栓治疗，如应用尿激酶时严密观察药物作用、副作用，预防颅内出血。

5.控制血压，使血压保持在比病前稍高的水平，除血压过高外，一般急性期不使用降压药。

6.抗脑水肿，降低颅内压，脑水肿高峰期为发病后 2~5 天，应严密观察，应用 20%的甘露醇时，要控制好输液速度；观察有无血尿及脱水的情况。

7.遵医嘱吸氧、吸痰、导尿、鼻饲，高热者物理降温。

8.必要时气管切开或应用呼吸机。

9.做好相关护理记录。

第九节　急性重症胰腺炎的护理应急预案

1.卧床休息，取屈膝侧卧位，以减轻疼痛，剧痛辗转不安时要防止坠床，并稳定情绪。

2.急性期需禁饮食，病情好转后根据医嘱逐渐给予进少量流质，若在进食过程中再次腹痛发作需立即禁饮食。恢复期仍禁止高脂饮食。

3.吸氧 3L/min。

4.抽血查血常规、生化、淀粉酶、胰蛋白酶原，送验尿标本查尿淀粉酶，必要时留置尿管。

5.行胃肠减压，观察引流液的色、量、性质并做好记录。

6.维持水、电解质平衡，记录出入液量。

7.建立静脉通道，遵医嘱静脉应用抑制胰腺分泌或胰酶活性的药物，如乌司他丁、奥曲肽（善得定）等，应用抗生素、抑酸药，抗休克纠正体液和微循环紊乱，预防多器官功能衰竭。

8.严密观察生命体征、神志、腹部体征的变化，严格记录出入液量。

9.做好相关护理记录。

第十节　上消化道大出血的护理应急预案

1.绝对卧床休息，去枕平卧，头偏向一侧，以防呕吐物吸入呼吸道，引起窒息。注意保暖。

2.判断患者反应，同时通知医生，准备好抢救药品、吸引器、双气囊三腔管等。

3.迅速建立两条静脉通路，遵医嘱实施输液及应用各种止血药物，同时抽血以做配血、血生化、血常规用。

4.首先输注的液体为生理盐水或羧甲淀粉（706 代血浆），应快速输入，并发心血管病的患者遵医嘱调整输液速度。

5.及时清除血迹、污物，必要时用吸引器吸出呼吸道内的分泌物，保持呼吸道通畅。

6.给予高流量吸氧，4~6L/min。

7.严密监测心率、血压、脉搏、呼吸、尿量、神志及末梢循环情况，观察呕吐物、大便的性质及量，判断患者的出血量，防止发生并发症。

8.禁饮食，准确记录出入液量。

9.熟练掌握双气囊三腔管的操作和插管前后的护理。

10.根据医嘱给予导尿、输血，胃管注入冰盐水洗胃，胃内注入正肾素或凝血酶夹管 30 分钟等治疗。

11.做好相关护理记录。

第十一节　肝性脑病的护理应急预案

1.取舒适卧位，减少刺激，保证休息。

2.专人护理，躁动不安、谵妄时，应加床档，必要时使用约束带，昏迷者头偏向一侧，以防舌后坠，保持呼吸道通畅。

3.迅速建立静脉通路，遵医嘱应用降氨药等，观察药物疗效。

4.严密观察血压、脉搏、呼吸、体温、意识的变化，注意有无性格、行为异常，有无定向力障碍、扑翼样震颤等。

5.用生理盐水或弱酸液（盐水+白醋）洗肠，禁用肥皂水灌肠，弱酸液洗肠使肠内 pH 为 5~6，有利于血中氨逸出肠黏膜进入肠腔随粪便排出体外。神志清楚者，可遵医嘱口服乳果糖。

6.禁食蛋白质，待病情好转、神志清楚，可每日给 20g，每 3~5 天增加 10g，逐渐增加至 30~60g/d，（以 40g/d 为宜），以植物蛋白质为主，如豆浆、豆腐脑等，动物性蛋白质中，以酸奶较好，既减少肠道细菌的繁殖，又减少氨的产生和吸收，饮食中应有丰富的维生素。

7.做好口腔、皮肤等护理，及时清理大、小便，更换污染的衣物及被褥，预防并发症发生。

8.尽量避免各种诱发因素，如出血、感染、利尿、放腹水、摄入过多"蛋白质"等。

9.做好相关护理记录。

第十二节　支气管扩张大咯血窒息的护理应急预案

1.立即取头低足高俯卧位，迅速清除口咽部、鼻部血块，轻拍患者健侧背部，促使气管内淤血排出。同时通知医生，备抢救车、负压吸引器等抢救设备。

2.高流量吸氧 4~6L/min，做好气管插管、人工通气的准备，必要时进行气管插管或气管切开，以较粗内径的吸痰管吸引，行呼吸机辅助呼吸。

3.迅速建立双静脉通路，遵医嘱快速输液补充血容量，纠正休克，应用止血药物如垂体后叶素，少量镇静剂，给予抗生素治疗，必要时输血。

4.配血、查血生化及血常规。

5.持续心电监护，呼吸心搏骤停者，应立即进行心肺复苏。

6.监测生命体征，密切观察咯血量、血压、呼吸、脉搏、意识、皮肤黏膜及末梢循环情况，观察有无头痛、腹痛等药物不良反应。

7.急性大咯血经内科保守治疗无效而病变局限危及生命时转外科手术治疗。

8.准确记录出入液量。

9.做好口腔及皮肤护理，及时清理血迹，污物。注意保暖，保持病室安静。

10.做好相关护理记录。

第十三节　哮喘持续状态的护理应急预案

1.取坐位或半坐位。

2.高流量吸氧 4~6L/min。

3.使用激素、沙丁胺醇气雾泵雾化吸入，解除支气管痉挛。

4.密切观察意识、瞳孔、生命体征、皮肤、黏膜颜色及血氧饱和度，急查血气分析、血生化等。

5.建立两条静脉输液通道，遵医嘱给予氨茶碱或喘定加糖皮质激素静脉滴注。

6.保持呼吸通畅，鼓励咳嗽排痰，协助翻身、拍背、少量多次饮水、湿化呼吸道，指导有效咳嗽技巧。对于痰液黏稠无力咳嗽患者，给予吸痰；对于严重排痰困难者，及时考虑用纤支镜吸痰。

7.纠正水、电解质、酸碱平衡紊乱，并严格控制输液速度，准确记录出入量。

8.观察氧疗效果，根据血气分析结果，随时调整氧浓度。

9.做好心理护理，饮食以高蛋白、高热量、高维生素易消化饮食。

10.密切观察病情，做好用药护理及基础护理，发现有合并症及时报告医生处理。

11.记录24小时液体出入量，做好相关护理记录。

第十四节　急性肺栓塞的护理应急预案

1.绝对卧床，保持安静，有效制动。

2.立即通知医生，准备好抢救物品。

3.高流量吸氧4~6L/min。当合并严重呼吸衰竭时可使用面罩无创性机械通气或经气管插管机械通气。但注意应避免气管切开，以免在抗凝或溶栓过程中发生局部不易控制的大出血。

4.迅速建立双静脉通道。遵医嘱使用抗生素、抗凝药。急性循环衰竭患者遵医嘱应用正性肌力药物和血管活性药物，如多巴胺、多巴酚丁胺和去甲肾上腺素，密切观察各种药物的治疗效果及副作用。

5.持续心电监护，严密观察神志、心率、心律、呼吸、血压、血氧饱和度的变化。同时观察发绀、胸闷、憋气、咳嗽等情况及胸部疼痛有无改善。尽量减少搬动，注意保暖。

6.观察四肢皮温和末梢循环改善情况。根据血压情况合理调节升压药的浓度和滴速。

7.留置导尿管，准确记录每小时尿量及24小时出入液量。

8.监测血气分析及电解质。

9.遵医嘱准确及时应用尿激酶、链激酶。注意观察出血等并发症的发生。

10.肢体肿胀者嘱其抬高下肢，不要过度屈曲，忌用手按摩下肢肿胀处，防止栓子脱落。如下肢肿胀疼痛剧烈，及时给予止痛剂。

11.给予低盐、低钠、高蛋白、高纤维素易消化饮食，少量多餐，少食速溶性易发酸食物，以免引起腹胀。保持大便通畅，防止因用力排便而致栓子脱落。

12.做好相关护理记录。

第十五节　高血钾的护理应急预案

1.卧床休息，备好抢救药品、心电监护仪，通知医生。

2.进行心电监测，急查血气、肾功能及电解质。

3.建立静脉通路，根据医嘱给药。

（1）遵医嘱给予 10%葡萄糖酸钙 10~20ml 加 50%的葡萄糖 20ml 稀释后缓慢静脉注射。

（2）5%碳酸氢钠静脉快速滴注，或取 5%碳酸氢钠 l0~20ml 静脉推注。

（3）25%~50%葡萄糖 500ml 加胰岛素持续静脉滴注。

4.复查心电图、电解质。

5.治疗效果不佳时，做好血液透析准备。

6.密切观察病情变化，再次复查心电图、电解质。

第十六节　低钾麻痹的护理应急预案

1.协助平卧，吸氧，通知医生。

2.急查血气分析、电解质及肾功能。

3.神志清者可口服 10%氯化钾，昏迷者可插入胃管注入氯化钾。

4.建立静脉通路，根据医嘱静脉补钾，临床常用氯化钾溶液与生理盐水混合后静滴，因葡萄糖液可加重低钾血症，故不选用。

5.注意观察肾功能和尿量，每日尿量>700ml 则补钾安全。

6.密切观察神志、呼吸、脉搏、血压、肌腱反射灵敏度，复查电解质。

7.做好健康教育，消除患者紧张情绪，下床活动时注意安全以防跌倒，多吃含钾类食物，不要过度劳累，忌过度饱食、甜食。

8.积极治疗原发病。

第十七节　糖尿病酮症酸中毒的护理应急预案

1.立即协助平卧，注意保暖，吸氧，监测体温、脉搏、呼吸、血压，观察神志及呼气中有无酮味。

2.根据病史及临床表现判断病情并通知医生。

3.急查血常规、电解质、动脉血气分析、尿酮、血糖。

4.用生理盐水建立静脉通路，必要时开放两条静脉通路，遵医嘱用药，快速补充生理盐水纠正脱水，如无心力衰竭，开始补液速度应较快，可在 2 小时内输入 1000ml~2000ml，第 1 个 24 小时输液总量约 4000~5000ml，严重失水者可达 6000~

8000ml。遵医嘱应用胰岛素治疗。

5.纠正电解质及酸碱平衡失调：见尿补钾，根据电解质调节补钾量的多少。若尿量<30ml/小时，应暂缓补钾，待尿量增加后再补。

6.监测血糖变化，每小时监测一次，血糖下降速度控制在每小时 3.9~6.1 mmol/L。当血糖降至 13.9mmol/L 时，及时通知医生，调节治疗方案。

7.监测血气分析和电解质变化。

8.遵医嘱留置尿管，观察每小时尿量。记录 24 小时出入液量。

9.观察神志、生命体征、呼吸深浅度及气味、皮肤弹性、消化道状况、球结膜、尿量的变化。

10.加强口腔、皮肤、会阴部护理。

11.安慰病人，做好心理护理，并加强糖尿病知识教育。

第十八节　甲亢危象的护理应急预案

1.立即卧床休息，保持其镇静，吸氧，注意勿饮热水.必要时加床挡，确保安全。

2.根据病史及临床表现，判断病情，通知医生。

3.观察体温、脉搏、呼吸、血压，备好抢救药品。

4.迅速建立静脉通路，急查血常规、肾功能、电解质、血气分析、甲状腺功能。

5.遵医嘱应用抗甲状腺药物，从而抑制甲状腺素的合成、释放，降低血甲状腺素浓度。

6.密切观察病情变化，高热时给予物理降温，但应避免使用乙酰水杨酸类解热药。

7.安慰病人做好心理护理及健康指导。

8.严格记录 24 小时出入量，必要时导尿。

9.加强基础护理，做好口腔及皮肤护理。

第十九节　低血糖昏迷的护理应急预案

1.判断意识，立即通知医生，测量体温、脉搏、呼吸、血压。保暖，吸氧。

2.监测血糖，立即开放静脉通路，给予50%葡萄糖静脉推注，应用保护脑细胞药物。

3.安置患者取舒适卧位，头偏向一侧，防止舌后坠，保持呼吸道通畅，备吸引器。

4.随时监测血糖及电解质变化，并及时通知医生。

5.鼻饲饮食，保证营养。

6.严密监测神志、体温、脉搏、呼吸、血压的变化。

7.加强生活护理，保持口腔、皮肤及会阴部清洁。

8.积极治疗原发病。

9.清醒后加强健康教育。

第二十节　肿瘤患者发生
上腔静脉综合征的护理应急预案

1.卧床休息，抬高床头 30°~45°，以减轻心脏输出，降低静脉压。

2.吸氧 4~6L/min。

3.迅速建立静脉通道，避免上肢静脉输液，以免加重症状及导致静脉炎。

4.严格限制液体及钠盐摄入，使用利尿剂，减少液体潴留，改善水肿，呋塞米 40mg 静脉注射。

5.监测生命体征及意识状态，听诊呼吸音、心音，及时发现心肺功能异常情况。

6.使用止痛剂与镇静剂，减轻焦虑与不适。

7.准确记录出入量，维持体液平衡。

8.积极进行原发病治疗与护理。尽早放疗和化疗。

9.做好相关护理记录。

第二十一节　肿瘤急性脊髓压迫的护理应急预案

1.取平卧位，保持躯干伸直，勿弯屈，以防椎体挛缩。

2.遵医嘱应用镇痛药物控制疼痛，按 WHO 三阶梯止痛用药。

3.行脊髓 x 平片、核磁共振成像、计算机断层扫描等检查，以明确诊断。

4.诊断明确后，在 30~120 分钟内进行放射治疗。

5.建立静脉通道，遵医嘱输液，静脉给予地塞米松 10mg，连用 3~7 天（皮质激素可减少水肿，并迅速改善神经系统情况）。

6.密切观察意识、体温、脉搏、呼吸、血压及疼痛程度的变化，观察有无麻木等感觉异常、肌张力改变及自主神经功能紊乱等情况。

7.详细讲解放疗的相关知识，尤其是照射区域的皮肤保护。

8.加强基础护理，预防并发症的发生。

9.做好相关护理记录。

第二十二节　肿瘤患者
急性心包积液与心包填塞的护理应急预案

1.卧床休息，以免增加机体的耗氧量。

2.抬高床头 30°~40°，利于呼吸，并给予吸氧 2~4L/min。

3.迅速准备心包穿刺的物品、化疗药物以及抢救药品、器械等。

4.向家属解释治疗的方法及目的，以取得配合。

5.协助医师心包穿刺放液并注入化疗药。

6.术中密切监测呼吸、血压、脉搏的变化，出现心悸、胸闷、憋气及胸痛时暂停放液。

7.建立静脉通路，遵医嘱补充液体，维持血容量与体液平衡，准确记录出入量。

8.应用升压药、利尿药及治疗心脏的药物，维持血压平稳。

9.给予止痛或镇静药，减轻痛苦与焦虑。

10.观察有无胃肠道反应等，对症处理。

11.做好相关护理记录。

第二十三节　流行性出血热低血压休克期的护理应急预案

1.绝对卧床休息，取平卧位或休克卧位，保暖。

2.吸氧 2~4L/min。

3.建立双静脉通路，迅速扩容，一路保持有效循环血容量，输注平衡盐、右旋糖酐，一路应用血管活性药物如多巴胺、间羟胺等，保证液体及时、准确、按时输入。

4.密切监测血压、体温、脉搏、呼吸的变化，观察皮肤有无出血点。

5.备好抢救药品及物品。

6.纠正胶体渗透压（输注血浆、白蛋白等），维持酸碱平衡，抗病毒治疗，维护重要脏器功能。

7.留置尿管，记出入液量，记每小时尿量。

8.做好口腔护理及皮肤护理。

9.给予高热量、高维生素、高蛋白营养丰富流质或半流质饮食，血肌酐、尿素氮明显增高者，限制蛋白质摄入，特别是植物蛋白。

10.病情稳定前切勿搬动。

10.做好相关护理记录。

第二十四节　重型肝炎的护理应急预案

1.严格卧床休息。

2.密切观察病情变化，包括患者神志、性格、行为的变化，呼吸有无肝臭味。监测体温、血压、脉搏、尿量、尿色的变化。

3.支持疗法：如输注新鲜血浆、全血及适量入血白蛋白等，促进肝细胞再生、改善微循环、调节免疫功能、抗病毒等治疗。

4.配合医生进行人工肝治疗。

5.准确记录出入量，有腹水者适当限制入水量。

6.进高热量、高维生素、适量优质蛋白饮食，避免使用粗糙、坚硬、油炸、辛辣食物，昏迷者应鼻饲，肝昏迷前期症状者限制蛋白质的入量。

7.对因黄疸引起的皮肤瘙痒，应避免搔、抓、洗烫，保持皮肤清洁。

8.注意观察有无肝性脑病、水电解质紊乱、酸碱平衡失调、出血、感染等并发症的发生，早期发现，早期治疗。

9.加强心理护理。

10.做好相关护理记录。

（褚菲菲 刘海芹 付娟 单茂斌）

第十七章　　外科常见急性病症护理应急预案

第一节　急腹症的护理应急预案

1.准备床单元,备好各种急救物品及药品,通知医生。

2.吸氧,心电监护,建立静脉通路。

3.密切观察病情,观察腹痛的部位、程度、性质以及神志、面色、脉搏、血压、体温。

4.做好术前准备,测量生命体征、备血、备皮、急查血常规、血型、PT+APTT、血生化,必要时留置导尿管,肌内注射术前针。

5.行胃肠减压,保持通畅,观察引流液的色、量、性质。

6.遵医嘱给予止血及抗感染等治疗。

7.做好术后的护理,去枕平卧、吸氧、心电监护、正确连接各引流管并保持通畅。

8.记录 24 小时出入液量,及时书写重症护理记录单。

第二节　嵌顿疝的护理应急预案

1.准备好床单元,备好急救物品及药品。

2.观察生命体征变化,给予吸氧、心电监护,并通知医生。

3.非手术治疗者:

(1)遵医嘱用镇静药。

(2)手法复位,沙袋压迫,避免腹部用力。

(3)观察生命体征、腹痛、排便排气情况。

(4)必要时建立静脉通路,备血标本。

4.需手术治疗者:

(1)备皮、备血、排空膀胱、必要时留置尿管、肌内注射术前针。

(2)送手术室。

(3)整理床单元,准备床旁用物。

(4)手术回房后去枕平卧位、吸氧、心电监护、沙袋压迫伤口、遵医嘱用药。

(5)加强病情观察,做好术后健康指导。

(6)做好护理记录。

第三节　肝脾破裂的护理应急预案

1.绝对卧床休息,不能随意搬动,立即通知医生。

2.评估出血情况,并迅速建立两条静脉通路,遵医嘱输液,应用止血药物,同时抽血以做配血、出凝血时间、生化及血常规化验。

3.首先快速输注羟乙基淀粉(706 代血浆)或平衡盐,根据病情随时调整滴速,另一组遵医嘱输血,做好输血的查对及观察。

4.给予氧气吸入,氧流量 2~4L/min。

5.保持呼吸道通畅,必要时用负压吸引器清除呼吸道分泌物。

6.给予心电监护,监测心律、心率、血压、呼吸、血氧饱和度,严密观察神志、皮肤末梢循环及尿量情况,如有异常及时报告医生。

7.遵医嘱留置尿管,准确记录出入液量。

8.对有手术指征的患者,及时做好备皮、备血、留置胃管等术前准备。

第四节　急性化脓性月旦管炎的护理应急预案

1.协助平卧位,判断患者反应,立即通知医生。

2.迅速建立两条静脉通路,一路补充血容量,纠正酸中毒,可输入适量 5%碳酸氢钠;一路在补充血容量的基础上适当使用多巴胺等血管活性药物维持血压,严格控制滴速,加强输液观察。

3.给予氧气吸入 4~6L/min。

4.保持呼吸道通畅,昏迷患者头偏向一侧并及时清除呼吸道分泌物。

5.对高热、寒战患者,分别采用降温和保暖措施,在退热过程中及时擦干汗液和更换衣服,保持皮肤清洁,同时做好相应的皮肤护理。

6.遵医嘱早期使用足量、有效的抗生素及解痉镇痛药物。

7.给予心电监护,密切观察心率、血压、呼吸、血氧饱和度及神志变化,如有异常及时报告医生。

8.通知禁饮食,准确记录出入液量。

9.正确采集各种标本并及时送验。

10.根据医嘱做好术前准备,备皮、备血、留置胃管、尿管等。

11.做好相应的护理记录。

第五节　消化道穿孔的护理应急预案

1.立即通知医生,协助取半卧位,头偏向一侧,稳定情绪。

2.建立静脉通路,遵医嘱给予输液、应用抗生素及抗酸药物。

3.通知禁饮食,给予胃肠减压并保持通畅,观察并记录引流液的量、颜色变化。

4.严密观察腹部体征及生命体征变化,必要时给予心电监护,监测血压、心率、呼吸、血氧饱和度,如有异常及时报告医生。

5.遵医嘱正确采集各种标本并及时送验,协助患者做 X 线等辅助检查以明确诊断。

6.发热患者给予物理或药物降温,退热过程中及时擦干汗液,更换衣服并做好相应的皮肤护理。

7.准确记录出入量并做好相关的护理记录。

8.如有手术指征者积极做好术前准备:备皮、备血、留置尿管等,送入手术室。

第六节　发生脑疝时的护理应急预案

1.接诊后根据病史及临床表现(头痛、烦躁、血压升高、脉搏慢而有力、意识障碍进行性加重、双侧瞳孔不等大),迅速判断病情并通知医生,备好抢救药品及物品。

2.协助取平卧位,头偏向一侧,给予吸痰,保持呼吸道通畅,吸氧 3L/min。

3.密切观察神志、瞳孔变化,给予心电监护,监测生命体征。

4.建立静脉通路,根据医嘱立即静脉滴注 20%甘露醇 125~250ml,或呋塞米 40mg 静脉注射,如病情允许,急送做头颅 CT 检查,尽快明确病变部位和性质。

5.立即做好术前准备,备血、剃头、留置尿管、肌内注射术前针,送手术室。

6.如突然出现呼吸骤停,立即行人工呼吸、气管插管下辅助呼吸,应用抢救药物,并配合医生行脑室穿刺引流术。

7.严密观察病情变化,准确记录出入量,做好抢救记录。

第七节　颅脑损伤的护理应急预案

1.头部外伤后,如果血压正常,可抬高床头 15°~30°,以利于颅内静脉回流。

2.取侧卧位或头偏向一侧,保持呼吸道通畅,防止舌后坠,必要时使用舌钳将舌拉出或放置通气道,及时吸痰,痰液不易咳出时行气管切开。

3.吸氧 3L/min,建立静脉通路,遵医嘱给予脱水药、抗生素等。

4.密切观察是否存在颈椎损伤和其他脏器的复合伤,如神志清、定向力好、血压下降,应立即抽血、配血、输血、升压,手术止血治疗。

5.密切观察神志瞳孔及生命体征变化,并随时做好护理记录,如意识障碍进行性加重,出现一侧瞳孔散大,血压升高、脉搏慢而有力,立即做好术前准备,送手术室行手术治疗,如果深昏迷,出现四肢强直性发作,伴有高热、瞳孔大小不等,则为脑干损伤,行对症处理。

6.躁动不安或癫痫发作者,加床档或特别护理,以防坠床。

7.中枢性高热,应及时给予戴冰帽、电冰毯降温、酒精擦浴等物理降温或应用药物降温,如冬眠低温疗法。定时测体温,观察降温效果。

第八节　低血容量性休克的护理应急预案

1.根据病史与临床表现(烦躁不安、面色苍白、出冷汗、四肢湿冷、呼吸急促、脉搏快弱、血压下降、反应迟钝、表情淡漠或昏迷、尿量减少或无尿等)迅速判断病情,报告医师,积极寻找休克原因并记录休克时间。

2.患者取去枕平卧位(有呼吸困难、心功能不全或肺水肿时,头部抬高 30°~40°),病情严重时可抬高下肢 15°~30°,注意保暖。

3.高流量氧气吸入,鼻导管或面罩吸氧 6~8L/min,严重低氧血症,面罩不能提供足够的吸入氧浓度时,需行气管内插管和机械通气。持续监测血氧饱和度。

4.迅速建立双静脉通路,遵医嘱快速补液。尽快恢复有效的血容量,同时抽血以做配血、监测生化、血常规用。

5.首先输注的液体为生理盐水、林格液及羟乙基淀粉(706 代血浆),快速输入,伴发心血管病的患者遵医嘱调整输液速度。补液原则:先晶后胶,晶:胶=3:1。必要时遵医嘱输全血或成分输血。

6.在扩容治疗的同时,迅速查明引起低血容量性休克的原因,治疗原发病,迅速止血,必要时做好术前准备,进行手术治疗。

7.进行中心静脉置管,定期测量中心静脉压,做好记录,并及时报告医生。

8.留置尿管,严格记录出入量,并记录每小时尿量,尿量小于 25ml/h 说明血容量不足;尿量大于 30ml/h 说明肾血流量已有好转。

9.纠正水电解质紊乱,酸中毒时可用 5%碳酸氢钠静脉滴注。

10.严密监测患者的心率、心律、血压、脉搏、呼吸、体温、尿量、神志及末梢循环的情况,术后的患者做好术后护理,防止并发症发生。

11.做好相关的护理记录。

第九节　气管切开气囊套管移位护理应急预案

1.迅速做出判断:当患者出现剧烈咳嗽,呼吸机报警气道压力高,血氧饱和度下降,吸痰管插入气道不畅等情况时可以确定患者出现气囊套管移位。

2.若出现气囊套管移位时,应立即通知医生。

3.若气管切开口未形成窦道时(即术后 7 天内),吸净口鼻腔、气囊上滞留物,放出气囊气体,评估患者病情,采用简易呼吸器接无孔面罩辅助呼吸,立即请麻醉科医生行经口气管插管定位,同时请耳鼻喉科医生会诊。

4.密切观察病情变化,做好再插管及再切开用物准备。

5.若窦道已形成,给予充分吸痰,气囊放气,协助医生更换套管重新置入并重新固定,连接呼吸机,氧浓度调至 100%,然后根据病情再调整。

6.备好抢救药品和物品,出现心搏骤停时立即给予心肺复苏。

7.查动脉血气分析,根据结果调整呼吸机参数。

8.严密观察患者生命体征、神志、瞳孔和血氧饱和度的变化。

9.病情稳定后,专人护理,记录抢救过程。

第十节　张力性气胸的护理应急预案

1.准备床单元、抢救药品及器械(吸痰装置、吸痰器、穿刺包、监护仪器、胸腔引流装置等)。

2.严密观察胸闷、呼吸情况,必要时用一粗针头刺入胸膜腔排气,通知医生。

3.协助取半卧位。

4.氧气吸入 3~10L/min。

5.监测血氧饱和度、血压、呼吸、脉搏的变化。

6.迅速建立静脉通路,遵医嘱用药。

7.协助医生安置胸腔闭式引流管。

8.对家属进行知识宣教(包括饮食、活动、管道等),加强心理护理。

9.做好护理记录,加强巡视。

第十一节　外伤性心包填塞的护理应急预案

1.立即通知医生。

2.准备抢救药品及物品(吸痰装置、吸痰器、监护仪器、穿刺包、穿刺针、除颤器等)。

3.判断意识情况,出现呼吸心搏骤停立即行胸外心脏按压,并协助医生行心包穿刺。

4.协助取平卧位,氧气吸入 3~10L/min。

5.监测血压、呼吸、脉搏、血氧饱和度、听心音、做心电图等。

6.迅速建立静脉通路,遵医嘱用药。

7.需手术者,行术前准备(备皮、备血、留置尿管、肌内注射术前针等),备齐术中用物,送手术室。

8.心电监护,严密监测体温、脉搏、呼吸、血压、中心静脉压,观察伤口渗血情况。

9.进行心理护理,加强巡视,做好护理记录。

第十二节　胸膜反应的护理应急预案

1.出现胸膜反应时立即停止穿刺。

2.协助平卧,氧气吸入 3~10L/min,保持室内空气新鲜,并注意保暖。

3.观察神志变化,严密监测血压、呼吸、脉搏、血氧饱和度。

4.意识丧失者立即建立静脉通路,遵医嘱应用抢救药物。

5.疼痛剧烈者给予镇痛剂。

6.饥饿引起者,口服糖水或 50%葡萄糖静脉注射。

7.安慰病人及家属,加强心理护理。

8.做好护理记录。

第十三节　胸部外伤反常呼吸的护理应急预案

1.判断患者意识,观察胸部呼吸运动情况,立即通知医生。

2.监测血压、呼吸、脉搏、血氧饱和度,根据病情取合适体位,准备好抢救物品及药品。

3.保持呼吸道通畅,清除呼吸道分泌物,必要时气管插管或气管切开。

4.给予氧气吸入 3~10L/min,维持血氧饱和度在 90%以上,必要时做血气分析,行气管插管辅助呼吸。

5.建立静脉通路,遵医嘱用药。

6.用厚敷料加压固定胸部软化区,使用胸带外固定。

7.遵医嘱应用止痛药物,缓解疼痛。

8.行心电监护,严密观察病情变化。

9.对患者及家属进行知识宣教,加强心理护理。

10.做好相关的护理记录。

第十四节　肾绞痛的护理应急预案

1.协助患者取舒适卧位,立即通知医生。

2.遵医嘱应用哌替啶、布桂嗪、黄体酮等药物,缓解肾绞痛,观察药物的治疗效果。

3.监测生命体征,评估腹痛的部位、性质及程度,询问病情。

4.物理止痛法:用热水袋局部热敷,或用拔火罐的方法。

5.建立静脉通道,遵医嘱输液及用药,酌情应用抗生素预防感染。

6.增加饮水量,每日达 3000ml 以上,以促使肾结石排出。

7.必要时记录 24 小时尿量。

8.做好相关护理记录。

第十五节　肾外伤的护理应急预案

1.立即通知医生,准备合适的床位,如合并骨盆或腰椎骨折的患者,应准备硬板床,备好抢救物品及药品。

2.绝对卧床休息,给予氧气吸入 3~4L/min。

3.心电监护,严密观察生命体征及腹部症状和体征的变化,留置尿管,观察尿的颜色,记每小时尿量。

4.迅速建立静脉通道,抽取血标本,急查血常规、血型、PT+APTT。遵医嘱应用抗菌、止血药物。

5.如果合并胸腹脏器损伤或严重的肾挫裂伤有血、尿外渗者,积极做好术前准备,行手术治疗。

6.记录 24 小时出入液量。

7.做好相关护理记录。

第十六节　前列腺术后大出血的护理应急预案

1.立即通知医生,准备合适的床位。

2.心电监护,严密观察生命体征的变化。

3.备齐用物如导尿管、膀胱冲洗器等。

4.迅速建立静脉通道,抽取血标本,急查血常规、血型、PT+APTT。

5.协助医生留置尿管,观察尿液的颜色及尿量。

(1)静脉出血:尿液暗红色,带有少量血块,应增加导尿管水囊压力并牵引达到止血。

(2)动脉出血:尿液鲜红、黏稠及多量血块,血压下降,脉搏细速,皮肤湿冷和苍白,应反复膀胱冲洗,并作好术前准备。

6.手术回房后,进行心电血压监测,严密观察病情,行膀胱冲洗,遵医嘱应用抗生素、止血药。

7.严密观察膀胱冲洗液颜色,保持冲洗管道通畅。

8.做好健康指导及心理护理。

9.做好相关护理记录。

第十七节　严重多发伤的护理应急预案

1.保持呼吸道通畅,及时充分吸氧,迅速处理呼吸道阻塞,取出口腔内活动性假牙、碎牙、血块等异物,吸净呼吸道分泌物,给予鼻导管或面罩吸氧 4~6L/min。

2.建立双静脉通路,宜选用上腔静脉大血管,迅速补充血容量,首先输入平衡液,根据血压、中心静脉压、尿量随时调节滴速。

3.紧急控制出血:伤处表面立即用敷料加压包扎并配合医师清创、缝合、止血,骨折用夹板固定。

4.持续监测心电图、呼吸、血压、血氧饱和度,留置尿管,记每小时尿量。

5.对有紧急手术指征的,及时做好采血、配血、备皮、药物试验等术前准备,通知手术麻醉科做好相应准备,护送进手术室。

6.做好相关护理记录。

第十八节　四肢开放性骨折的护理应急预案

1.立即通知医生,迅速建立静脉通路,补充血容量,抽取血标本,准确用药,必要时遵医嘱输血。

2.保持呼吸道通畅,吸氧,改善患者通气功能。

3.妥善固定伤肢,剪开受伤部位的衣服,擦干污迹,充分暴露患者身体部位,以便于发现危及生命的重要创伤。

4.止血

(1)加压包扎止血,用无菌大棉垫覆盖伤口后用弹力绷带加压包扎;

(2)止血带止血,大血管活动性出血时用橡皮止血带止血(气压止血带止血上肢压力 250~300mmHg,下肢压力 400~500mmHg),记录用止血带的时间,观察肢体的末梢循环,每小时放松 1~2 分钟,并做好交接班。

5.固定:选择合适骨折部位的夹板固定,固定范围超过骨折部位上下各一个关节,未经固定伤肢不可随意移动。

6.必要时留置尿管,了解有效循环血量及有无泌尿系损伤。

7.抢救同时做好术前准备,禁食、备皮、术前用药,备好各种检查结果及报告单。

8.心理护理,专人陪护。

9.做好相关护理记录。

第十九节　颈椎骨折并高位截瘫护理应急预案

1.协助平卧硬板床,颈部制动。

2.保持呼吸道通畅,及时清理口腔内异物,吸出呼吸道分泌物,必要时气管切开,机械辅助通气。

3.吸氧 2L/min。

4.监测神志、瞳孔、生命体征及血氧饱和度。

5.建立静脉通路,抽取血标本,遵医嘱应用脱水剂及激素以消除脊髓水肿。

6.观察感觉平面及四肢肌力感觉。

7.给予持续导尿,监测尿量变化。

8.协助医师行持续颌枕带牵引或持续颅骨牵引,保持力线位置适宜,加强巡视,保持牵引有效。

9.加强皮肤护理,预防褥疮。

10.做好相关护理记录。

第二十节 术中麻醉意外的护理应急预案

1.立即协助麻醉医师为患者吸氧或准备麻醉机吸氧,检查氧气压力大小及氧气管路是否通畅。必要时呼叫其他医护人员进行抢救。

2.迅速备好急救药品和急救用品。

3.及时清理呼吸道分泌物、血液及呕吐物等,保持呼吸道通畅。

4.呼吸抑制或停止者,应立即协助麻醉医师行面罩正压供氧,必要时行气管插管用呼吸机辅助呼吸。

5.保持输液通畅,遵医嘱准确用药,口头医嘱应复述一遍再执行。

6.有严重低血压、心律失常或心跳、呼吸骤停者,遵医嘱立即给予升压药,抗心律失常药及心、肺、脑复苏。

7.根据病情,遵医嘱调节输液速度。

8.密切观察面色、神志及生命体征的变化,体贴患者,清醒者做好心理护理。

9.做好手术护理记录。

第二十一节 手术中发生大出血的护理应急预案

1.根据出血部位及速度迅速开放双静脉通路。

2.开放静脉的同时,准备无损伤血管钳、无损伤缝线、止血敷料及专科止血器械。

3.遵医嘱给予快速输液及应用各种止血、升压药物。

4.根据医嘱迅速与血库联系。未备血的患者应迅速抽取血液,连同输血申请单一并送血库。

5.密切观察血压、脉搏、呼吸、尿量及末梢循环的变化,监测中心静脉压,进行动脉血气分析等。

6.做好输血的准备工作,遵医嘱必要时加压输血。

7.保持吸引器的通畅,及时清除术野血液,随时根据手术需要调节灯光。

8.备好充足的纱布及纱布垫,并认真清点,做好登记。

9.做好各项护理记录。

(杨立然　刘海芹 吴敬强 孟洋)

第十八章　五官科
常见急性病症护理应急预案

第一节　鼻出血的护理应急预案

1.发生鼻出血时，立即按压鼻翼两侧，通知值班医生。

2.根据情况取坐位或半坐位，将血液吐入弯盘内，切勿咽下，疑有休克时，取平卧位，头偏向一侧。

3.安慰患者，使其镇静，必要时应用镇静剂。

4.测量血压，血压过高者，肌内注射利舍平 1mg。

5.协助医生鼻腔填塞，给予额部及鼻部冷敷。

6.建立静脉通路，遵医嘱应用抗生素和止血药物。

7.监测生命体征，观察有无再出血和休克的表现，估计出血量。

8.嘱患者要防止低头、打喷嚏、用力咳嗽及擤鼻等用力动作，不吃过烫食物，保持大便通畅，以防止再次出血。

9.做好相关护理记录。

第二节　急性喉梗阻的护理应急预案

1.根据患者的临床表现，判断呼吸困难的程度，立即通知医生。

2.取坐位或半坐位，绝对卧床休息，安慰患者，保持安静。

3.保持呼吸道通畅，协助查找病因，如喉异物者迅速取出。

4.氧气吸入，作好气管切开准备，紧急情况下先行环甲膜穿刺。

（1）先测定甲状软骨与环状软骨的位置。

（2）左手拇指、示指固定喉部，示指沿颈前中线摸清环甲间隙。

（3）用一粗注射针头，经环甲膜直接刺入喉腔，可获得暂时缓解喉梗阻的效果。

5.应用足量抗生素和糖皮质激素，必要时先静脉注射激素。

6.观察呼吸困难演变情况，监测生命体征。

7.做好相关护理记录。

第三节　小儿急性喉炎的护理应急预案

1.根据患者的临床表现，判断呼吸困难的程度，立即通知医生。

2.取坐位或半坐位，尽量保持患儿安静，避免或减少哭闹。

3.氧气吸入 2~4L/min。

4.应用足量抗生素和糖皮质激素，必要时先静脉注射激素。

5.作好气管切开准备，紧急情况下先行环甲膜穿刺。

6.观察呼吸困难演变情况，监测生命体征，作好相关护理记录。

第四节　气管、支气管异物的护理应急预案

1.根据患者的临床表现，判断呼吸困难的程度，立即通知医生。

2.取坐位或半卧位，保持患儿安静，避免或减少哭闹。

3.氧气吸入 2~4L/min。

4.协助查找病因，询问异物的性质、大小、形状、吸入的时间，最后一次进食的时间。

5.通知禁饮食，作好手术的准备，全麻下行支气管镜异物取出术。

6.术后吸氧，观察呼吸情况，遵医嘱应用抗生素和糖皮质激素。

7.监测生命体征，作好相关护理记录。

第五节　急性闭角型青光眼的护理应急预案

1.协助患者卧床休息，给予安慰，消除紧张和焦虑情绪，立即通知医生。

2.降眼压：

（1）缩瞳：立即给予 1%毛果芸香碱眼药水滴患眼。

（2）抑制房水生成：口服乙酰唑胺 0.5g，小苏打 0.5g，0.25%噻吗洛尔眼药水滴眼每日二次。

（3）高渗脱水剂：20%甘露醇 250ml.陕速静脉滴注、50%葡萄糖 40ml 静脉注射。

3.保护视功能：遵医嘱静点能量合剂，肌内注射维生素 B1、维生素 B12 治疗。

4.观察患者头痛、眼胀痛、恶心、呕吐症状是否改善；观察瞳孔的大小及眼压；如眼压降至正常，择期行抗青光眼手术治疗。

5.做好相关护理记录。

第六节 眼部酸碱烧伤的护理应急预案

1.立即通知医生,测血压、脉搏、呼吸。

2.明确化学药物的性质,用生理盐水彻底冲洗眼部,冲洗时应翻转眼睑,转动眼球,暴露穹隆部,将结膜囊内的化学物质彻底洗出,冲洗时间不少于 15 分钟,检查结膜囊内是否有异物存留。

3.碱烧伤的患者配合医生球结膜下注射维生素 C 2ml;石灰烧伤者可用 0.5% EDTA 滴眼。

4.酸烧伤的患者配合医生球结膜下注射 5%磺胺嘧啶钠 1~ml。

5.遵医嘱应用 l%阿托品眼膏和氧氟沙星滴眼液。

6.建立静脉输液通路,遵医嘱应用抗生素及糖皮质激素。

7.安慰患者,消除紧张恐惧心理。

8.注意观察患者瞳孔有无粘连,角膜上皮修复及结膜贫血坏死情况。

9.做好护理记录。

第七节 眼球穿孔伤的护理应急预案

1.安置患者,测血压、脉搏、呼吸,通知医生。

2.检查患者伤口情况,行双眼眶正、侧位拍片。角膜伤口大于 3mm 时,给予缝合,眼内有异物者需手术取出。做好术前准备。

3.术后协助患者卧床休息,包扎患眼,勿压迫眼球。观察眼痛及敷料渗出情况。

4.预防感染:遵医嘱给予静脉滴注抗生素及激素等治疗,患眼应用眼药水。

5.预防并发症:根据出血情况给予止血药物。

6.做好护理记录。

第八节 口腔颌面部损伤窒息的护理应急预案

1.立即通知医生,如一人值班求助患者家属呼叫医生。

2.解除呼吸道阻塞:立即解开患者颈部衣扣,用手指或止血钳伸入口腔咽喉部,将异物取出或移动组织瓣。用吸引器吸出分泌物、血液、血凝块等。如有舌后坠,先托双侧下颌角向前上方,再用舌钳将舌体拉出。

3.改变患者体位:神志清醒时,使其面部向下;神志不清时,协助俯卧位,前额垫高,让分泌物自然流出,也可采用仰卧位,头偏向健侧。

4.神志不清者立即放入口咽通气道,如果伴下颌体前部粉碎性骨折或双侧骨折,即使神志清醒,亦应放口咽通气道。

5.吸氧：给予氧气吸入 3~4L/min。

6.必要时遵医嘱应用呼吸中枢兴奋药物，如尼可刹米、山梗菜碱等。

7.经以上方法都不能使呼吸道维持畅通时，立即配合医生用 16 号针头行环甲膜穿刺，暂时解除窒息，随后尽早行气管切开。

8.密切观察患者呼吸、血压、脉搏、神志、瞳孔变化，做好抢救记录。

第九节　口腔颌面部损伤出血的护理应急预案

1.立即通知医生，安慰患者，消除紧张恐惧心理。

2.判断出血部位、性质（动脉、静脉、毛细血管出血），估计失血量。

3.立即止血

（1）压迫止血：对一般性出血，将移位的组织瓣复位后，加压包扎，即可止血。开放性或洞穿性创口、口底出血，可用无菌纱布填塞，外面再用绷带加压包扎止血。指压颌面部表浅动脉于骨骼上，也能临时止血。

（2）结扎止血：对较大的出血点，可用止血钳夹住结扎止血或连同止血钳包扎后紧急手术。

（3）药物止血：遵医嘱全身或局部应用止血药物。如局部应用吸收性明胶海绵、云南白药等；全身应用酚磺乙胺、氨甲苯酸、巴曲酶等。

4.密切观察患者血压、脉搏、呼吸、心率、神志、尿量情况，如有休克征象，立即抗休克治疗。

5.暂时止血后，做好术前准备，手术清创缝合止血。

6.做好相关护理记录。

（刘海芹 林继磊 李玉 李开祥）

第十九章 妇产科
常见急性病症护理应急预案

第一节 妇科急腹症的护理应急预案

1. 备好床单元，通知医生。
2. 准备好各种抢救物品和药品。
3. 迅速建立静脉通路，急查血常规、出凝血时间、血型等。
4. 遵医嘱用药.抗休克治疗，应用扩容药物、血管活性药物、抗生素等。
5. 作好术前准备：禁食、备血、备皮、留置导尿、麻醉前给药。
6. 密切观察腹痛程度、部位、性质，观察神志、面色、脉搏、血压、体温等。
7. 心理护理。
8. 做好相关护理记录。

第二节 产后大出血的护理应急预案

1. 产后大出血时，应立即取平卧位，头偏向一侧，保暖，同时通知医生。
2. 给予氧气吸入 3~4L/min。
3. 建立两条静脉通路，遵医嘱给予羟乙基淀粉（706 代血浆）或生理盐水 500ml 快速静脉滴注，同时抽血做血常规、PT、D 二聚体等化验检查，备血。
4. 判断产妇反应及皮肤颜色，测血压、脉搏，准备好抢救物品及抢救设备，积极配合抢救。
5. 病因治疗，快速止血
（1）宫缩乏力：按摩子宫，应用宫缩剂，给予导尿。
（2）软产道损伤：缝扎血管，局部压迫止血，介入止血治疗。
（3）胎盘因素：行人工剥离胎盘、宫腔探查，植入性胎盘或出血不止者做好子宫切除准备。
（4）凝血功能障碍：抽血查凝血功能，抗 DIC 治疗。
6. 严密监测产妇的心率、呼吸、血压、神志等变化。
7. 准确估计产后出血量，同时注意阴道流血的颜色及性状。
8. 密切观察产妇尿液的色、量变化，严格记出入量。

9.遵医嘱给予输血、输血浆、止血、抗炎等治疗。

10.心理护理，做好相关护理记录。

第三节　产科 DIC 的护理应急预案

1.一旦明确诊断，应绝对卧床休息，取平卧位，头偏向一侧，防止呕吐物误吸，注意保暖。

2.判断患者反应，立即汇报医生，迅速准备好抢救物品及抢救设备，积极配合抢救。

3.迅速建立两条静脉通路，遵医嘱输液及应用抗凝或抗纤溶药物，同时抽血做血常规及出凝血酶原时间的检查，备血等。

4.首先快速输注低分子右旋糖酐（皮试阴性后）或生理盐水。

5.给予氧气吸入 3~4L/min。

6.持续心电监护，监测心率、呼吸、血压等，注意观察神志的变化。

7.产前发生：立即准备剖宫产终止妊娠（备皮、留置尿管、注射术前针）。

8.产时发生：立即阴道助产，缩短第二产程，禁止用宫缩剂。

9.产后发生：止血无效时，做子宫切除手术准备（备皮、留置尿管、注射术前针）。

10.持续导尿，准确记录出入量。

11.严密观察子宫收缩及阴道流血情况，准确估计出血量，注意阴道流血的颜色及性状，保持会阴清洁。

12.密切注意患者皮肤黏膜和穿刺部位的出血情况，防止发生并发症。

13.根据医嘱给予输血、输血小板、补充凝血因子、抗炎等治疗。做好子宫切除的术前准备。

14.做好相关护理记录。

第四节　羊水栓塞的护理应急预案

1.产妇一旦发生羊水栓塞，迅速取半卧位，通知医生，同时准备好抢救药品及设备。

2.给予氧气吸入，采用面罩加压给氧 10L/min，必要时行气管插管或气管切开呼吸机辅助呼吸。

3.建立双静脉通路，遵医嘱应用盐酸罂粟碱、阿托品等缓慢静脉滴注，解除肺高压，并应用扩容药物快速静滴，抗过敏、抗休克治疗同时进行。

4.严密监测心率、呼吸、血压、面色及神志的变化，给予心电监护，同时抽血做血液沉淀试验和凝血障碍的化验检查、备血等。

5.给予持续导尿，准确记录出入量，如休克症状严重或补充血容量后血压仍不稳定，遵医嘱应用多巴胺等血管活性药物。

6.严密观察阴道流血量、颜色、性状，遵医嘱在早期应用肝素的同时给予输新鲜血及凝血因子如血小板、血浆等，并用试管法随时监测凝血时间，做好子宫切除的术前准备。

7.如胎儿未娩出，密切观察子宫收缩、产程进展及胎心情况，若宫口开全，可行手术助产，若宫口未开全或出现胎儿窘迫时，应立即剖宫产结束分娩。

8.遵医嘱给 5%碳酸氢钠静脉滴注，纠正酸中毒，应用去乙酰毛花苷、呋塞米防治心肾功能衰竭，抗感染等治疗。

9.做好抢救护理记录。

第五节　新生儿窒息的护理应急预案

1.凡估计胎儿出生后可能发生窒息者，娩出前应做好新生儿窒息的急救准备，包括通知医生、保暖设备、急救药品及器械。

2.一旦发生新生儿窒息，应立即为婴儿摆正体位，清理呼吸道分泌物及异物，保持呼吸道通畅。

3.给予氧气吸入，鼻导管给氧为 1~2L/min，面罩与气囊给氧 5L/min。

4.人工呼吸，在呼吸道通畅的基础上进行人工呼吸，常用口对口人工呼吸，若为重度窒息，可行气管内插管吸净黏液后再接气囊或呼吸机给纯氧间歇正压呼吸，30~40 次/分。

5.若出生时无心跳或抢救过程中心率<60 次/分，应行胸外心脏按压，频率 100~120 次/分，深度为 1.5~2cm。

6.如心跳停止或心脏按压 30 秒钟，心率仍<80 次/分，可经脐静脉或经气管内滴入 1:10000 肾上腺素溶液 0.5~1ml。

7.若重度窒息抢救时间较长时，应经脐静脉注射 5%碳酸氢钠 3~5ml/kg，纠正酸中毒。

8.兴奋呼吸中枢，应用盐酸纳洛酮 0.01 mg/kg 肌内注射。

9.准确、及时为新生儿进行阿氏评分，随时评价新生儿情况。

10.做好复苏后的新生儿护理及监护。

11.做好相关护理记录。

第六节　子痫的护理应急预案

1.孕妇因子痫发生抽搐时，应立即取平卧位，头偏向一侧，取下活动的假牙，将缠有纱布的压舌板置于上下齿之间，迅速通知医生。

2.准备好抢救药品及抢救设备，给予镇静剂冬眠 1 号半量肌内注射或地西泮 10mg 缓慢静推。

产前子痫者：遵医嘱予 25%硫酸镁 20ml+10%葡萄糖 100ml 静滴，随即 25%硫酸镁 30ml+5%葡萄糖.500ml 静滴。

产后子痫者：遵医嘱予冬眠 1 号合剂（哌替啶 100mg、氯丙嗪 50mg、异丙嗪 50mg）+10%葡萄糖 500ml 静脉滴注。

3.建立两条静脉通路，遵医嘱应用甘露醇 250ml 快速静脉滴注，25%硫酸镁或酚妥拉明静滴以达到脱水、解痉、降压的作用。

4.给予氧气吸入 2~4L/min，及时清理呼吸道分泌物，保持呼吸道通畅。

5.持续心电监护，密切监测心率、呼吸、神志、瞳孔的变化，注意有无并发症发生。

6.持续导尿，记出入量，密切观察孕妇尿液色、量变化。

7.严密观察孕妇有无子宫收缩、阴道流血情况及胎心变化，做好剖宫产的术前准备。

8.保持病室安静，避光，治疗、护理集中进行。

9.加强床边防护，以防坠床及外伤。

10.做好抢救护理记录及相关护理记录。

第七节　输卵管妊娠破裂的护理应急预案

1.患者绝对卧床休息，禁饮食，取平卧位，同时呼叫医生。

2.判断患者反应，准备好抢救车及抢救设备，积极配合抢救。

3.建立两条静脉通路，遵医嘱给予羟乙基淀粉（706 代血浆）或生理盐水快速静脉滴注，滴速 120 滴/min 或遵医嘱，同时抽血做血常规、出凝血时间等化验检查，备血。

4.给予氧气吸入 2~4L/min，严密监测患者的心率、呼吸、血压、神志变化及腹部症状、体征的表现。

5.做好剖腹探查的术前准备，如留置导尿管、备皮等。

6.密切观察患者尿液色、量变化，记录出入液量。

7.根据医嘱给予输血、抗炎等治疗。

8.做好相关护理记录。

第八节　脐带脱垂的护理应急预案

1.发生脐带脱垂时，应立即协助产妇取臀高位，如膝胸卧位或侧卧位，迅速通知医生。

2.给予氧气吸入 2~4L/min，做好剖宫产的术前准备。

3.协助医生进行脐带还纳术或经阴道上托胎先露以减轻对脐带的压迫。

4.还纳成功后若胎心恢复良好，宫口未开全，应立即剖宫产结束分娩。

5.宫口开全，胎心良好，可根据胎方位、胎先露的位置决定分娩方式。

6.如脐带脱垂胎心刚刚消失，宫口已开全，应尽快阴道助产分娩，如胎心消失时间长，宫口未开全，经急救胎心仍未恢复，确定胎儿已死，可待自然娩出。

7.做好新生儿窒息的抢救准备。

8.做好相关护理记录。

（李志丽 姜彦花）

第二十章　儿科
常见急性病症护理应急预案

第一节　早产儿呼吸暂停的护理应急预案

1.立即清理呼吸道，保持呼吸道通畅，给予弹足底、托背等刺激呼吸，并通知医生。

2.严重呼吸暂停、发绀时，立即给予面罩吸氧 3~5L/min，准备呼吸复苏气囊及急救药物。

3.患儿取平卧位，头转向一侧，如因反流所致应抬高头肩部 30°，并暂停哺乳。

4.按医嘱应用纳洛酮及氨茶碱等药物，鼻塞持续正压给氧（CPAP），熟练掌握CPAP 通气时的护理。

5.严密观察患儿反应、面色及皮肤颜色变化，做好相关护理记录。

第二节　小儿惊厥的护理应急预案

1.就地抢救，松解衣扣，同时呼叫医生。

2.去枕仰卧位，头转向一侧，及时清除口鼻分泌物，保持呼吸道通畅，防止窒息及误吸。

3.指压人中、合谷等穴位，备好吸痰器及急救药品。

4.给予面罩吸氧 3~5L/min。

5.迅速建立静脉通道，按医嘱应用各种药物，并观察患儿用药后的表现。

6.保持安静，减少各种刺激，不要强行置压舌板于齿间，做好安全防护，防止碰伤、摔伤。

7.体温过高者采取降温措施，已窒息或呼吸不规则者给予人工呼吸或紧急气管插管。

8.密切观察患儿意识、面色、体温、呼吸、脉搏、血压及瞳孔的变化。

9.安慰患儿家属，做好相关护理记录。

第三节　新生儿颅内出血的护理应急预案

1.患儿绝对静卧，头肩部抬高 15°~30°，少搬动。

2.及时清除呼吸道分泌物，保持呼吸道通畅。

3.备好吸氧装置、急救药物、负压吸引器及呼吸复苏气囊。

4.按医嘱给予镇静剂、止血剂、脱水剂等药物。

5.延迟开奶时间，禁食期间按医嘱静脉补液，速度宜慢，24 小时内均匀输入，监测血糖。

6.保持安静，哺乳时不能抱喂，各项护理操作集中进行，动作要轻柔，减少刺激。

7.严密观察患儿反应、体温、面色、呼吸、瞳孔、肌张力及囟门张力的变化，维持体温稳定。

8.做好相关护理记录。

第四节　小儿急性心力衰竭的护理应急预案

1.绝对卧床休息，取平卧位或半坐位，抬高头肩部，下肢低位。

2.通知医生，并备急救药物及抢救器械。

3.持续心电监护。

4.根据医嘱给予吸氧 1~2L/min，保持患儿安静，必要时按医嘱应用镇静药物。

5.建立静脉通道，根据医嘱应用强心苷、利尿剂、血管扩张剂等药物，输液速度宜慢，一般不超过 5ml/kg·h，静脉注射强心苷类药物时速度要缓慢，并观察用药后反应。

6.严密观察患儿精神状态、面色、呼吸、脉搏、心率、心律、血压、尿量、肢体温度的变化。

7.安慰患儿家属。

8.进易消化富有营养的食物，少量多餐，低盐饮食。

9.做好相关护理记录。

第五节　小儿哮喘持续状态的护理应急预案

1.患儿取半卧位或坐位，同时通知医生。

2.立即面罩给氧 3~5L/min，清除呼吸道分泌物，保持呼吸道通畅。

3.备好急救药品及抢救器械。

4.遵医嘱给予沙丁胺醇溶液（1~4 岁 0.25ml，5~8 岁 0.5m1，9~12 岁 0.75ml）加

生理盐水至 2ml 压缩泵吸人，必要时重复应用。

5.建立静脉通道，按医嘱给予应用镇静、皮质激素、氨茶碱、抗生素等药物。

6.严密观察意识、精神、面色、呼吸、心率、血压及血氧饱和度的变化。

7.抽血监测生化、血气分析等。

4.安慰患儿家属。

5.做好相关护理记录。

（姜冰青 姜彦花）

第二十一章　急诊抢救预案

为了保障病员及人民群众的身体健康和生命安全，本着"早发现、早救治、早报告、早隔离"的原则，对常见急诊急救患者，需制订应急抢救预案。

第一节　突发事件抢救预案

一、临床表现

急性创伤，传染病爆发流行，群体性不明原因疾病，急性食物、药物中毒，急性职业性中毒等。

二、预处理措施

(1) 预检 登记：按部位、性质、循环、呼吸、意识等方面分清病情，并对病历进行编号。

(2) 正确分诊：询问病史，如受伤时间、部位体位及伤后神志，有无呕吐、排便等。根据病情将患者分为危重病员和一般病员。

(3) 通知相关科室及人员：及时通知医务部、行政总值班、抢救小组的医生和护士，启动突发事件抢救预案。

三、急救措施

(一) 急救原则

先重后轻，先急后缓，坚持抢救、诊断、治疗、护士一体化原则。

(二) 具体措施

控制大出血，积极抗休克治疗，保证呼吸道通畅及有效的呼吸支持。对心跳、呼吸骤停者行心肺复苏术，紧急手术，加强监护。

对于传染病及原因不明的疾病，应查明原因，进行隔离，对因或对症处理。

对药物、食物和职业性中毒，应实施紧急救治、监测分析和对症处理。

四、护理要点

(1) 详细记录病情变化、抢救措施和药物应用，检查结果。

(2) 分流转道，处以留观、住院等，均有护士 24h 值班，严密观察患者病情变化。

(3) 配合有关人员调查取样。

（4）坚持疫情上报制度，按要求向所属市局及相关单位报告。

第二节 颅脑损伤抢救预案

一、颅脑损伤的分类

（一）按病变部位分类

（1）头皮损伤：分为头皮裂伤、头皮下血肿和头皮撕脱伤等。

（2）颅脑损伤：分为颅顶部骨折和颅底部骨折。

（3）脑损伤：分为脑震荡、颅内血肿、挫裂伤和脑干损伤等。

（二）按伤情分类

（1）轻度颅脑损伤：为单存性脑震荡，原发性昏迷时间<30min，有轻度头疼、眩晕、恶心、呕吐，神经系统及生命体征无明显改变。

（2）中度颅脑损伤：有明显的颅骨骨折及轻度的脑挫裂伤，原发性昏迷时间<12h，神经系统及生命体征均有轻度改变。

（3）重度颅脑损伤：表现为广泛性粉碎性颅骨骨折和重度脑挫裂伤，有急性颅内血肿、脑干损伤及脑疝者，昏迷时间常>12h，神经系统及生命体征均有明显改变。

（4）特重度颅脑损伤：常在伤后3h内有去大脑强直状态及脑疝的表现，预后极差。出现明显的脑干功能衰竭，呈现持续性昏迷。

二、临床表现

（1）脑震荡：表现为脑细胞在分子水平上暂时性功能障碍。意识丧失时间常<30min，醒后有头昏、反应迟钝、嗜睡、近事记忆遗忘等现象。

（2）脑挫裂伤：属于器质改变的损伤，昏迷时间较长，常伴有剧烈的头疼、呕吐和蛛网膜下隙出血。下丘脑损伤可出现39℃以上的高热，亦称为"中枢性高热"。

（3）颅内血肿：可分为硬脑膜外血肿、硬脑膜下血肿、脑内血肿、脑室内血肿、混合性血肿和多发性血肿等。

三、急救措施

（1）吸氧，保持呼吸道通畅，必要时切开气管，进行机械通气。

（2）建立有效的静脉通道，给予10%GS 500ml,静脉滴注。

（3）控制出血，给予止血药。

（4）预防感染，给予足量的抗生素。

（5）控制脑水肿：①脱水剂如甘露醇、呋塞米等。②给以肾上腺皮质激素。③低温疗法，给予氯丙嗪或物理降温。

（6）控制癫痫发作，应用苯妥英钠。

（7）开颅清除血肿，做好剃头、配血、导尿、皮试等术前准备工作。

四、护理要点

（1）保持呼吸通畅，给使用呼吸机的患者做好呼吸机管理、气道护理。

（2）立即开放静脉通道，并注意输液速度和输液量。

（3）严密观察病情变化，做好 24h 内每 15~30min 测血压、呼吸、脉搏一次，观察神志、瞳孔及颅内压变化情况。

（4）对耳鼻流血或脑脊液耳鼻漏者，应保持局部清洁通畅，切勿堵塞或冲洗。

第三节　胸部损伤抢救预案

一、胸部损伤分类

胸部损伤多由于暴力挤压、冲撞、跌倒、坠落、钝器打击、锐器或枪弹伤伤及胸部所致。一般根据是否穿破壁层胸膜造成胸膜腔与外界相通而分为闭合性损伤和开放性损伤。

二、临床表现

（1）肋骨骨折：胸部压痛、骨摩擦音、皮下气肿、多处多段骨折，可见胸壁塌陷、反常呼吸等。

（2）气胸：可分为单纯闭合性气胸、张力性气胸、开放性气胸。主要表现为胸痛、胸闷气促、胸部有伤口，纵隔向健侧移位，呼吸困难，甚至出现休克、叩诊鼓音、呼吸音消失。

（3）血胸：胸腔大量积血，面色苍白、出冷汗、脉搏细弱、血压下降、气促、叩诊浊音，呼吸音消失。

（4）心脏、大血管损伤：有血胸、血气胸。心包压塞表现：憋喘呼吸困难，发绀，心前区疼痛等。

三、急救措施

（1）立即止痛，固定浮动胸壁，纠正呼吸、循环功能障碍。

（2）如患者心跳停止，应立即进行心肺复苏术。

（3）若患者窒息，应消除呼吸道分泌物，并行口对口人工呼吸或机械通气。

（4）出血性休克者，应尽快做血交叉配血试验，尽快输血。

（5）如有张力性气胸，应用粗针头从第 2 前肋间刺入排气减压，连接于水封瓶，吸氧，做好手术准备。

（6）若为开放性气胸，应立即封闭伤口，及早清创缝合伤口，进行胸穿抽气减压或胸腔闭式引流，高流量吸氧 4~6L/min，给予抗生素治疗以控制感染。

（7）协助患者做 X 线胸片和心电图检查。

四、护理要点

（1）严密观察病情变化，如体温、脉搏、呼吸、血压、瞳孔、神志、胸壁运动等。

（2）取半卧位，高流量吸氧，保持呼吸道通畅。

（3）迅速建立静脉通道，选择大血管，及时配血型，做交叉配血试验，准备输血。

（4）对放置闭式引流管的患者，做好引流管的护理。

（5）对留置导尿管者，记录尿量、尿比重。

（6）对应用呼吸机的患者，做好气道护理。

（7）备好心肺复苏的必要仪器及药物，做好送患者去手术室的准备。

第四节　腹部损伤抢救预案

一、腹部损伤分类

腹部损伤可分为开放性损伤和闭合性损伤；开放性损伤又分为单纯腹壁伤和腹部穿透性损伤。

二、临床表现

（1）单纯腹壁伤，伤口无腹腔内容物脱出，亦无胃肠道内容物外露。患者一般情况尚可，出血不严重。

（2）腹部穿透性损伤，伤口内有血液或胃肠道内容物外露，有部分内脏脱出，患者一般情况差，严重出血者可出现休克。

（3）闭合性腹部损伤，主要表现为腹痛、休克、恶心、呕吐、腹胀、呕血或便血、血尿、压痛、肌紧张、反跳痛、呼吸浅而促、以胸式呼吸为主、腹部移动性浊音、肠鸣音减弱或消失。

三、急救措施

（1）治疗原则：迅速进行全身体格检查，手术治疗时先实质脏器后空腔脏器，大血管优先处理。

（2）腹部损伤合并危及生命的颅脑或胸部损伤，应首先处理合并伤。

（3）保持呼吸道通畅，吸氧，有气道阻塞、喉部或气管外伤者应即可处理。

（4）防止休克，输血、输液，必要时可作静脉切开或中心静脉插管，快速输入血浆代用品或平衡液，以补充血容量。

（5）禁食，胃肠减压、留置导尿管。

（6）对开放性腹部损伤并有脏器脱出者，应按无菌原则认真处理，防止腹腔感染。

（8）对出血多者，须迅速采取有效的止血措施，如用吸收性明胶海绵填塞，也可用无菌止血钳钳夹或缝线结扎等。

四、护理要点

（1）绝对卧床休息。

（2）做好术前准备：备皮、交叉配血试验，腹腔灌肠等。

（3）迅速建立静脉通道，快速输液、输血。

（4）诊断未明确前禁止饮水，禁用止痛剂。

（5）保持导尿管、胃肠减压管通畅，并做好各种出入量记录。

（6）严密观察病情，每15min测血压、脉搏呼吸一次，每30min检查腹部体征一次，如有异常须立即向医生报告，并予以及时处理。

第五节　电击伤抢救预案

电击伤是电流通过人体引起的损伤，可以是全身性或局部性损伤。

一、临床表现

（1）全身性表现：轻者头晕、心悸、面色苍白、全身无力、口唇发绀、肌肉酸痛；重者抽搐、昏迷、休克、心跳呼吸停止。

（2）局部表现：局部皮肤呈白色或黄色，严重者局部皮肤炭化、焦化，局部组织坏死。

二、诊断标准

（1）有电击病史。

（2）有上述全身或局部损伤表现。

三、急救措施

（1）立即用绝缘物切断电源或迅速帮助伤员脱离致伤源，切不可徒手直接接触伤员或电器，以免救护者发生继发触电。

（2）若伤员心跳、呼吸停止，应立即进行心肺复苏术及电除颤。

（3）维持呼吸功能，供给患者氧气，必要时行人工呼吸或给予呼吸兴奋剂（如洛贝林）。严重者可行气管插管或气管切开通气。

（4）纠正循环功能障碍，轻者给予口服淡盐水或烧伤饮料，严重者应尽快补液，休克者可用升压药；纠正水电解质紊乱，防止血栓形成，可给予低分子右旋糖酐；预防感染可给予抗生素治疗。

（5）镇静止痛：可口服止痛片或肌内注射哌替啶，有呼吸功能衰竭者忌用吗啡。

（6）创面的处理：创面宜用无菌敷料覆盖或包扎，以免再受损伤或污染。

四、护理要点

（1）卧床休息。

（2）观察病情：呼吸、脉搏、血压、神态、出入量及受伤部位皮肤血运，持续心电监护，进行氧饱和度监测。

（3）建立静脉通道，补充水分及用药。

（4）保持呼吸道通畅，供给患者氧气。

（5）加强营养支持，做好皮肤护理。

（6）预防并发症发生，如内脏损伤、肢体骨折、肺炎等。

第六节　溺水抢救预案

一、临床表现

主要表现为：颜面肿胀、口鼻充满污水、污物或外溢血性泡沫、皮肤苍白、四肢厥冷、腹部隆起、抽搐、昏迷、呼吸浅促、脉搏细弱、血压下降，严重者呼吸心跳停止。

二、诊断标准

（1）有溺水史。

（2）有上述临床表现，实验室检查低氧血症、高碳酸血症等。

三、急救措施

（1）倒水处理：将溺水者俯卧于高坡上，头向下，按压背部迅速把水驱除。

（2）保持呼吸道通畅，清除口鼻内污物，供给充足氧气。

（3）建立静脉通路，保证静脉用药，并纠正水、电解质、酸碱失衡。

（4）预防感染，给予抗生素。

四、护理要点

（1）给患者以保暖，绝对卧床休息。

（2）保持呼吸道通畅，防止水倒流，舌后坠。

（3）严密观察病情变化，注意血压、呼吸、脉搏、神态、瞳孔的变化。

（4）保持输液通畅，注意输液速度和输液量。

（5）加强营养支持，做好口腔护理和皮肤护理。

（6）防止并发症的发生，如脑水肿、肺水肿、呼吸窘迫综合征、急性肾衰竭、酸碱平衡失调、继发感染等。

第七节　中暑抢救预案

一、临床表现

依照中暑的程度不同分为先兆中暑、轻度中暑和重度中暑。

（1）先兆中暑：患者表现为乏力、头痛、口渴、大汗、胸闷、体温轻度升高。

（2）轻度中暑：患者表现为头痛、头晕加重、面色潮红、大汗淋漓、体温在38℃以上、脉搏快弱、呼吸气促。

（3）重度中暑：体温在40℃以上、无汗、呼吸急促、血压下降、烦躁、意识模糊、抽搐、甚至昏迷。

二、诊断标准

（1）在高温或烈日暴晒环境中。

（2）有不同程度中暑的 3 种表现。

（3）出现心、肺、脑、肝、肾功能障碍。

三、急救措施

（1）脱离现场：立即将患者移至阴凉通风处。

（2）物理降温：用乙醇（酒精）擦浴或冰水灌肠。

（3）药物降温：给予氯丙嗪注射或吲哚美辛塞肛。

（4）支持疗法：静脉补液，纠正酸中毒、电解质紊乱。

（5）控制惊厥、抽搐：给予苯妥英钠、苯妥英钠等。

四、护理要点

（1）严密观察患者体温、脉搏、呼吸、血压神志等生命体征的变化，若体温降至 38℃时可停止降温，血压应维持在 12kPa（90mmHg）以上。

（2）保持呼吸道通畅，供给患者足够的氧气。

（3）给患者补充含盐饮料或静脉补液，防止输液反应的发生。

（4）病房温度应控制在 25℃以下，阴凉空气流通。

第八节　有机磷农药中毒抢救预案

有机磷中毒主要是指有机磷酸酯进入人体内后，迅速与胆碱酯酶结合，形成稳定的磷酰化胆碱酯酶，从而抑制了胆碱酯酶的活性，致使乙酰胆碱大量蓄积，引起中毒。

一、临床表现

（一）中毒症状和体征

（1）突发症状，身上或口中有大蒜样臭味。

（2）三类综合征：①毒蕈碱样症状，主要为平衡觉痉挛和腺体分泌增加；②烟碱样症状，表现为肌肉震颤、痉挛、肌肉麻痹；③中枢神经系统症状，头痛、头晕、中枢神经系统功能障碍。

（3）典型体征：瞳孔缩小，肌肉震颤或痉挛，血压升高，流涎、多汗、口吐白沫，急性肺水肿。

（二）实验室检查

（1）轻度中毒：血胆碱酯酶活性降至 70%~50%。

（2）中度中毒：血胆碱酯酶活性降至 50%~30%。

（3）重度中毒：血胆碱酯酶活性降至 30%以下。

二、急救措施

（一）清除毒物

（1）立即撤离有毒环境，脱去污染衣物，对沾有毒物的皮肤进行彻底冲洗。

（2）口服中毒者中，对清醒者给予催吐。

（3）洗胃，一般用 20000ml 的清水或 2%的碳酸氢钠（美曲膦酯除外）洗至无色无味为止。洗胃后用 40~50ml50%的硫酸镁导泻。

（二）特效解毒剂

（1）阿托品应用原则：早期、足量、反复给药。

（2）胆碱酯酶复活剂，主要为解磷定、氯解磷定的应用。

三、护理要点

（1）密切观察体温、脉搏、呼吸、血压、生命体征及神志、瞳孔的变化，体温过高者要采取降温措施。

（2）保持呼吸道通畅，使患者平卧、头偏向一侧。

（3）建立静脉通道，准备好抢救用药。

（4）做好饮食护理，洗胃或催吐后，禁食 1d。

（5）注意躁动患者的安全保护，防止外伤和坠床。

（6）及时并准确做好各项记录。

第九节　巴比妥类中毒抢救预案

巴比妥类为应用较普遍的安眠药，如果用药量过大可引起中毒。根据中毒程度不同，可分为轻度、中度和重度中毒。

一、临床表现

（1）轻度中毒：嗜睡或深睡，反应迟钝，言语不清，可以叫醒。

（2）中度中毒：沉睡或进入昏迷状态，强刺激能唤醒，但不能言语，即刻又沉睡。

（3）重度中毒：深昏迷，呼吸、循环衰竭。严重者发生休克，瞳孔缩小，各种反射消失。

二、急救措施

（一）立即排毒

（1）清醒患者给予催吐。

（2）洗胃：用 1:5000 的高锰酸钾溶液或清水洗胃，洗胃后用 50ml50%的硫酸镁胃管注入导泻。

（二）特性解毒剂

（1）贝美格（美解眠）50~150ml 静脉推注。

（2）对症处理：平卧、保暖、吸氧。

三、护理要点

（1）密切观察病情，注意呼吸、血压、体温、脉搏的变化，准确记录病情变化。

（2）准确记录出入量，防止酸碱及水、电解质失衡。

（3）躁动患者要防止坠床和外伤。

（4）保持呼吸道通畅，防止吸入性肺炎和窒息并发症的发生。

第十节　急性一氧化碳中毒抢救预案

一氧化碳（CO）经呼吸道吸入后，通过肺泡壁进入血液与血红蛋白（Hb）结合，形成碳氧血红蛋白（HbCO），失去携氧能力，因而致使组织缺氧。由于中枢神经系统对缺氧最敏感，故首先受累。根据缺氧的严重程度不同可分为轻度中毒、中度中毒和重度中毒。

一、临床表现

（1）轻度中毒：血液中 Hbco 含量在 10%~20%。患者有头痛、头晕、耳鸣、眼花、恶心、呕吐、心悸、无力等症状。

（2）中度中毒：血液中 HbCO 含量 30%~40%。患者表现为头痛加重、面色潮红、口唇樱桃红色、脉快、多汗、烦躁。

（3）重度中毒：血液中 HbCO 含量在 50%以上。出现昏迷、痉挛、呼吸困难以致呼吸麻痹。

二、诊断标准

（1）有高浓度 CO 接能史。

（2）有中枢神经系统损害症状体征。

（3）血液中 HbCO 浓度测定结果超标。

三、急救措施

（1）脱离中毒现场，立即打开门窗通风，并迅速将患者移至空气新鲜处。

（2）纠正缺氧、吸氧、有条件者进行高压给氧。

（3）改善脑组织代谢，早期给予能量合剂或胞磷胆碱静脉滴注。

（4）保持呼吸道通畅，给予呼吸兴奋剂，必要时气管插管、气管切开、人工机械通气。

(5) 控制脑水肿，给予甘露醇静推。

(6) 降温疗法：物理降温或冬眠疗法。

四、护理要点

(1) 立即将患者移至通风处，脱离中毒环境。

(2) 高流量给氧（4~6L/min）。

(3) 建立静脉通道，准备抢救用药。

(4) 严密观察病情，注意体温、脉搏、呼吸、血压、神志、尿量、肤色的变化。

(5) 做好饮食护理，皮肤护理防止压疮。

(6) 预防并发症，防止吸入性肺炎，脑水肿，电解质紊乱等并发症的发生。

第十一节　心搏骤停抢救预案

心搏骤停是指心脏突然停止跳动，有效泵血功能消失，引起全身严重缺氧、缺血，若不及时抢救，可导致死亡，若能及时采取措施，则有可能恢复心跳。

一、心搏骤停的分类

根据心脏活动情况可分为 3 种类型。

(1) 心室颤动：心室肌发生极不规则的快速而又不协调的颤动。

(2) 缓慢而无效的心室自主节律：指心肌仍有生物电活动，但心脏已丧失排血功能。此种情况亦称为"心电机械分离"。

(3) 心脏或心室停顿：心房、心室肌完全失去电活动能力。

二、心搏骤停临床表现

(1) 心音消失。

(2) 脉搏摸不到，血压测不到。

(3) 意识突然丧失或伴有短阵抽搐。

(4) 呼吸断续，后停止，多发生在心脏停搏 30s 内。

(5) 瞳孔散大。

(6) 面色苍白兼有青紫。

三、急救措施

(一) 畅通呼吸道

清除口、鼻分泌物，解开衣领、腰带，然后按下列方法开放气道：

(1) 仰面抬颈法。

(2) 仰面举颌法。

(3) 托下颌法。

（二）口对口人工呼吸

吹气频率：成人 14~16 次/min，儿童 18~20 次/min，婴儿 30~40 次/min。必要时气管插管、呼吸机应用辅助呼吸。

（三）人工循环

（1）心前区锤击，距离胸壁 20~25cm 高度，捶击 1~2 次。

（2）胸外心脏按压，部位为胸骨中、下 1/3 交界处，下压深度 3~4cm，频率 80~100 次/min。

（3）电除颤，首次电击 200W·s，最大不超过 360W·s。

（四）药物治疗

静脉给药、气管滴入及心内注射用药。

（五）脑复苏

主要针对 4 个方面：降低脑细胞代谢率，加强氧和能量供给，促进脑循环再通及纠正可能引起继发性脑损害的全身和颅内病理因素。

（1）维持血压。

（2）低温疗法。

（3）脱水剂及激素的应用。

（4）高压氧的应用。

四、护理要点

（1）使患者卧床休息，取平卧位。

（2）严密观察患者的生命体征：意识、瞳孔、有否发绀、血氧饱和度，进行血气分析，做好抢救记录。

（3）保持呼吸道通畅，做好气管插管，呼吸机应用的护理。

（4）留置导尿管，准确记录 24h 出入量。

（5）用药时，注意药物药理作用，不良反应及药物配伍禁忌。

第十二节　大咯血抢救预案

咯血指声门以下的呼吸道和肺组织出血，经口咯出。大咯血为 24h 咯血量>400ml，或一次咯血量>200ml，或 48h 内咯血量>600ml。

一、临床表现

患者表现为痰中带血或血痰，快速出血时，口咯鲜血，并出现血压下降、脉搏细弱，严重者出现失血性休克，甚至咯血窒息。

二、诊断标准

（1）有咯血病史。

（2）患者表现为咯血、咳嗽、咽部发痒，随后血从口中咯出。

（3）辅助检查：胸部 X 线检查、痰液化验、纤维支气管镜检查，非动脉造影等。

三、急救措施

（1）止血药物应用：垂体后叶素、肾上腺皮质激素、鱼精蛋白及蛇凝血素酶。

（2）支气管镜止血：支气管动脉栓堵术，手术治疗。

（3）镇静、止咳：地西泮、可待因。

（4）抗休克治疗：输液、输血、升压、扩充血容量。

（5）抗感染：应用抗生素。

（6）咯血窒息者抢救：保持呼吸道通顺，吸氧，人工机械通气或给予呼吸兴奋剂。

四、护理要点

（1）确保患者绝对卧床休息，头偏向一侧。

（2）使患者保持呼吸道通顺，鼓励其将气管内的血块咳出。

（3）严密观察患者的病情，注意其咯血量、咯血次数、体温、脉搏、呼吸、血压、神志的变化。

（4）患者大咯血时应禁食。

（5）预防患者失血性休克、肺部感染、阻塞性肺不张、窒息等并发症的发生。

第十三节　窒息抢救预案

一、临床表现

窒息早期可表现为胸闷、呼吸急促，继而出现极度呼吸困难、喉头哮鸣音、发绀，以吸气性呼吸困难为主，继而意识丧失、大小便失禁，甚至昏迷。根据所致窒息的原因不同，可分为机械性窒息、中毒性窒息、电击性窒息、缺氧性窒息和新生儿窒息等。

二、急救措施

（1）清除呼吸道异物，维持呼吸道通畅，必要时环甲膜穿刺、气管插管、气管切开通气。

（2）高浓度供氧 4~6L/min，以纠正缺氧。

（3）若患者心跳、呼吸停止，行心肺脑复苏术。

（4）查明窒息病因，对因治疗。

三、护理要点

（1）尽快去除病因，使患者维持呼吸道通畅。

（2）密切观察患者体温、脉搏、呼吸、血压、神态的变化，若发现其胸闷、烦躁、发绀等，须立即行抢救。

（3）操持静脉通道畅通，并根据病情调整输液速度和输液量。

（4）做好气管切开或气管插管的护理。

（5）预防肺不张、肺水肿、肺部感染、急性呼吸衰竭等并发症的发生。

第十四节　上消化道出血抢救预案

上消化道出血是指屈氏韧带以上的消化道出血，包括食管、胃、十二指肠或胰胆疾病以及胃、空肠吻合术后的空肠病变所致的出血。

一、临床表现

上消化道出血的临床表现取决出血病变的性质、部位、出血速度及出血量，出血前有无心、肝、肾病变等，主要表现为呕血与黑便、失血性周围循环衰竭、氮质血症、发热。

二、急救措施

（一）止血

（1）药物应用：口服止血粉，垂体后叶素静脉滴注。

（2）三腔管压迫止血：适用于食管、胃底静脉曲张破裂出血。

（3）内镜直视下止血。

（二）补充血容量

给予 0.9%氯化钠溶液、右旋糖酐、输血或代血浆。

（三）应用抗生素预防感染

（四）手术治疗

三、护理要点

（1）休息与体位：轻者卧床休息；重者绝对卧床休息，平卧、抬高下肢。

（2）保持患者呼吸道通畅，吸氧，必要时呼吸机辅助呼吸。

（3）观察患者血压、脉搏的动态变化，观察其呕血、黑便的量、性质、次数，从而估计其出血量。

（5）做好心理护理：尽快消除一切血迹，安慰患者，加强巡视，不要远离患者，让患者有安全感。

第十五节　急性脑出血抢救预案

一、临床表现

脑出血或称脑溢血，是指非外伤性脑实质内出血。表现为突然头痛、头晕、恶心、呕吐、偏瘫、失语、意识不清、大小便失禁，可有颈部抵抗感和脑膜刺激征。根据出血部位不同，又分为壳核出血、丘脑出血、脑叶出血、桥脑出血和小脑出血。

二、急救措施

（1）降低颅内压和控制脑水肿：给予 20% 甘露醇 250ml，每 6~8h 一次，也可用呋塞米 20~40mg 加入 50% GS 40~60ml 静脉注射。

（2）降血压：降低过高的血压，一般血压维持在 20~21.3/12~13.3kPa（150~160/90~160mmHg）为宜。

（3）防治消化道出血：可选用雷尼替丁 200mg 静脉滴注。

（4）保持呼吸道通畅，及时清除呼吸道分泌物。

（5）建立静脉通道，供给 ATP、辅酶 A、胞磷胆碱，促进脑细胞代谢，维持营养、水电解质、酸碱平衡。

（6）手术治疗

三、护理要点

（1）急性期患者须就地抢救，不宜搬动，以免加重出血。

（2）使患者卧床休息，头部抬高 30°。

（3）使患者保持呼吸道通畅，随时清除其口腔分泌物或呕吐物，适当吸氧。

（4）对躁动不安者可选用地西泮、巴比妥类药物，禁用吗啡、哌替啶。

（5）降温：物理降温或采用冰帽、冰袋。

（6）若昏迷患者头偏向一侧，须定期翻身拍背，预防压疮及坠积性肺炎。

（7）留置导尿管时，严格无菌操作，防止尿路感染。

（8）严密观察病情：注意患者意识、瞳孔、血压、呼吸、体温、脉搏、生命体征变化，做好血气分析和心电监护。

第十六节　癫痫持续状态抢救预案

癫痫持续状态是指反复发作的神经元持续异常放电所致的脑功能失常为特征，主要表现为惊厥。

一、临床表现

癫痫惊厥即全身抽搐，又可划分为两个分期。

（1）强直期：所有骨骼肌呈现持续收缩，眼球上翻，喉部痉挛，心率增快，血压升高，腺体分泌增多，呼吸中断或不规则，皮肤苍白或青紫，瞳孔扩大，对光反射消失，角膜反射消失，大小便失禁，可出现病理反射。

（2）阵挛期：震颤幅度大而延及全身，一般为间歇性阵挛，每次痉挛过后都有短促的肌张力松弛。

二、急救措施

（一）保持呼吸道通畅

清除口腔分泌物，吸氧，必要时气管插管。

（二）控制抽搐

（1）药物应用：地西泮、苯妥英钠、苯巴比妥钠、异巴比妥钠静脉或肌内注射。

（2）保留灌肠。

（3）人工冬眠疗法。

（三）防治脑水肿

给予 20%甘露醇、地塞米松静推或快速滴注。

（四）病因治疗

低血糖、低血钙等代谢紊乱的治疗应针对病因进行治疗。

三、护理要点

（1）立即平卧，头侧向一边，或侧卧，解开衣领及腰带，畅通呼吸道。

（2）将缠有纱布的压舌板塞于患者上下臼齿之间，防止咬伤舌头、颊部。

（3）抽搐时，不可强压肢体，以防骨折。

（4）密切观察用药后呼吸、血压、脉搏、神态、瞳孔变化。

（5）保持环境安静，避免刺激性诱因。

第十七节　休克抢救预案

休克是因出血、严重创伤、感染、过敏、心脏疾患等原因引起的循环功能不全，组织及器官氧合和血液灌流不足，微循环淤滞，普遍性细胞缺氧而使重要器官受损，出现一系列全身反应的病理综合征。

一、休克的分类

（一）按病因分类

（1）失血性休克；

（2）心源性休克；

（3）细菌性休克；

（4）过敏性休克；

（5）神经源性休克；

（6）内分泌性休克；

（7）血流阻塞性休克；

（二）按病理生理学分类

（1）高动力型休克，又称高排低阴型休克或暖休克；

（2）低动力型休克，又称低排高阴型休克或冷休克。

二、临床表现

休克根据病程可分为低血容量性休克代偿期和低血容量性休克失代偿期。

（1）低血容量性休克代偿期表现：精神紧张、烦躁不安、眩晕、口干、皮肤及面色苍白、手足湿冷、呼吸浅快、脉细、乏力、尿量减少、血压无明显变化。

（2）低血容量性休克失代偿期表现：表情淡漠、意识不清、口唇及肢端发绀、心音变弱、少尿或无尿、血压下降或测不到、严重者可发生弥散性血管内凝血（DIC）。

三、急救措施

（1）补液扩容：应用低分子右旋糖酐。

（2）纠正酸碱平衡紊乱：常用药物为5%碳酸氢钠100~200ml静脉滴入。

（3）血管活性药应用：一般选去甲肾上腺素、间羟胺、多巴胺。

（4）保持呼吸道通畅，必要时可行气管切开和气道湿化。

（5）预防急性肾衰竭：补足血容量后，应用利尿剂，如清蛋白、呋塞米、依他尼酸（利尿酸）等。

（6）防治弥散性血管内凝血：应用肝素，若使用过量可用鱼精蛋白中和。

（7）抗生素的应用：适当应用抗生素，预防局部和全身感染。

四、护理要点

（1）严重休克的患者应安置重症监护病房（ICU）救治，保持通风良好，空气新鲜。

（2）注意患者保暖，适当加盖棉被、毛毯、高热者应采取物理降温。

（3）保持安静，防止外伤，加备床档，防止患者坠床。如果患者极度躁动，可用地西泮镇静剂。

（4）严密监测血压、体温、脉搏、神志等生命体征的动态变化。

（5）在血容量补足的基础上，尽早采用血管活性药，改善微循环。

（6）建立静脉通道，主张安置深静脉导管，确保液体顺利输注。

第十八节　高热抢救预案

由于致热原作用于体温调节中枢或体温调节中枢功能障碍等原因导致人体体温超过39℃，称为高热。

一、临床表现

常见的热型有4种：

（1）稽留热：体温持续在39~40℃，达数日或数周，24h波动范围不超过1.0℃，常见于急性传染病，如伤寒。

（2）弛张热：体温在 39℃以上，但波动幅度大，24h 体温差在 1℃以上，最低体温仍高于正常水平，常见于败血症。

（3）间歇热：高热与正常体温交替有规律反复出现，间歇数小时、1d、数天不等，常见于疟疾。

（4）不规则热：体温在 24h 中变化不规则，持续时间不定，常见于流行性感冒。

二、急救措施

（一）治疗原则

诊断不明确时，不能随意用退热剂、抗生素等，以免延误诊断。

（二）病因或对症治疗

（1）控制惊厥、抽搐，给予地西泮、苯巴比妥钠。

（2）控制脑水肿，应用甘露醇和地塞米松。

（3）补充水分和营养，维持水电解质、酸碱平衡。

（三）物理降温

用 30%~50% 的乙醇擦浴，头部放置冰袋，或用冰水灌肠等降温。

（四）药物降温

应用水杨酸制剂、冬眠疗法等。

三、护理要点

（1）做好心理护理，以缓解患者紧张情绪。

（2）严格观察体温变化，高热者给予物理降温。

（3）保持营养和水分摄入，不能进食者给予鼻饲，保持每日水分的供应。

（4）注意个人卫生，加强皮肤、口腔护理。

（5）做好安全护理，适当加床档，防止患者坠床。

（6）卧床休息，因高热时新陈代谢增快。

第十九节　昏迷抢救预案

昏迷是指大脑皮质和皮下网状结构发生高度抑制，引起脑功能严重障碍的病理状态。其主要特征为意识障碍、对外界刺激不起反应、随意运动消失、出现病理反射活动。

一、临床表现

昏迷根据严重程度不同，分为浅昏迷、中昏迷、深昏迷。

（1）浅昏迷：随意运动丧失，对外界语言、强光等刺激无反应，但对强烈刺激有反应，生理反射如吞咽、咳嗽、瞳孔对光反射、角膜反射存在。呼吸、脉搏、血压无明显改变。

（2）中昏迷：对周围事物及各种刺激均无反应，对强烈刺激的防御反射和生理反射均减弱，呼吸、脉搏、血压有轻度改变。

（3）深昏迷：全身肌肉松弛，对任何外界刺激均无反应，各种反射消失，呼吸、脉搏、血压有不同程度改变。

出现下列情况提示预后不良：①有急性循环衰竭征象，脉搏细弱，发绀进行性加重，四肢厥冷，皮肤黏湿。②昏迷过程中出现血压下降，面色苍白，尿少甚至无尿。③目测患者颜面呈黄褐色，两耳厥冷，眼窝凹陷。④呃逆。⑤出现陈-施呼吸。⑥并发肺水肿，进行性贫血。

二、急救措施

（一）迅速查明原因

（1）检查原则：边检查边治疗观察。

（2）体格检查：如生命体征、生理及病理反射检查。

（3）化验检查：血尿常规、电解质、肝、肾功能、血糖、胆固醇脂、排泄物检查等。

（4）辅助检查：胸部 CT、心电图、脑电图检查。

（二）维持呼吸道通畅

清除呼吸道分泌物，吸氧。

（三）建立静脉通道

维持水、电解质、酸碱平衡。

（四）控制抽搐

给予苯妥英钠、地西泮等。

（五）控制脑水肿

给予脱水剂、利尿剂，如甘露醇、呋塞米；头部放置冰袋降温。

（六）控制感染

应用抗生素。

（七）控制消化道出血

给予抗酸剂、5-羟色胺受体拮抗剂。

（八）呼吸心跳停止

行心肺复苏术、人工呼吸、胸外心脏按压术。

三、护理要点

（1）密切观察病情变化，观察意识、瞳孔、体温、脉搏、呼吸、血压，注意昏迷程度变化。

（2）呼吸道通畅，患者取仰卧位，头偏向一侧，吸氧流量 2L/min 为宜，呼吸衰竭时采用呼吸机机械辅助呼吸。

（3）防治感染：①重视口腔护理，2 次/d；②防止坠积性肺炎，定时翻身，拍背排痰；③预防压疮，被动肢体活动，定时翻身，骨骼隆起处，垫气圈或海绵垫；④留导尿管者，防止泌尿系统感染。

（4）准确记录 24h 出入量，及时抽血送验。

第二十节　急腹症抢救预案

急腹症是指能够引起急性腹痛的腹腔内急性病变。

一、临床表现

（一）症状

（1）腹痛：多为持续性钝痛或胀痛，阵发性绞痛，有持续性腹痛伴阵发性加重，也有放射痛。

（2）胃肠道反应：恶心、呕吐、腹泻或便秘。

（3）发热。

（4）感染中毒征。

（二）体征

腹部局部隆起，腹肌紧张，压痛、反跳痛、腹部包块，肠鸣音亢进或减弱、消失等。

二、急救措施

（一）非手术治疗

（1）体位：半卧位或斜坡位可使腹肌松弛，合并休克者需采用头低足高位。

（2）控制饮食与胃肠减压。

（3）纠正水、电解质紊乱和酸碱失衡。

（4）应用抗生素。

（5）镇静止痛。

（6）补充营养和水分。

（二）手术台治疗

手术治疗的指征

（1）腹腔内病变严重。

（2）患者全身情况差，腹腔积液多，肠麻痹严重或中毒症状明显，尤其是伴有休克者。

（3）下列情况之一者，应及早剖腹探查：①疑有腹腔内出血不止；②疑有肠绞窄或腹腔脏器穿孔伴有严重腹膜炎；③经过积极治疗，疼痛无缓解，反而有恶化者。

三、护理要点

（1）安定患者情绪，因患者可能在心理上造成较大的恐慌。

（2）密切观察病情，定时测体温、脉搏、呼吸、血压、神志、面色、循环，腹痛情况。

（3）遵循"五进四抗"原则：禁食水，禁热敷，禁灌肠或禁用泻药，禁用止痛剂，禁止活动，抗感染，抗休克，抗水电解质紊乱和酸碱失衡。

（4）补液，输液治疗是急腹症治疗重要措施之一。

（5）放置胃管及导尿管。

（6）送验，视病情抽取血标本送验。

（7）为手术者做好术前准备：备皮，术前用药，药物过敏试验。

四、术后护理

（1）观察生命体征。

（2）观察术后出血。

（3）了解肠中蠕动、恢复情况。

（4）输液，维持水电解质平衡。

（5）引流监护，保持引流通畅。

（6）镇静止痛。

（7）饮食护理，术后24h胃肠蠕动未恢复者，一律禁食，术后2~3d，肛门排气后，可少量进食流质或半流质。

（8）预防感染，协助患者翻身，并拍背，鼓励咳嗽、排痰。加强口腔护理，保持皮肤清洁，保持被褥平整、舒适，防止压疮发生。

总之，加强对急腹症患者一般护理和术后护理，是保持急腹症患者治疗完善，减少并发症，促进患者康复的重要环节，应予高度重视。

（姜彦花 李璇 商振圆 吴敬强）

第二十二章　临床护理安全管理与应急预案

第一节　护理缺陷、纠纷、事故应急预案

一、一般护理缺陷的应急预案

护理缺陷是指在护理活动中出现技术、服务、管理方面的失误。由于责任心不强，不严格执行规章制度或违反技术操作规程等原因，给病人造成精神及肉体的痛苦，或影响力医疗护理工作的正常进行，但未造成严重后果和医疗护理事故。在临床工作中，护理管理者应教育、引导护士防微杜渐。正确认识护理缺陷的客观存在性，不隐瞒缺陷，正视缺陷，使护理缺陷减少到最低限度。一旦发生，处理 如下：

1. 报告护士长，立即采取一切补救措施确保患者安全

2.当事人写出事情经过，自我剖析发生缺陷的原因

3. 召开护理缺陷会议，一起分析讨论发生缺陷的原因及预防措施

4.上报护理部，并听取采纳护理部意见及建议

5.及时、准确、详细记录护理缺陷事件发生时间、经过、发生者，以警示大家

标准要求

1. 建立护理缺陷登记本，每日检查，及时反馈，并实行激励机制，奖惩分明。

2. 严格遵守各项规章制度及各项护理操作规程，规范护士行为。

3. 科室质控活动要落实到位，做到环节及终末质量控制。

二、重大护理缺陷的应急预案

护理工作具有连续性、协作性、不规律性、服务项目繁多等特点，随着医学模式的转变，对护理工作的要求日趋提高，护理工作不再是简单的打针、发药，它在医疗风险控制和医疗安全保障中起重要作用。为了确保病人安全，防范意外事故，应以高度的责任心，严防差错事故的发生，创造一个安全、高效的护理环境。一旦发生重大护理缺陷，处理如下：

1. 立即报告护士长、主管医生，科主任、护理部主任

2.立即采取补救措施，使损害降低到最低限度

3.严密观察病人病情变化

4. 当事人详细书写护理事故发生经过、时间、原因、后果

5.组织全科人员讨论、分析、定性

6.当事人在全科会上作书面检查，并采取相应处罚

7.在 48~72 小时内经科室讨论，吸取教训并提出改进措施

8.讨论结果经护士长签字上报到护理部，做到事实清楚、定性准确、处理恰当

9. 将处理结果在科务会上予以通报，以达到教育的目的

标准要求：

1.重大护理器械讨论会的形式：首先分析是共性还是个案，组织护士讨论分析，以实例教育护士，实事求是总结教训。

2.讨论会的具体过程：失误者讲过程（发生了什么事情，什么时候发生的，怎么发生的）；分析发生的原因；制定预防措施——从源头根除。

三、发生护理纠纷的应急预案

随着病人维权意识的增强，护理纠纷日益增多，这是由多方面原因造成的。护理纠纷的发生不但给患者造成身心损害，而且在精力和经济上都会给医患双方造成不必要的损失。所有所以作为一名优秀的护士，应及时找出原因，避免或减少纠纷的发生，这就要求在临床护理工作中，护士不但要遵守护理管理制度，提高护理质量，同时也要增强法律意识，保护自己和病人的合法权益，从根本上杜绝纠纷的发生。一旦发生护理纠纷，具体的处理 如下：

1.立即上报护士长

2. 平息事端，安抚病人及家属，争取病人的理解

3.如患者不满，及时上报科主任及医院有关部门

4.调查、核实事情经过，尽快给予患者满意答复

5.及时与患者沟通，学会换位思考，理解患者和家属

6.改善服务态度，规范服务行为

7.提高护士沟通水平，消除纠纷隐患

8.加强安全知识、法律知识的学习，提高自我保护意识

9.依法履行护士职责，约束自己的行为，避免护理纠纷的发生

标准要求：

1.培养护士的责任心及交流沟通能力，医患之间形成良好的治疗护理氛围。

2.重视纠纷存在的客观性，做到不隐瞒，及时上报。

3.提高护士的主动服务意识，端正服务态度，避免护理纠纷的发生。

四、发生护理事故的应急预案

护理事故是指在护理工作中，由于不负责任，不遵守规章制度和技术操作规程，作风粗暴或业务不熟悉而给病人带来严重残废或死亡等不良后果。医疗行业作为一种高技术、高风险的行业也决定了医院将面临更大的责任与风险。作为维护人们健康的医疗单位应最大限度地降低医疗护理差错事故的发生率，确保医疗护理安全。一旦发生护理事故，具体操作如下：

1.立即上报护士长、科主任、护理部、医务部

2.与主管医生一起迅速采取一切补救措施使损害降低到最低限度

3.立即调查核实，将有关情况如实向医院负责人报告

4.当事人及时书写护理事故发生的经过、原因、结果

5.及时与患者沟通，争取患者的理解及配合

6.组织人员对事故进行研究、分析、定性，根据情节，对照条例决定处理意见

7.及时向患者传达处理意见，达到意见一致

8.加强安全护理培训，增强护理人员的风险意识，规范操作行为

9.加强护理工作自查，完善差错事故上报制度

10 提高护士综合素质，加强医疗护理法律法规学习

11 保证患者及护理人员的安全

标准要求：

1.加强责任心及业务技术培训，严格遵守操作规程。

2.建立健全各项预警制度。

第二节　患者突发事件的应急预案

一、重大抢救及特殊病例的应急预案

重大抢救及特殊病例的救治是医疗护理工作中一项重要紧急的任务，必须当机立断、全力以赴、争分夺秒、积极救治。应立即指定重大抢救及特殊病例救治负责人，组成救治小组，制定救治方案、护理计划。重大抢救及特殊病例的应急预案如下：

1.出现重大抢救及特殊病例

2.保持镇静，报告护士长及科主任

3.立即给予患者氧气吸入，心电监护，

4.通知家属，做好病情告知

5.保持输液通畅

6.配合医生进行迅速、及时的抢救

7.准备好抢救药品及物品，配合医生

8.实施各种紧急抢救措施

9.床边监护，密切观察生命体征变化，

10.做好病情观察和抢救记录

11.参加重大抢救及特殊病例的临床讨

论，及时护理评价

↓

12.建立重大抢救及特殊病例抢救登记本，详细记录

标准要求：

1.护理人员做到沉着冷静。

2.用物准备齐全，抢救物品在备用状态。

3.安慰患者及家属，减轻患者的心理负担。

二、患者突发病情变化的应急预案

无论哪种疾病，患者突发病情变化时常可危及生命，紧急情况下护士应争分夺秒地进行治疗护理。护士应做好动态的病情观察，并对当前疾病的关键症状或当前突出症状重点观察，及时发现病情变化的先兆，协助配合医师及时处理。患者突发病情变化的应急预案如下：

1.立即给予患者氧气吸入，保持输液通畅

2.通知值班医生、科总值班及护士长

3.病情危重时准备好抢救药品及物品，配合医生实施各种紧急抢救措施及时与家属沟通，做好病情告知

3.严密观察生命体征，做好病情

4.观察和抢救记录

↓

5.床边监护，特级护理，直至病情平稳

标准要求：

1.护理人员做到沉着冷静，操作技术娴熟。

2.用物准备齐全，抢救物品处于备用状态。

3.安慰患者及家属，减轻患者的心理负担。

三、患者突发猝死，应立即报告医师，争分夺秒、全力以赴地进行救治。

指定负责人，组成抢救小组，迅速制定抢救方案、抢救护理计划；严格查对恶化交接班制度；完善各项抢救记录；积极参加医师组织的病例讨论。抢救后及时清理各项用物、器械、药品，补充备用并保持整齐清洁。患者突发猝死的应急预案如下：

1.立即实施CPCR，就地抢救

2.迅速建立静脉通路、胸外心脏按压、吸氧

3.通知值班医生、科总值班及护士长，通知家属

3.如患者抢救无效死亡，应等家属到院后，

4.再通知太平间将尸体接走

5.做好病情记录及抢救记录

6.维护病室秩序，保证其他患者的治疗及

7.护理工作，保护同病室患者

标准要求：

1.发现患者猝死，正确判断，就地实施抢救。

2.操作技术娴熟，配合默契。

3.安慰患者家属，减轻心理负担。

四、患者有自杀倾向时的应急预案

为了保证患者在住院期间的医疗安全，确保患者康复出院，制定患者有自杀倾向时的应急预案，一旦发生立即启动该预案。

1.立即报告护士长及分管医生

2.护士长报告科主任及护理部，及时与家属沟通，取得家属配合

3.没收危险物品，锁好门窗，防止意外

4.严密观察患者心理变化，及时与家属沟通

5.专人24小时监护，详细交接班

6.寻找患者自杀原因，做好心理护理

标准要求：

1.及时观察患者心理状态，发现情绪变化，避免意外事件的发生。

2.及时与家属沟通，寻找自杀原因，做好针对性护理。

3.做好安全管理，严格巡视，严格交接班制度。

五、患者自杀后应急预案

为患者自杀后赢取宝贵的抢救时间，以挽救其生命，一旦发生患者自杀，立即启动该预案。

1.通知医生立即抢救

2.通知护士长及科主任

(护士长第一时间通知护理部)

3.当班者保护现场，包括病室及自杀处

4.通知医务科或总值班室，听从安排处理

5.详细记录事情发生的经过，

6.记录在护理文书上

7.做好家属的安慰工作，以免再发生意外事件

标准要求：

1.抢救争分夺秒，争取一线希望。

2.及时通知医生、科主任、护士长及护理部，作好初步处理并保护现场。

3.护理记录要客观、详细，反映真实情况。

4.安慰家属，以免其做出过激行为。

六、患者坠床或摔倒时的应急预案

病人因体位改变或步态不稳、躁动不安、神志不清、年老虚弱或偏瘫以及婴幼儿易发生坠床或摔倒意外。应根据病人情况适当加以保护，如：使用床挡或约束具；病人常用物品放置病人易取处；病区地面保持整洁、干燥，减少障碍物；需要

时专人看护等。发生坠床或摔倒意外时，在紧急救护的同时，做好患者心理沟通以稳定情绪，减轻焦虑、恐惧感。患者坠床或摔倒时的应急预案如下：

1.就地检查受伤情况和病情变化，

2.通知值班医生、科总值班及护士长，减少患者的紧张情绪 3.安慰患者，及时向上级领导及有关部门汇报

4.将患者平稳安全地移至床上，加床边护栏，必要时束带适当约束

5.配合医生对症处理

6.病情危重时准备好抢救用物，配合医生实施抢救

7.加强巡视，严密病情观察，做好记录；了解事发原因，预防再次发生

标准要求：

1.护理人员做到沉着冷静，立即通知主管医生和护士长。

2.安慰患者及家属，减轻患者的心理负担。

3.做好安全防护措施。

七、发现患者外出或外出不归时的应急预案

患者外出或外出不归时，应及时报告医师和相关部门，并积极找寻。病人归院后做好安全护理和宣教，及时与病人沟通，增强其信任感和战胜疾病信心。设专人看护，严格交接班制度，完善各项记录。发现患者外出或外出不归时的应急预案如下：

1.寻找可联系方式，积极联系患者或家属，通知值班医生、科总值班及

护士长，及时向上级领导及成立科室寻找小组，连续查询直至患者返回有关部门汇报

2.做好患者及家属的安全制度告知工作，加强巡视

3.做好护理及相关文件的记录

↓

4.及时迅速病房，严格交接班

标准要求：

1.护理人员做到沉着冷静，立即通知主管医生和护士长。

2.患者入院后，及时全面地介绍医院规章制度，取得理解和配合。

3.护理记录真实、全面。

第三节 治疗中突发意外的应急预案

一、患者发生输液反应的应急预案

患者发生输液反应，多因输入致热物质引起。见于输液瓶清洁灭菌不彻底、输入的溶液或药物制剂不纯、消毒保存不良、输液器消毒不严格或被污染等。病人表

现为发冷、寒战和高热。输液前应认真检查药液质量、输液器包装及灭菌日期、有效期，严格无菌技术操作；发生输液反应应立即停止输液，报告医师及时处理。患者发生输液反应的应急预案如下：

1.立即更换液体及输液器，保留静脉通路

2.报告主管医生并遵医嘱给药，必要时配合医生进行抢救

3.记录患者生命体征及抢救过程

4.及时向上级领导及有关部门汇报

5.保留输液器和药液分别送消毒供应中心和药剂科

6.同时取相同批号的液体、输液器分别送检

7.填写输液反应登记本，详细记录病人姓名、药名、出产厂家、生产批号

标准要求：

1.护理人员做到沉着冷静，立即通知主管医生和护士长。

2.操作技术娴熟，配合默契。

3.用物准备齐全，抢救物品处于备用状态。

4.安慰患者及家属，减轻患者的心理负担。

二、患者发生输血反应的应急预案

输血反应常见于保养液或输血用具被致热源污染，受血者在输血后产生白细胞抗体和血小板抗体所致的免疫反应。病人表现为畏寒或寒战、发热，伴有皮肤潮红、头痛、恶心、呕吐。应严格管理血库保养液和输血用具，有效预防致热源，严格执行无菌操作，发生输血反应应立即停止输血并报告医师，及时治疗处理。患者发生输血反应的应急预案如下：

1.停止输血，更换输血器，改输生理盐水，同时通知医生及护士长

2.病情危重时准备好抢救药品及物品，配合医生进行紧急救治若是一般过敏反应，应密切观察患者病情变化并做好记录，

3.安慰患者，减少患者的焦虑

4.必要时给予氧气吸入

5.保存输血袋及余血送输血科，必要时取患者血样一起送输血科

6.协助医生填写输血反应报告卡

7.加强巡视及病情观察，做好抢救记录

标准要求：

1.护理人员做到沉着冷静，立即通知主管医生和护士长。

2.操作技术娴熟，配合默契。

3.用物准备齐全，抢救物品在备用状态。

4.安慰患者及家属，减轻患者的心理负担。

三、输液中出现肺水肿的应急预案

输液时发生肺水肿是由于输液速度过快，短时间内输入过多液体，使循环血容

量急剧增加，心脏负荷过重引起。病人突然出现呼吸困难、胸闷、咳嗽，咯粉红色泡沫样痰，肺部听诊布满湿啰音，心率快，心律不齐。应立即停止输液并报告医师，进行紧急救治处理。输液中出现肺水肿的应急预案如下：

1.立即停止输液；

2.患者采取半坐位或端坐位；

3.高流量酒精湿化氧气吸入；

4.遵医嘱给予血管扩张药物和强心药物，积极抢救；

5.必要时进行四肢轮扎，减少静脉回流；

6.严密观察患者病情变化并做好记录，安慰患者，减轻患者的紧张情绪；

7.加强巡视及生命体征观察，做好病情观察记录。

标准要求：

1.护理人员做到沉着冷静，立即通知主管医生和护士长。

2.操作技术娴熟，配合默契。

3.安慰患者及家属，减轻患者的心理负担。

四、患者发生化疗药或其他刺激性药物外渗的应急预案

化疗药物刺激性大，毒性强。输注时一旦发生药物外渗，如不及时处理，可刺激局部皮肤，引起红肿、疼痛，甚至坏死。住院患者一旦发生化疗药液外渗时，可立即启动以下应急预案：

1.立即停止化疗药液注入；

2.保留针头接注射器，回抽漏于皮下的药液，拔除针头；

3.用0.4%普鲁卡因（2%普鲁卡因1ml+生理盐水4ml配制）局部封闭；

4.冰袋局部冷敷6~12小时；

5.避免患处局部受压，遵医嘱外涂喜辽妥或与50%硫酸镁湿敷交替使用；

6.观察记录，认真交接班。

标准要求：

1.立即停止化疗药物的注入。

2.禁止在外渗部位输液。

3.局部冷敷和用药，减轻疼痛，防止局部坏死。

五、患者皮试或皮试阴性发生过敏反应的应急预案

过敏体质的患者，在使用某些药物时，常可引起不同程度的过敏反应，甚至发生过敏性休克，危及生命。因此，在使用可产生过敏反应的药物前，除须详细询问用药史、过敏史、做药物过敏试验外，还需掌握出现过敏反应的应急措施及程序。

出现过敏反应的应急措施及预案如下：

1.药物过敏试验前治疗盘内备肾上腺素1支，要警惕过敏反应的发生。

2.药物过敏试验阴性者用药时要注意观察患者有无迟发过敏反应。

3.皮试中或皮试阴性后用药过程中发生呼吸困难等过敏反应。

4.立即平卧，皮下注射肾上腺素 1mg，小儿酌减；同时通知医生。

5.立即实施氧气吸入，建立静脉通路。

6.遵医嘱应用升压药，补充血容量维持血压，应用氨茶碱解除支气管痉挛，给予呼吸兴奋剂以及抗组织胺、皮质激素等药物。

7.呼吸抑制时应遵医嘱给予人工呼吸，喉头水肿影响呼吸时，应立即准备气管插管，必要时配合实施气管切开。

8.发生心脏骤停，立即进行胸外按压、人工呼吸等心肺复苏的抢救措施。

9.及时、准确地记录抢救过程。

10.向家属讲解过敏反应相关知识，取得理解。

六、患者发生误吸或窒息时的应急预案

误吸是指异物经口误吸入呼吸道（包括喉、气管、支气管）。多见于儿童、全麻未醒、昏迷等病人。病人可突然出现失声或剧烈咳嗽、憋气、呼吸困难、窒息等症状，如不及时抢救或处理，最终可引起呼吸、循环功能紊乱，导致死亡。若住院患者一旦发生误吸时，可按以下程序预案：

1.立即采取俯卧头低足高位，清理口腔内痰液、呕吐物。

2.立即通知医生及护士长。

3.叩背，迅速通畅气道。

4.监测生命体征和血氧饱和度。

5.建立静脉通路，备好抢救仪器和物品。

6.吸氧，必要时采用简易呼吸器维护呼吸，同时急请麻醉科插管吸引或气管镜吸引。

7.做好记录。

8.通知家属，向家属交代病情。

标准要求：

1.争分夺秒，立即抢救。

2.尽早保持有效的氧气供应。

3.抢救药品物品齐全，处于备用状态。

七、患者发生躁动时的应急预案

躁动多发生于全麻未醒、颅脑损伤、缺氧等病人，若不及时处理，可引起自伤或外伤及气管插管、引流等管道的脱出，导致严重的医疗事故发生。住院患者一旦出现躁动症状，可立即采用以下应急预案：

1.通知主管医生，采取保护性约束措施。

2.遵医嘱给予镇静药物。

3.备好抢救仪器和物品。

4.监测生命体征。

5.做好记录。

标准要求：

1.严密观察，防止自伤。

2.迅速建立静脉通路，遵医嘱应用药物。

3.抢救物品处备用状态。

4.严密观察病情，寻找引起患者躁动原因，及时消除。

八、抢救时无法完成静脉穿刺时的应急预案

周围静脉穿刺是临床应用最广泛、最基本的护理技术操作之一，也是临床治疗、抢救病人的重要给药途径之一。静脉穿刺（venouspuncture,简称 VP）技术水平的高低直接影响急诊、重危病人抢救的成功率和临床疗效。抢救病人时，当无法完成静脉穿刺时，应选择其他合适的血管进行穿刺。若周围静脉穿刺失败，立即进行大静脉穿刺置管术，进行静脉置管。必要时可行静脉切开术。应急预案如下：

1.若条件允许，可在最短的时间内寻求有经验护士的协助。

2.若周围静脉穿刺还有较大的成功率，应尽快再次选择合适的血管进行穿刺。

3.若周围静脉穿刺失败，立即进行中心静脉穿刺置管术，请麻醉科医生进行静脉置管。

4.若静脉穿刺置管仍不成功，请医生实施静脉切开术。

标准要求：

1.护理人员沉着冷静，安抚病人。

2.抢救中尽快建立静脉通道，确保抢救用药。

3.通知护士长，备好其他穿刺方法的用物。

第四节　特殊疾病发生时的应急预案

一、患者是精神症状时的应急预案

精神症状发作时，病人安全预见性及自我约束力降低，易发生自伤或伤人。若病人出现眼神异常、说话答非所问、情绪低沉或躁狂等精神症状时，询问既往有无精神病史，即可采取以下应急预案：

1.通知主管医生，采取安全保护措施。

2.必要时对患者采取躯体束缚。

3.遵医嘱给予抗精神类药物治疗。

4.疏散相邻患者及家属，以免误伤。

5.设专人陪护。

6.做好记录。

标准要求：

1.立即采取措施保护病人不发生自伤，必要时通知保卫等相关部门协助。

2.疏散相邻患者及家属，以免发生误伤。

3.专人护理，尽快稳定病人情绪。

二、住院患者发生急性上消化道大出血

是指屈氏韧带以上的小虎队（包括食管、胃、十二指肠、胆管、胰腺等）在短期内失血量大于 1000ml 或循环血量的 20%。如处理不及时，病人可出现窒息或因血容量减少引起的急性周围循环衰竭，导致死亡。若病人出现急性上消化道大出血，应立即采取以下应急预案：

1.立即通知主管医。

2.患者绝对卧床，采取仰卧中凹位，头偏向一侧，保持呼吸道通畅，及时清除血污。

3.迅速建立静脉通路，遵医嘱给予止血药物，维持有效的循环血量。

4.立即给予氧气吸入。

5.采血送血库合血，准备输血。

6.观察记录出血量、颜色、性质、时间，并及时移走，避免给病人及家属造成刺激。

7.安慰患者及家属，减轻患者的紧张情绪。

8.监测生命体征，记录出入量。

9.加强巡视，密切观察病情变化，做好记录，严格交接班。

标准要求：

1.护理人员才做到沉着冷静，立即通知主管医生。

2.操作技术娴熟，医护配合默契。

3.用物准备齐全，抢救物品在备用状态。

4.安慰患者及家属，减轻患者的心理负担。

三、病房发现艾滋病 HIV 阳性病人的应急预案

人类免疫缺陷病毒（HIV）感染所致的获得性免疫缺陷综合征（AIDS,艾滋病）的患者率在我国呈上升趋势，在医疗卫生工作中，医护工作者在艾滋病的防治中担负着重要使命。在治疗过程中，如不严格执行护理技术操作规程，工作稍有疏忽，就会使 HIV 乘虚而入，侵袭我们或病人的机体，因此，杜绝或减少职业性 HIV 传播是每一位医护工作者义不容辞的责任。病房一旦发现艾滋病病毒携带者或艾滋病人，立即启动以下应急预案：

1.按甲类传染病报告制度逐级上报。

2.立即报告医务处及护理部，并在医务处的统一协调下开展工作。

3.在艾滋病防治专家组的指导下对病人进行严密隔离、消毒及防护，并妥善安排就诊。

4.备好防护与消毒用品，做好消毒隔离及防护工作，确保医务人员及其他病人的安全。

5.对与艾滋病病毒携带者或艾滋病病人接触有可能。

6.感染的医务人员及其他相关人员进行检疫，及时向医院领导、有关科室及部门通报疫情。

7.艾滋病病毒携带者或艾滋病病人转走后，对他们的病房及可能接触的其他场所或物品进行终末消毒。

标准要求：

1.护理人员认真负责，及时通知主管医生并逐级上报。

2.做好防护工作，确保医护人员及其他病人安全，并认真记录。

3.通知家属，做好检测、防护。

4.病人转院后，认真做好终末处置。

四、艾滋病病毒职业暴露后的应急预案

艾滋病病毒职业暴露是指医务人员从事诊疗、护理等工作过程中意外被艾滋病病毒感染者或者艾滋病病人的血液、体液污染了皮肤或者黏膜，或者被含有艾滋病病毒的血液、体液污染了的针头及其他锐器刺破皮肤，有可能被艾滋病病毒感染的情况。一旦发现艾滋病病毒职业暴露后，应立即启动应急预案：

1.立即挤出伤处血液，用流动清水或生理盐水彻底冲洗院内感染科等相关部门(禁止进行伤口的局部挤压)。

2.报告医务部、护理。

3.酒精或碘附消毒并包扎伤口。

4.抽取血样嘱 HIV 抗体本底检测。

5.院内感染科联系服用预防药物。

6.随访、咨询。

7.第 4，8，12，周，6 个月时进行 HIV 抗体检测。

8.对艾滋病病毒职业暴露情况进行登记，并每半年将本单位发生艾滋病病毒。

9.职业暴露情况进行汇总，逐级上报。

标准要求：

1.工作人员一旦发生艾滋病病毒职业暴露，应沉着冷静，规范处理被污染伤口。

2.及时按要求逐渐上报。

3.登记实事求是，记录认真。

（姜冰青 姜彦花 李志丽）

第二十三章 后勤保障应急预案

第一节 停水或突然停水的应急预案

因医院功能的特殊性，水源供应是非常重要的。特别是手术室、急诊室、消毒供应室、病房等临床科室，一旦停水，医疗工作将无法顺利进行。因此，医院停水情况下，必须立即实施有效的措施，保证患者的日常生活用水，保障医疗工作顺利进行。

1.值班人员立即通知总务科及护士长，接到停水通知夜间通知总务科值班人员或院总值班，尽可能地多备水。

2.护士长向总务科了解停水原因、时间，有无存储水及取水途径。

3.停水不能马上得到解决时，向病人做好解释工作，告知患者。

4.停水时间，并请总务科协助确保饮用和必需用水，加强对患者的巡视及安抚，协助解决停水带来的不便。

5.有困难或其他特殊情况，及时向总务科寻求帮助。

标准及要求：

1.接到停水通知后突然停水，请总务科协助确保饮用及医疗必需用水。

2.向患者做好解释和安抚工作，避免发生混乱。

第二节 泛水的应急预案

医院内发生泛水，不仅给患者、家属及医护人员带来安全问题，还可能造成财产损失，使医疗工作陷于停顿状态。因此，制定泛水应急预案，发生泛水时，立即启动。

1.能自行解决的马上解决，不能解决的立即通知维修班，夜间通知维修，将病人转移至安全地带，做好病人及家属的管理，防止滑倒及摔伤。

2.及时清理泛水，保持环境清洁。

3.协助维修人员查找泛水地点、原因及时采取措施，阻止泛水继续蔓延 保护财产安全。

4. 保证用水通畅及取水安全。

标准及要求：

1.发生泛水不能自行解决时，应立即通知总务维修科，协助查找原因，尽快维修。

2.组织人员清扫，阻止泛水蔓延，减少损失。

3.确保患者安全，告诫患者及家属，勿涉足泛水，防止发生滑倒、摔伤等意外情况。

第三节　停电或突然停电的应急预案

因医院功能的特殊性，电源供应必须保障。我国《综合医院建筑设计规范》中规定，医院供电应采用二路电源，如条件受限制，特殊病房如监护病房、产房、手术室等应有自备电源供电。医院停电会严重影响医疗工作，严重者可危及患者生命安全。因此，建立停电应急程序，以保障安全。

1.打开应急灯，立即查看重要医疗仪器是否正常运行，蓄电池的电量多少，保证患者安全。

2.接到停电通知，备好应急灯、手电筒、蜡烛，查看重要医疗仪器蓄电池的电量值班人员立即通知总务科及护士长，夜间通知总务科值班人员或院总值班保障停电期间仪器正常运转。

3.夜间给患者发放蜡烛，安抚病人，避免发生混乱。

4.告知患者停电原因及时间，加强对患者及安抚，协助解决停电带来的不便。

5.总务科立即启动二路电源，并组织人员尽快维修。

6.注意安全，防火防盗，关好门窗，避免因混乱给不法分子以可乘之机。

标准要点：

1.接到停电通知后，首先安排好病房的危重患者及重要仪器的用电，启动医院内部发电系统。

2.应急灯、蜡烛等定点放置于值班人员易取处。

3.加强巡视，做好解释及安抚工作。

4.通知医院总务科维修班，尽快维修。

第四节　医院电话联系瘫痪的应急预案

医院电话一旦出现故障，科室之间就会失去联系，病房、急诊室、手术室等科室若出现紧急情况，不能正常联系，就会延误患者的诊治，失去抢救机会而造成不良后果，所以医院应设有电话联系瘫痪的应急预案。

1.白天立即通知护士长夜间或护士长不在时，值班人员立即通过个人移动电话通知护士长及院总值班，由院总值班人员安排人员维修。

2.必须与其他科室联系时，从医院移动电话登记表中查询，通过移动电话与科主任或护士长联系；或者派人直接到该科室问询该科，联系该科室护士长的移动电码，并与之联系，当班人员及移动电话号码将重点科室当晚值班人员移动电话号码进行登记，给夜班人员做好准备。

第五节　失窃的应急预案

医院是公共场所，各种人员较集中，是失窃等案件的易发场所。为了保障病区内护患财产安全，维护病房正常秩序，制定失窃应急预案，便于护理人员正确应对

1.保护现场，通知保卫科或总值班。

2.对陌生及可疑人员进行询问。

3.安抚患者，积极提供线索，协助保卫科侦破案件。

4.维持好病房秩序，保证患者医疗护理工作按常规进行。

5.不断加强安全保护措施，防止再次被盗。

标准要求：

1.患者入院后，介绍安全知识，提醒患者保管好贵重物品和现金。

2.护士应提高安全意识，维持好病房秩序，对陌生及可疑人员进行询问。

3.加强巡视，尤其是病人休息时间，如中午、夜间、清晨。

4.一旦发生失窃，护士应沉着冷静，保护现场，协助侦破工作。

第六节　遭遇暴徒的应急预案

为了确保护患生命安全，防止受到暴徒的侵害，必须对护理人员进行安全防护知识教育，加强保卫工作强度，提高护理人员的应急应变能力，对可能发生的事件做到尽早预防和有效救护，确保护理工作顺利完成，使患者免受疾病以外的伤害。为此，应建立以下应急预案：

1.灵活机动，不与暴徒发生正面冲突，保护个人及患者安全。

2.设法通知保卫科或寻求其他人员帮助。

3.观察暴徒特征。

4.安抚患者，保持安静，与暴徒保持距离。

5.暴徒逃走后，要注意其走向，为保卫科人员提供线索，协助侦破案件。

6.尽快恢复病房的正常医疗护理工作。

标准要求：

1.护士一定要沉着冷静，不要盲目行事。

2.首先采取果断措施保护患者生命安全，尽量减少不必要的损失。

3.注意观察暴徒的特征。

4.设法通知保卫科或总值班，由他们视情况拨打110。

5.暴徒逃走，注意逃走路线，为侦破工作提供线索。

第七节　火灾的应急预案

火灾是毁灭性极高的灾害之一，为了提高护理人员的应急能力和救护水平，加强安全管理，应制定火灾应急预案。

1.立即呼叫周围人员，组织灭火，报告保卫科。

2.火势较小时，组织人力用灭火器、自来水积极灭火。

3.火势猛烈时，马上拨打"119"报警。

4.关闭临近火情房间的门窗以减慢火势蔓延速度。

5.切断总电源，关闭氧气阀门，撤出易燃易爆物品。

6.在保证个人安全的前提下，积极抢救贵重物品、设备和科技资料，保护公共财产。

7.引导患者及家属从安全通道迅速疏散，撤退到安全地带，教会患者防护及逃生方法。

8.毛巾保护法：毛巾浸湿，捂住口鼻，尽量贴近地面爬行。

9.隔离火场法：大火封门无法逃离时，用湿棉被、衣物堵住门泼水降温。关闭所有门窗，使用手机等方法求援。

10.绳脱离法：当通道被火封死，可用结实的绳子或将窗帘床单撕成布条，固定于暖气管道等处扒窗台，身体下垂，顺绳缓慢滑下。

11.保护现场，便于查明火灾原因；灭火后仔细检查，防止死灰复燃。

12.将灭火器提到现场。

13.提起胶皮管，将前段对准火源。

14.拔出灭火器封销。

15.用力按压手柄，实施灭火。

标准要求：

1.做好病房安全管理工作，经常检查仓库、电源及线路，消除隐患。

2.住院患者不允许私用电器。

3.疏散患者时，遵循"协助老幼重症患者、避开火源、就近撤离、统一组织、有条不紊、患者优先"原则。

4.消防安全疏散通道保持畅通。

5.集中现有的灭火器和人员积极扑救，尽量控制火势。

6.所用人员立即用湿毛巾等捂住口鼻。

7.如室内无人，也无易燃易爆物品，不要急于开门，以免火势蔓延扩大。

第八节　地震的应急程序

当地震发生时，护理人员要正确应对，保障自身及患者安全，将损失降低到最低限度。

1.震来临时，组织患者撤离疏散到广场、空地。

2.情况紧急不能撤离时，让患者暂时躲避在坚实的病床下或墙角处。

3.保护头颈、眼睛，捂住口鼻。

4.主震后，组织患者走楼梯撤离到户外安全地带。

5.将伤者送安全地带救治。

6.评估损失，稳定人心，预防余震。

标准要求：

1.俗语说："小震不用跑，大震跑不了。"地震发生时，至关重要的是要有清醒的头脑，镇静自若的态度。

2.地震时暂时躲避在坚实的家具下或墙角处，是较为安全的。

3.室内避地震不管躲在哪里，一定要注意避开墙体的薄弱部位。

4.主震后，应迅速撤至户外。撤离时注意保护头部，最好用枕头、被子等柔软物体护住头部。

5.禁止使用电梯，以防因停电困于电梯内或发生其他意外事故。

6.室内避震，是逃是躲需要因地制宜。

7.积极自救互救，无力脱险自救时，应尽量减少体力的消耗，坚持的时间越长，得救的可能性越大。

8.近处救人要先救青壮年和医务人员，就等于增多一份救援力量。

9.应用竹木床板、担架运送伤员。

第九节　化学药剂泄漏的应急程序

1.立即通知保卫科或总值班。

2.紧急组织现场人员撤离，用湿口罩、湿毛巾罩住口鼻，以防中毒窒息。

3.根据药剂性质，选择中和药剂或通风，减低药物浓度。

4.易燃药剂应防火，起火时拨打"119"。

5.做好中毒的防治工作。

6.认真做好记录。

标准要求：

1.护理人员应沉着冷静，立即通知有关科室。

2.有秩序地组织人员撤离现场。

3.做好中毒的防治工作。

4.认真做好记录。

第十节　有毒气体泄漏的应急预案

1.立即通知保卫科或总值班。

2.紧急组织现场人员撤离，用湿毛巾、湿口罩捂住口鼻，防止中毒窒息。

3.由专业维修人员积极堵漏抢修，清除毒物。

4.准备好解毒药物。

5.对中毒者进行救治。

6.清理现场。

标准要求：

1.护理人员应沉着冷静，立即通知有关科室。

2.有秩序地组织人员撤离现场。

3.做好中毒的防治工作。

（李志丽 姜冰青 姜彦花）

第二十四章　护理管理应急预案

第一节　患者未结账离院的应急预案

为促进患者早日康复，使医疗护理工作有秩序地进行，住院患者应缴纳充足的押金。在某种紧急或特殊情况下，造成住院押金透支，护理人员应及时提醒患者补足押金，以保证治疗护理的顺利进行。一旦发生患者恶意逃走现象，应及时采取措施。

1.通知保卫科寻找。

2.拨打病人电话联络家人或单位。

3.寻找病人未果。

4.报告医务部或院总值班；如病人有精神异常，可能伤害自己或他人时应报警。

5.判断系蓄意逃账48小时未归者，遵医嘱办理出院手续。

6.清点、登记、妥善保管病人贵重物品。

7.医院通过法律手段追缴患者欠款。

第二节　家属猝死的应急程序

猝死是指急性症状起始1小时内突然意识丧失发病，发病后1~24小时内死亡。引起猝死的常见疾病有：冠心病、心肌病、严重的心律失常、心肌炎、主动脉夹层动脉瘤、原发性或继发性肺动脉高压、肺动脉栓塞、先天性心脏病、心脏瓣膜病、心脏肿瘤、心脏破裂等。主要临床表现：突然全身抽搐，后意识丧失，心音消失，血压测不到，呼吸断续呈叹息样，随后停止，继而出现昏迷、瞳孔扩大。猝死是十分危急的情况，应紧急实行心肺复苏，以保大脑及重要脏器的血氧供应。护士如果发现病人家属猝死，应立即抢救，同时通知值班医生、科总值班，必要时通知上级领导。参加抢救的各级人员应密切配合，有条不紊，严格查对，据实、准确、及时做好各项记录。

1.立即通知医生，就地抢救。

2.通知家属，报告科主任及护士长，必要时报告上级领导。

3.准确记录发现患者猝死时间及抢救经过等。

4.病情好转后重症监护病房继续治疗。

5.如果死亡，等待其家属到来后，转送太平间。

6.做好家人安抚、解释工作。

第三节　病历丢失的应急预案

病历是医务人员在医疗活动过程中形成的文字、符号、图表、影像、切片等资料的总和。病历真实反映了患者病情，直接反映医院医疗质量、学术水平及管理水平。不但为医疗、科研、教学提供极其宝贵的基础资料，也成为加强医疗机构管理不可缺少的医疗信息。在涉及医疗争议时，病历又是帮助判定法律责任的重要依据。在医疗保险中，病历是相关医疗付费的凭据。因此，病历已成为各级医疗机构和社会各界关注的热点之一。及时建立病历管理制度，专人管理，定点放置，提高防范意识。一旦发生病历丢失的情况，了解分析丢失的原因，配合保卫部门工作，护理人员将事件发生的经过、时间及其他特殊情况，准确地记录于护理记录单上并书写报告交有关科室。

1.报告科主任、护士长、医务部。

2.联系病人及家属，积极寻找。

3.配合警方现场勘察。

4.病历丢失后由主管医生和护士重写病历并在病历中注明。

5.建立病历保管制度，严格交接班，预防病历丢失。

第四节　抢救中急救用药
或急救器械供应不足时的应急预案

抢救危重患者是医疗护理工作中一项重要紧急的任务，是一场争分夺秒的战斗。因此，护士必须从思想上、组织上、物资上、技术上做好充分准备，常备不懈。遇有危重患者，要当机立断、全力以赴，积极进行抢救。每个临床科室都必须备一定数量和种类的急救药品和急救器械，由专人负责，根据种类、性质、分类放置，定期检查，毒麻药品上锁并每日清点，用药后要有登记。各种急救仪器处于备用状态，发现异常情况及时处理。某些特大抢救中或其他特殊情况，可能出现急救用物不足的情况，护士要保持冷静，沉着应对。

1.抢救中观察病情变化，预见下一步抢救可能需要的药物及器械。

2.保持镇静，勿慌乱，通知护士长。

3.护士长立即与相关科室联系，迅速补足药品及器械。

4.报告医生，暂时使用同类的其他药品或器械。

5.病情稳定后，可转入监护病房继续抢救治疗。

第五节　上班或即将上班人员突发急症的应急预案

护理人员班次由护士长提前安排，以便护理工作的顺利进行。如护理人员因个人原因与班次冲突时，应提前报告护士长，以便护士长合理调配班次。但有些事情不可预料，如上班或即将上班人员突发急症时，护士长应合理安排，保障护理工作顺利进行。

1.通知护士长。

2.护士长根据工作量安排其他人员替班，并调整班次。

3.科内人员要配合护士长的安排。

4.护士长或其他人员护送患病人员到相关科室救治。

第六节　现有工作人员人力不足的应急预案

护理部根据不同科室工作量配备一定数量的护理人员。当工作量突然增加，造成现有工作人员人力不足时，要及时采取措施，保证护理工作安全、顺利进行。

1.护士长调集人力，根据工作量弹性排班，保证工作质量，报告护理部请求人员支持。

2.加强新人员的带教使其尽快胜任工作，合理排工作人员休息，避免过度疲劳。

3.加强管理，避免发生护理差错和事故。

第七节　血压计水银泄露的应急程序

水银血压计是医院临床工作中经常使用的医疗用具。血压计中的水银是金属汞，在常温下即可蒸发，能以蒸汽的形式通过人的呼吸道进入血液，因其具有扩散性和亲脂性的特点，可危害人的中枢神经，特别是孕妇吸入金属汞蒸汽后可威胁胎儿健康。使用血压计时应严格遵守操作规程，防止水银泄漏。血压计损坏，金属汞流出时，要采取以下应急程序：

1.开窗通风，避免用手直接接触水银。

2.戴手套用纸片收集泄漏水银装入盛水的瓶内密封或将适量硫磺粉撒在。

3.溅流出的汞珠上，使之发生化学反应，生成性质稳定、不易挥发、易于打扫的固体化合物硫化汞，将其放入瓶内密封。

4.送相关部门处理。

5.血压计送设备科维修。

（姜彦花　李志丽　姜冰青）